高职高专医药院校课程改革创新教材

供高职高专护理、助产、临床医学、口腔医学、医学检验技术、
医学影像技术等医学相关专业使用

生 理 学

（第3版）

主　编　马恒东　孙玉锦

副主编　杨志宏　郭　丽

编　委　（按姓氏汉语拼音排序）

郭　丽　临汾职业技术学院

廖海荣　南昌大学抚州医学院

刘慧博　锡林郭勒职业学院

马恒东　四川农业大学

孙玉锦　雅安职业技术学院

王　贞　雅安职业技术学院

王　卓　邢台医学高等专科学校

杨志宏　唐山职业技术学院

张明华　山东医药高等专科学校

赵敏敏　广西医科大学护理学院

科 学 出 版 社

北　京

内容简介

本书在传统生理学教材的基础上，拓展知识面，增加细胞的生长凋亡、机体防御功能、生长发育与衰老等章节，精简部分神经生理、感觉器官生理和细胞分子水平机制的内容；体例上以篇为纲、认知为序大力度调整编排；精选图表、链接和案例，设置考点，努力适应高职高专学生的基础、培养目标和学习能力，保证科学性、先进性、思想性，增加可读性、趣味性、启发性。实验训练指导编入常用、难度递进的 11 个实验，满足实验教学需要。每章附“自测题”，引导学生自练自查，并新增数字化教学资源以助力教学。

本书主要面向高职高专护理、助产和临床医学专业（覆盖国家执业医师、助理医师考纲要求），可供医学检验技术、医学影像技术、卫生检验与检疫及针灸推拿、中医骨伤、中医学等专业选用，也可供五年制高职，成教、自考、网教大专和卫校相关专业选用。

图书在版编目（CIP）数据

生理学 / 马恒东，孙玉锦主编. —3 版. —北京：科学出版社，2020.6
高职高专医药院校课程改革创新教材
ISBN 978-7-03-064893-8

Ⅰ. 生… Ⅱ. ①马… ②孙… Ⅲ. 人体生理学-高等职业教育-教材
Ⅳ. R33

中国版本图书馆 CIP 数据核字（2020）第 065201 号

责任编辑：丁海燕 丁彦斌 / 责任校对：杨 赛
责任印制：李 彤 / 封面设计：涿州锦晖

科学出版社 出版
北京东黄城根北街 16 号
邮政编码：100717
http://www.sciencep.com
涿州市般润文化传播有限公司 印刷
科学出版社发行 各地新华书店经销
*
2010 年 7 月第 一 版 开本：787×1092 1/16
2020 年 6 月第 三 版 印张：14
2023 年 7 月第十九次印刷 字数：332 000
定价：42.00 元
（如有印装质量问题，我社负责调换）

前　言

Preface

党的二十大报告指出：“人民健康是民族昌盛和国家强盛的重要标志。把保障人民健康放在优先发展的战略位置，完善人民健康促进政策。”贯彻落实党的二十大决策部署，积极推动健康事业发展，离不开人才队伍建设。党的二十大报告指出：“培养造就大批德才兼备的高素质人才，是国家和民族长远发展大计。”教材是教学内容的重要载体，是教学的重要依据、培养人才的重要保障。本次教材修订旨在贯彻党的二十大报告精神和党的教育方针，落实立德树人根本任务，坚持为党育人、为国育才。

本教材第一版于 2010 年 7 月出版，面向护理专业，突出“案例版”特色，强调以稳态为核心贯穿始终，从选用情况看效果不错。2014 年 12 月出第二版，增加了“案例”，增列了“考点”，覆盖到临床执业医师（助理医师）考试大纲及各校课程考核重点，改写部分章节。据出版社统计，该书先后被全国约 30 所高职高专院校医卫类各专业选用，反响良好。2019 年 7 月 31 日至 8 月 1 日在南宁召开三版主编会和编写会，12 月 14 日又相聚出版社召开了全体编者的定稿会，敲定本版教材内容。第三版基本沿用了第二版的框架和体例，“单元”改称“篇”，把神经系统的感觉功能与感觉器官、血液生理析出独立为章，成为比较均衡的 16 章，完全去掉“节”的层次。按照 2019 年起使用的国家临床执业医师（执业助理医师）考试大纲做了补充微调，对插图做了精选精绘，内容上有些更新补充（如消化与吸收章和死亡话题）。第三版修订人员分工如下：马恒东负责绪论和第 3、8、16 章及附录，孙玉锦负责第 15 章和实验训练，杨志宏负责第 5、6 章，郭丽负责第 4、7 章，王贞负责第 1、2 章，赵敏敏负责第 9 章和第 10 章二、三，廖海荣负责第 10 章一，刘慧博负责第 11 章，张明华负责第 12 章，王卓负责第 13、14 章。本教材先由第一主编提供二版订正后的底稿；再由编委分工改写、补充；第二主编和副主编分工初审修改，分工为：孙玉锦初审第 1～8 章，郭丽初审第 9～12 章，杨志宏初审第 13～16 章和实验训练；最后由第一主编统稿定稿。数字化教学资源建设由马恒东、杨志宏和王贞牵头，各位编委分工负责相应章节，出版社给予了大力支持。

教材修订过程中，我们对国内外优秀教材和新教材努力学习和借鉴，重点参阅了王庭槐主编的《生理学》（第 9 版），其他也大都注明出处或列入参考文献。在此一并表示衷心感谢，也对各位编委和编辑的创造性劳动表示感谢和敬意！

“编出一本学生喜欢、教师好用、编者比较满意的教材”是我们的初心和使命。我们也相信一本好教材是活的，其生命力来自于作者、出版社和使用者的一致呵护！因此，我们期待和欢迎您的评点和建议。电子邮箱：mahd@sicau.edu.cn，QQ 群号 86854693。

中国生理学会第 24 届理事会理事
四川农业大学博士、教授、博士生导师

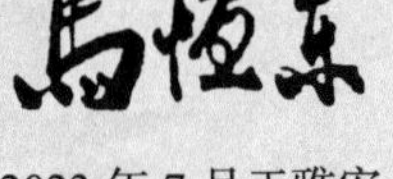

2023 年 7 月于雅安

配 套 资 源

欢迎登录“中科云教育”平台，**免费**数字化课程等你来！

本教材配有图片、视频、音频、动画、题库、PPT 课件等数字化资源，持续更新，欢迎选用！

“中科云教育”平台数字化课程登录路径

电脑端

- 第一步：打开网址 http://www.coursegate.cn/short/8RFZD.action
- 第二步：注册、登录
- 第三步：点击上方导航栏“课程”，在右侧搜索栏搜索对应课程，开始学习

手机端

- 第一步：打开微信“扫一扫”，扫描下方二维码

中科云教育

- 第二步：注册、登录
- 第三步：用微信扫描上方二维码，进入课程，开始学习

PPT 课件，请在数字化课程中各章节里下载！

目　录

Contents

第三篇 系统器官生理学

第 9 章 血液生理

第 10 章 血液循环

第 11 章 呼吸

第 12 章 消化与吸收

第 13 章 能量代谢与体温调节

第 14 章 机体排泄与水盐平衡

第四篇 人生各阶段生理特点

第 15 章 生殖与泌乳

第 16 章 生长发育与衰老

生理学实验训练

生理学实验基础知识

生理学实验

绪论——走进生理学之门

基于世界卫生组织（World Health Organization，WHO）提出的四维健康观念，现代医学强调生物-心理-社会医学模式，医疗护理事业的服务对象相应地从患者拓展到老年人和健康人，服务场所也从医院拓展到非医疗机构、社区和家庭。这就要求医药卫生大类专业学生对于生命科学有更为广泛的学习。生理学正是医药卫生大类专业人才培养方案中重要的职业基础课程。

一、什么是生理学

考点 生理学的内涵与外延

生理学（physiology，20 世纪初该词传入中国时曾被译为“体功学”和“身理”等）是阐述健康人体和其他高等动物正常生命活动现象及其规律的科学，它是生物科学的一个分支。生理学指人体及动物生理学（《生理学名词》，1989）。由于一般情况下不能对人体进行实验研究，因此大量的人体生理学知识先是从与人体相近的高等动物机能研究中获得。在一些基本理论问题上，对低等动物的研究曾经使生理学得到重大发展。根据研究对象、研究目的、宏观微观层次的不同，可以把生理学细分为医用生理学、运动生理学、畜禽生理学、航空航天生理学，或者如细胞生理、血液生理、消化生理、生殖生理等。

生命是有结构层次的，相应地生理学也包含了不同水平的内容。所谓不同水平，只表示宏观微观的层次，无高低贵贱之别。

（一）生命的结构层次决定生理学的内容水平

生命的存在显示出从原子、分子、细胞器、细胞到组织、器官、系统和个体，再到种群、群落、生态系统的层次结构（图绪-1）。生物体在元素组成上与非生命体是一致的，但由这些元素构成的糖类、蛋白质、脂肪、核酸等生物大分子则是生物体所特有的。由生物大分子等构成一定形态和功能的亚细胞结构——细胞器（organelle），进一步形成生命的基本单位——细胞（cell）。生物细胞有原核细胞和真核细胞之分，并由此产生原核生物和真核生物。真核细胞向更高、更复杂的层次发展，相同细胞聚集成群加上细胞间质形成高等生物的组织（tissue）。由几种不同的组织构成具有一定形态和功能的结构称器官（organ），承担共同任务的器官组成系统（system），不同结构和功能的各系统组成生物体（organism，也称有机体，简称机体）。个体总是以一定的方式组成群体或种群，高等动物种群中成熟雌雄个体通过有性生殖而交换基因，产生新个体。在同一环境中生活着不同的生物种群，它们共同组成一个生物群落。生物群落和它所在的无机环境就是一个生态系统。生物圈则是包括地球上所有生物群落在内的最大的生态系统。

人体解剖与组织学重点阐述正常人体结构，生物化学重点阐述生物大分子的结构、功能和代谢，是生理学的主要先修课程；病理学（含病理生理学）、药理学及心理学是生理学的直接后续课程。生理学是侧重研究功能（机能，function）的科学，本书内容主要属于器官、系统水平（如心脏的泵血过程、对食物的消化吸收），延伸涉及细胞、分子水

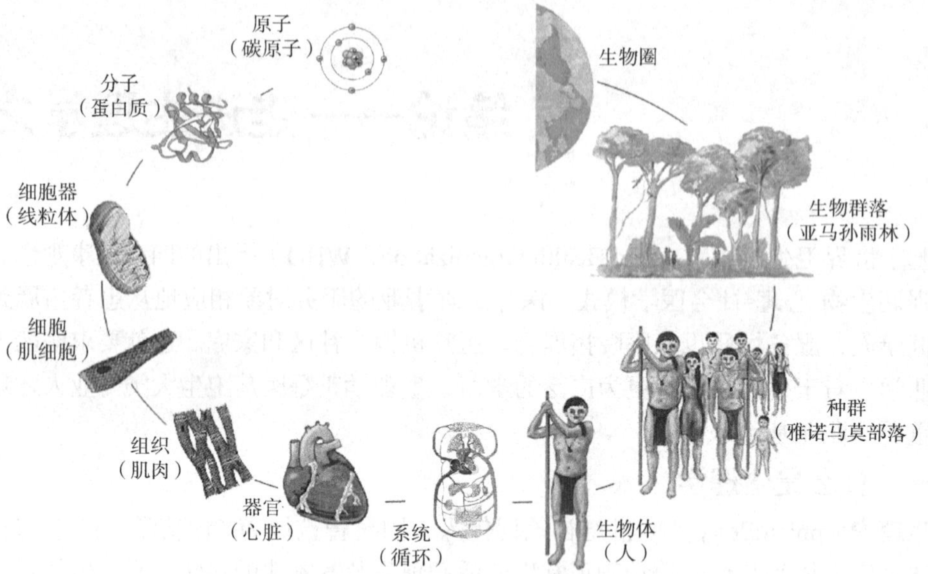

图绪-1 生命的结构层次

考点 生理学内容的3个水平

平（如突触传递、肌肉收缩）和整体、群体水平（如体温调节）。人们对生理学的认识和研究最早是从器官和系统水平开始的，通过急性和慢性动物实验等方法积累了大量的知识和理论，称为**器官生理学**（organ physiology），如心脏生理、消化生理学。细胞和分子水平的研究内容传统上称为**普通生理学**（general physiology），现称**细胞和分子生理学**（cellular and molecular physiology）。机体是由各器官系统组成的有机统一体，整体功能不是其组成部分各功能的简单相加，而是它们相互影响和协调的综合结果。20世纪末以来研究者十分重视将不同水平的研究结果加以联系和综合，以期得到有关机体功能的整体性的认识，并由此出现了**整合生理学**（integrative physiology）的新领域。

（二）生物的基本生理特征

生物区别于非生物的特征有很多，包括化学成分的同一性、严整有序的结构、新陈代谢、生长发育、繁殖与遗传、兴奋性与应激性、适应，以及进化、衰老、死亡等。从生理学的角度，强调**新陈代谢**（metabolism）、兴奋性和生殖为生物的基本特征。

考点 新陈代谢的内涵与外延

1. 新陈代谢 是指机体主动与环境进行物质和能量交换，以及机体内部物质和能量的转变转移过程。从物质运动方向看，新陈代谢过程包括同化作用和异化作用两个基本方面。把从外界环境摄入体内的营养物质合成自身的物质或暂时储存起来，称为**同化作用**（主要是合成代谢）；而将组成自身的物质或储存于体内的物质分解，并把分解后的终产物排出体外，称为**异化作用**（主要是分解代谢）。在进行同化作用时要吸收能量，在进行异化作用时会释放能量。后者所释放的能量，除一部分用于同化作用外，其余的用于供应机体各种生命活动的需要及产生热量。因此，新陈代谢又可从运动形式上分为物质代谢与能量代谢两个方面，二者密切联系，物质的变化必定伴有能量的转移。机体内物质代谢和能量代谢过程主要在生物化学课程中学习，本教材第13章将阐述能量代谢的基本知识。

考点 刺激、反应的概念与关系

新陈代谢是生物的最基本特征，新陈代谢一旦停止，生命也就停止。其他各种生命特征和机能都是建立在新陈代谢基础之上的，可以用新陈代谢的变化来解释。

2. 兴奋性 一切活组织或细胞，当其周围环境条件迅速改变时，有发生反应的能力或特性，称为兴奋性或应激性（感应性，irritability）。这种能引起反应的环境条件的变化称为**刺激**（stimulus）。在机体组织中，神经细胞和肌细胞及某些腺细胞通常表现出较高的兴奋性，因此它们被称为可**兴奋细胞**，这些组织被称为**可兴奋组织**（excitable tissue）。

活组织在接受刺激后所出现的理化过程、新陈代谢乃至生理功能的变化，称为**反应**（response，reaction）。其表现有两种形式：由相对静止状态转变为显著活动状态，或由活动弱、慢变为活动强、快，称为**兴奋**（excitation）；反之称为**抑制**（inhibition）。例如，电刺激骨骼肌引起骨骼肌收缩，就属于兴奋反应；而刺激迷走神经引起动物心跳减弱、减慢，就属于抑制反应。所谓抑制，并不是无反应，抑制是与兴奋相对立的一种主动过程，只是抑制必须以兴奋为前提。兴奋和抑制是相互联系、相互制约的，它们都是活组织具有兴奋性的表现。兴奋和抑制是生理学上一对重要的概念。组织受到刺激后，究竟发生兴奋还是抑制，主要取决于刺激的质和量，以及组织所处的功能状态。

考点
兴奋、抑制的概念与关系

随着电生理技术的发展和实验资料的积累，科学研究者发现组织细胞表现兴奋的共同特征是产生动作电位（详见第 2 章），并且是表现其他功能（如肌细胞收缩、腺细胞分泌）的前提或触发因素。因此，在近现代生理学中，**兴奋性**（excitability）被定义为细胞在受刺激时产生动作电位的能力或特性；而兴奋一词就成为产生动作电位的过程或动作电位本身了。可以说，兴奋性是兴奋的前提，兴奋则是兴奋性的表现。兴奋性这一概念是在应激性基础上发展起来的，比应激性的含义要窄一些，是更为常用的术语。

考点
兴奋性的概念及与兴奋的关系

当环境发生改变时，机体或其部分组织的功能与结构也将在某种限度内随之改变，以求与所在的环境保持动态平衡，机体的这种能力称为**适应性**（adaptability）。动物越高等，适应性就越强。到了人类，不仅能适应环境，而且能在一定程度上改造环境。长期适应的结果是进化（evolution）。所以在进化过程中，功能的分化与专门化是机体对外界环境长期适应的结果。适应性是建立在细胞、组织兴奋性的基础之上的，可理解为是若干细胞、组织兴奋性的有机组合和集中体现。

3. 生殖 生长是个体同化作用超过了异化作用的结果。**生殖**（reproduction）是个体生长发育到一定阶段时可产生与自己相似的子代个体的过程，又称自我复制（self-replication）。抽象一点说，生命是一个能记载和表达信息、积累信息、保持和传递信息的信息系统。正因为生命具有自我复制的特性，通过遗传和变异，保持了种群的延续和进化成果的积累。以往认为高等动物只能通过两性生殖细胞结合以形成子代个体。随着胚胎工程研究的发展，特别是体细胞无性繁殖（clone，克隆）个体——绵羊“多莉”等的出现，这一传统观念正在被突破。

考点
生殖的概念

之所以说新陈代谢、兴奋性和生殖等是生物的基本生理特征，是从生命的普遍现象和种群角度出发的，这些基本生理特征并不一定在每个生物个体上表现出来，也不一定在个体生活史的每一个阶段表现出来。例如，处于休眠状态的孢子几乎停止了代谢，老年个体和某些不育个体不具备生殖特征，但他们仍然是生命体。

（三）生理学简史与发展方向

可以把生理学的发展历史粗线条地划分为古代生理学、近代生理学和现代生理学 3 个阶段（在欧美语境中后二者多统称近现代生理学）。在人类与疾病的长期斗争中产生了医学，其中不乏对于正常生命现象及其规律的认识，即古代生理学知识，具有代表性的有我国成书于战国至秦汉时期的《黄帝内经》和古罗马名医盖伦（Galen，129—199）的著作。

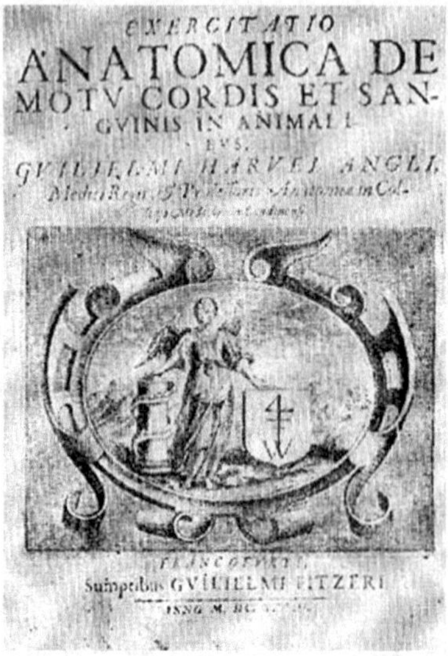

图绪-2 《心血运动论》早期版本的封面

（引自《医学与哲学》商务印书馆，1926 年）

1628 年，英国医生威廉·哈维（William Harvey，1578—1657）出版了《心血运动论》一书（图绪-2），奠定了实验生理学的基础，也标志着近代生理学开始从医学中独立出来。但直到 18 世纪中叶，生理学才发展成为一门独立学科。法国著名生理学家、现代医学的奠基人之一克劳德·贝尔纳（Claude Bernard，1813—1878）于 1857 年（一说 1852 年）提出了关于内环境及其相对稳定的概念。1927 年，美国生理学家沃尔特·B·坎农（Walter B. Cannon，1871—1945）将内环境理化性质的动态平衡状态称为稳态。后来稳态概念不断拓展，构成了现代生理学的核心概念。19 世纪末 20 世纪初，分析生理学进一步发展，同时苏联生理学家巴甫洛夫（И. П. Павлов，1849—1936）开创了综合生理学的研究学派，后来又创立了高级神经活动学说。20 世纪初以来，随着物理、化学等学科和实验技术的发展，生理学进入现代生理学阶段。

中国近现代生理学的发展是从 20 世纪初叶开始的。代表性人物有林可胜、蔡翘等，曾有“北林南蔡”的美誉。林可胜（1897—1969）从英国毕业、访学美国于 1924 年回国后任北京协和医学院生理学系主任、教授，领导教学和科研工作，1926 年联合其他 16 人成立了中国生理学会，并于 1927 年创办了《中国生理学杂志》（1953 年改称《生理学报》至今）。林可胜是我国消化生理学和痛觉生理学两方面的先驱，享誉国际。蔡翘（1897—1990）于 1925 年自美国归国后任上海复旦大学生物学系生理学教授，后又在上海医学院、中央大学医学院任教授，培养了一代又一代的生理学人才。蔡翘在肝的糖代谢、溶血及止血等方面的研究闻名国际。中华人民共和国成立后，蔡翘领导了军事劳动生理学、航空航海医学及神经生物学等方面的研究工作。

生理学的发展趋势，一般认为有三个方面：一是从器官、组织和细胞水平向亚细胞、分子水平深入，以阐明机制；二是在分析基础上综合探讨机体功能问题的整合生理学将是主流；三是针对不同动物种群和不同环境、生理状态的生理学分支将得到深入发展。

二、生理学与医疗护理事业的关系

生理学的任务是掌握医疗护理事业所必需的人体生理学基本知识和基本技能。通过学习，同学们可以理解人体各器官、系统功能活动参与维持稳态的作用，会利用生理学知识分析、解释生活事例和临床病例；能规范、熟练地测定生理指标和进行功能实验基本操作，具备对实验结果进行观察分析的能力；培养辩证思维能力和自学能力。在职业素质和态度目标方面，应该具有严谨求实的学习精神、不畏艰苦的学习意志，培养讲究动物福利、爱护仪器的习惯，热爱生命、救死扶伤、爱岗敬业的职业道德，表现出团结协作精神和人际沟通能力。

生理学是医学的基础，借助生理学知识有利于阐明疾病的发生与发展机制，生理实验技术也可以推广应用于临床实践。反过来，临床实践也为生理学发展提供了需求与动力。生理学是指导医生诊疗和护士从事临床护理工作的理论基础。掌握机体生理活动的原理和规律，才能更好地应用它们为预防治疗疾病、增强人民体质和提高健康水平、生活质量服务。

三、怎样学好生理学

如何看待奥妙复杂的生命现象？历史上的活力论（生机论，vitalism）本质是唯心的，机械论（mechanism）忽视了生命运动的特殊规律，只有辩证唯物主义方法论才能科学地指导生理学学习。总的认识应是：各种生命现象都是生命物质的运动形式、过程及其结果。具体观点包括：运动和静止相统一、功能和结构相统一、局部与整体相统一（分析与综合方法）、机体与环境相统一及机体生理活动的共同性和特殊性等。也可以概括地说，生命是物质的、整体的和动态的。

学好生理学是医药卫生类专业学生的基本任务，也是提高学历和进行业务深造的基础。第一，要态度主动，重视课堂，与同学、老师保持良好的沟通互动。第二，要经常复习解剖学、组织学与胚胎学及物理、化学、生物化学等相关知识，温故知新；也可以适当涉猎后续课程内容，基础联系临床，互相促进。第三，要注重理解，不仅要知其然，还要尽量知其所以然，真正理解了的内容就不难记住。第四，要十分重视实验课，珍惜动手机会，并且动脑、动手相结合，促进知识、技能的掌握和素质的提高。第五，要学会评估，对学习方法经常反思改进，使知识结构化、系统化，并能学以致用。

自测题

一、名词解释

1. 生理学 2. 细胞和分子生理学 3. 整合生理学 4. 新陈代谢 5. 刺激 6. 反应 7. 兴奋 8. 抑制 9. 兴奋性 10. 生殖

二、选择题

A 型题

1. 可兴奋细胞包括（　　）
   A. 神经细胞、肌细胞、骨细胞
   B. 神经细胞、骨细胞、腺细胞
   C. 神经细胞、肌细胞、软骨细胞
   D. 神经细胞、肌细胞、腺细胞
   E. 神经细胞、心肌细胞、骨骼肌细胞
2. 生理学的研究内容不包括（　　）
   A. 细胞、分子水平　B. 器官、系统水平
   C. 生态系统水平　D. 个体、整体水平
   E. 组织水平
3. 可兴奋细胞兴奋时，共有的特征是产生（　　）
   A. 神经冲动　B. 收缩反应
   C. 分泌　D. 动作电位
   E. 反射活动

三、简答题

1. 通过了解生理学科的发展简史，与相关学科、课程的关系，简述你对生理学的内涵和外延的理解。
2. 生物的基本生理特性通常指什么？尝试解释它们。
3. 辨析兴奋性与兴奋、兴奋与抑制两对术语的异同。
4. 简述你对生理学与健康及医护事业关系的理解。

（马恒东）

第一篇　细胞和分子生理学概要

第1章

细胞生理初步

细胞是生物体（病毒除外）的基本结构和功能单位。人体约由 10^{14} 个细胞组成，从功能上可分为 200 余种。机体内所有生理功能和生化反应都是以细胞及其产物为物质基础的。离开细胞，要阐明机体和各系统、器官功能活动的机制是不可能的。细胞水平的生理学知识具有很强的基础性、普遍性。因此，学习生理学通常从细胞生理学入手。

一、细胞的生长、增殖、凋亡与保护

机体是处于不断运动中的。作为其基本结构——细胞的变化，主要表现为细胞的生长和增殖、凋亡及细胞保护。这些应该作为基础知识加以了解。

（一）细胞的生长与增殖

考点
细胞生长和增殖的概念

细胞的**生长**（growth）主要表现为细胞体积的增大，细胞干重、蛋白质及核酸含量的增加。细胞间质的增大也是细胞体积增大的一种形式。例如，出生时心肌细胞的直径仅为 7μm，成年后可增大到 14μm；骨骼肌细胞的蛋白质与 DNA 的质量比值从 120 增大到 206。细胞**增殖**（proliferation）即细胞繁殖，指细胞通过分裂实现细胞数量增加。细胞分裂和细胞生长两个过程密切相关，反复进行。细胞生长到一定阶段，可发生分裂，分裂之后再进行生长。细胞的生长和增殖是受到严格控制的。细胞增生的分子机制是生长因子作用于细胞表面的相应受体，生长信号转导入细胞，启动细胞周期进程。

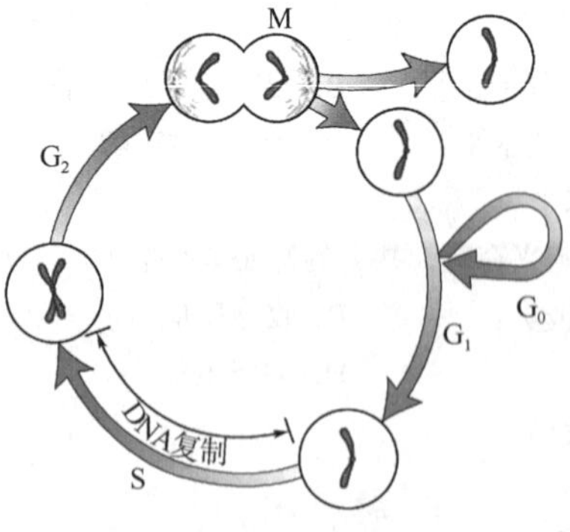

图 1-1　细胞周期

细胞从一次分裂结束到下一次分裂完成所经历的整个过程称为**细胞周期**（cell cycle）。细胞周期可分为 4 个时期：G_1 期、S 期、G_2 期和 M 期（图 1-1）。前 3 个时期合称间期，细胞在间期蛋白质合成旺盛，DNA 复制，细胞体积增大。M 期是分裂期，即双倍 DNA 的细胞分裂成 2 个与母细胞相同 DNA 的子细胞。子细胞既可以进入新一轮细胞周期而继续增生，也可以离开细胞周期进入 G_0 期，离开的时间可以是几天、几周，甚至几年。G_0 期细胞可受到生长因子的刺激等诱导，重新返回细胞周期。

细胞周期是一个高度有序的过程，受到细胞内外各种因素的调控。细胞内有许多蛋白质参与调控细胞周期进程；细胞环境中营养物质和 O_2 的供应量、各种生长因子、细胞与细胞外基质的相互作用等都可以通过信号传导改变调控蛋白的基因表达或生物活性，从而间接调控细胞周期。细胞周期与机体的生存、活动息息相关。在运行过程中，任何缺陷或错误都将导致细胞增殖失控，发生癌变或者死亡。

链 接 细胞凋亡研究简介

细胞凋亡是借用的古希腊语，表示细胞像秋天的树叶一样凋落的死亡方式。1972 年澳大利亚病理学教授 John Kerr 最先提出这一概念。他发现结扎大鼠肝的左叶、中叶门静脉后，由肝动脉供应血的实质细胞仍存活，只是范围逐渐缩小，一些细胞不断转变成细胞质小块，不伴有炎症。后来在正常鼠肝中也偶然见到这一现象。在细胞凋亡一词出现之前，胚胎学家已观察到动物发育过程中存在着细胞程序性死亡（programmed cell death，PCD）现象。后来 PCD 和细胞凋亡常被作为同义词使用。

线虫是研究个体发育和细胞凋亡的理想材料，因为其生命周期短，细胞数量少。英国人布雷内（S. Brenner）、苏尔斯顿（J. Sulston）和美国人霍维茨（H. Horvitz）因发现“器官发育和细胞凋亡过程中的遗传调控”获得 2002 年诺贝尔生理学或医学奖。

（二）细胞凋亡

与细胞的生长和增殖受到严格控制一样，细胞的死亡也受到严格控制，通常是在一定程序的控制下有序死亡。

考点
细胞凋亡的概念及其与细胞坏死的区别

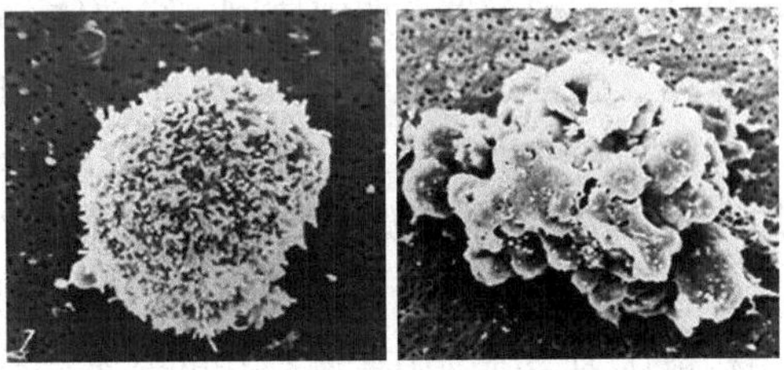

A　　B

图 1-2 胸腺细胞的凋亡

A. 正常胸腺细胞；B. 凋亡胸腺细胞（注意凋亡小体的形成）

细胞凋亡（apoptosis）是一个主动的由基因决定的自动结束细胞生命的生理过程。它的形态学变化为细胞体积缩小而丧失与周围细胞接触，染色质固缩，细胞骨架崩解，核膜消失，DNA 断裂，细胞膜起泡，最终细胞解体，形成许多由细胞膜包裹的凋亡小体，并被周围的健康细胞或吞噬细胞吞噬（图 1-2）。因为细胞凋亡过程中细胞内容物没有外流，所以很少引起炎症，这与因放射损伤、强酸、强碱、细菌、病毒、寄生虫等引起的细胞坏死（necrosis）过程中细胞肿胀、破裂、内容物外流而导致炎症是不同的。

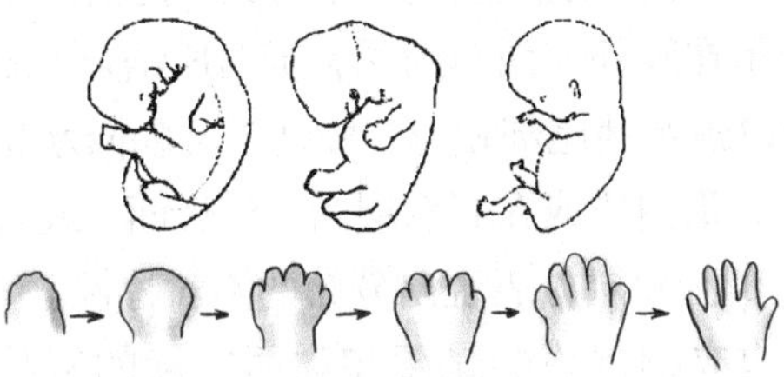

图 1-3 胚胎时期手的形成

细胞凋亡主要发生于以下几种情况：胚胎发育时期身体形态的塑造，如手和足的形成（图 1-3）；胚胎时期，未建立突触的神经元凋亡有利于有功能的神经网络的形成；胸腺中 95%的胸腺细胞凋亡，使机体对自身组织免疫耐受；月经周期中子宫内膜脱落；哺乳期过后乳腺萎缩。病毒感染的细胞发生凋亡，可阻止感染扩散。DNA 损伤修复失败也能诱导细胞凋亡。

总之，细胞凋亡就是机体在生长发育、细胞更新的过程中清除不需要的细胞或清除已完成功能而不再需要的细胞的正常途径。细胞凋亡失控（过度或不足），可导致肿瘤、获得性免疫缺陷综合征及自身免疫性疾病。

（三）细胞保护

细胞对环境中各种有害因素的抵御或适应能力，称为**细胞保护**（cytoprotection）。凡能够防止或明显减轻有害因素对细胞的损伤或致死作用的物质，称为细胞保护因子。例如，胃黏膜保护机制中，前列腺素通过调节黏膜血液供应、黏液与碳酸氢根离子分泌、上皮增生和黏膜免疫细胞功能来保持胃黏膜屏障的完整性；生长因子能刺激成纤维细胞、上皮细胞和内皮细胞增殖，具有吸引单核细胞、中性粒细胞和某些平滑肌细胞的特性，对组织修复是必需的；生长抑素不仅可以明显减少胃液分泌，降低胃液酸度，还可以阻断组胺引起的胃酸分泌。

细胞保护有两种方式，即直接细胞保护和适应性细胞保护。前列腺素对胃黏膜的保护作用为直接细胞保护方式。适应性细胞保护是指细胞在受到某种刺激后，再次接受相同类型的更强的刺激时，细胞对这种刺激的适应性和耐受性增强。例如，事先用弱酸、弱碱或低浓度乙醇溶液刺激胃黏膜，可明显阻止强酸、强碱或无水乙醇对胃黏膜的损伤。这可能是一种自然的防御机制。

二、细胞膜的结构及跨膜物质转运

动物细胞属于真核细胞，直径为10～100μm，结构较为复杂。除细胞膜外，还有各种膜结构的细胞器（如内质网、线粒体、高尔基体、溶酶体等）和非膜结构的细胞器（如核糖体、微管、微丝等），以及具有核膜的真正细胞核。

膜结构的出现是生物进化中的一次飞跃。细胞膜是细胞表面一层连续而封闭的界膜，厚7～8nm，又称质膜或浆膜。它包裹在细胞表面，不仅是细胞结构上的边界，将细胞内容物与细胞外液分开，也是细胞与环境进行物质交换、能量转换及信息传递的门户。膜结构被认为是细胞中普遍存在的基本结构，统称为单位膜或生物膜。这里主要介绍细胞膜的成分与结构、跨膜物质转运和跨膜信号转导。

（一）细胞膜的成分与结构

细胞膜主要由脂质、蛋白质和少量糖类组成，糖类以糖脂和糖蛋白的形式存在。膜脂是膜的基本骨架，膜蛋白是膜功能的主要体现者。

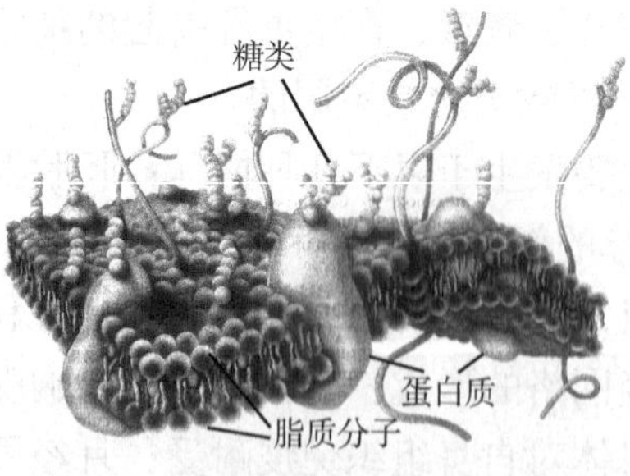

图1-4 细胞膜的流动镶嵌模型

关于细胞膜的结构，比较公认的是“流动镶嵌模型（fluid mosaic model）”学说。该学说认为，流动的脂质双分子层（脂双层）构成细胞膜的基本骨架，蛋白质镶嵌在其中，糖分子在膜外表面与脂质和蛋白质结合（图1-4）。脂质分子以疏水性尾部相对、极性头部朝向水相组成生物膜骨架，蛋白质或在脂双层内、外表面，或嵌在其内部横跨整个脂双层，表现出分布的不对称性。

考点 构成细胞膜3类物质的主要功能

1. 脂双层构成细胞膜的骨架和物质交换的屏障 脂质主要包括磷脂类、胆固醇和鞘脂类3类。磷脂是构成膜脂的基本成分，约占整个膜脂的70%以上；其次是胆固醇，一般低于30%。磷脂分子的主要特征是有1个极性的头和2个非极性的尾。甘油磷脂以甘油为骨架，在骨架上结合2个脂肪酸链和1个磷酸基团，胆碱、乙醇胺、丝氨酸或肌醇等碱基分子借磷酸基团连接到脂分子上，构成磷脂酰胆碱（卵磷脂）、磷脂酰乙醇胺（脑磷脂）、磷脂酰丝氨酸及磷脂酰肌醇。

鞘脂类在脑和神经细胞膜中特别丰富，亦称神经醇磷脂。它的基本结构和磷脂类似，但不含甘油，以鞘胺醇为骨架，与1条脂肪酸链组成疏水尾部，亲水头部也含胆碱与磷酸。

胆固醇的功能是提高脂双层的力学稳定性，调节脂双层的流动性，降低水溶性物质的通透性。在缺少胆固醇的培养基中，不能合成胆固醇的突变细胞株会很快发生自溶。

膜脂的种类很多，它们的分子结构都具有亲水的极性端和疏水的非极性端。这样的结构特点使脂类在水相中形成团粒或片状双层结构。

2. 蛋白质的种类和数量决定了细胞功能的复杂程度　膜蛋白分子大小不同，形态各异，种类很多。根据膜上蛋白质与脂质结合方式的不同，膜蛋白可分为表面蛋白和结合蛋白。表面蛋白也称附着蛋白，占膜蛋白总量的 20%～30%，位于脂双层的内外两侧，借助其肽链中带电的氨基酸残基或基团与脂质极性基团相互吸引。结合蛋白又称整合蛋白，占膜蛋白总量的 70%～80%，镶嵌或贯穿于整个脂双层。

根据功能的不同，又将膜蛋白分为运输蛋白、受体蛋白、抗原标志蛋白等。运输蛋白包括载体蛋白、通道蛋白和离子泵等，可以帮助非脂溶性的小分子物质进行跨膜转运。膜蛋白还可以接受环境中的特异刺激或信号，将其传入细胞内，从而使细胞功能活动发生变化。另一些膜蛋白在细胞表面起着“标志”的作用，供免疫系统识别。蛋白质的结构和功能多种多样，导致细胞膜的功能复杂多样。所以说，细胞膜的功能很大程度上取决于膜蛋白的种类和数量。

3. 糖类的特殊作用　细胞膜所含糖类甚少，主要是一些寡糖和多糖链，它们都以共价键与膜脂质或蛋白质结合，以糖脂和糖蛋白的形式存在，呈树枝状伸向细胞膜的外表面。糖蛋白和糖脂的结构多样化，使细胞之间借此进行识别和信息交换，也是细胞具有各自抗原性及血型的分子基础。另外，有些糖蛋白和糖脂作为膜受体的可识别部分，能特异性地与某种递质、激素或其他化学信号分子相结合；还可能与细胞免疫、细胞黏附、细胞癌变等方面有密切关系。

（二）跨细胞膜的物质转运

细胞维持新陈代谢和发挥生理功能就必须同环境不间断地进行物质交换。根据物质进出细胞是否需要细胞本身供能，将小分子和离子的跨膜转运分为被动转运和主动转运。大分子或团块物质则借助更为复杂的出胞、入胞作用通过细胞膜。

被动转运（passive transport）是指小分子和离子顺浓度梯度和（或）电位梯度（二者都存在时合称“电-化学梯度”）进行转运，转运过程中细胞不消耗能量。根据转运过程中是否需要膜蛋白的帮助，被动转运又分为单纯扩散和易化扩散。**主动转运**（active transport）是指细胞通过本身的耗能过程，借助膜蛋白将小分子和离子逆浓度梯度和（或）电位梯度进行跨膜转运的过程。根据细胞膜对物质转运的能量是直接还是间接利用细胞代谢产生的 ATP，可将主动转运分为原发性主动转运和继发性主动转运两类。

1. 单纯扩散　脂溶性物质由膜的高浓度一侧向低浓度一侧的净移动称为**单纯扩散**（simple diffusion），它被认为是单纯的物理过程，无须膜蛋白帮助，是分子热运动的结果（图 1-5）。单纯扩散的结果最终使被转运物质在膜两侧的浓度差消失。

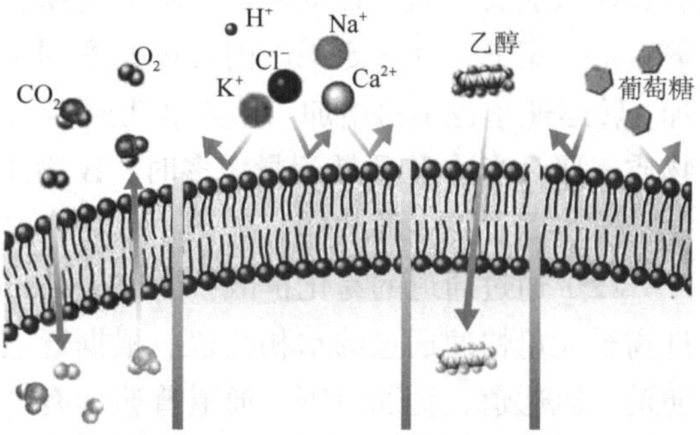

图 1-5　单纯扩散示意图

考点
单纯扩散的概念和特点

扩散的速度主要和两个因素有关：一是细胞膜两侧物质的浓度梯度，两者成正比关系；二是细胞膜对于该物质的通透性，也就是该物质通过膜的难易程度。脂溶性的极性小分子 O_2、CO_2、N_2、NO、CO 可以很快透过脂双层；不带电荷的极性小分子，如类固醇激素、乙醇、尿素、甘油、水等也可以透过，这是因为小分子可通过由膜脂运动而产生的间隙。分子量略大的葡萄糖、蔗糖及带电荷的物质，细胞膜高度不通透。

显然，细胞的物质转运过程中单纯扩散现象少。绝大多数情况下，物质是通过膜蛋白帮助来转运的。

考点 易化扩散的类型和特点

2. **易化扩散** 非脂溶性或脂溶性小的小分子或带电离子物质在跨膜蛋白的"帮助"下，顺浓度梯度和（或）电位梯度扩散的方式，称为**易化扩散**（facilitated diffusion）。根据起帮助作用膜蛋白的结构和工作原理不同，易化扩散可分为通过载体的易化扩散和通过通道的易化扩散两种方式（图 1-6）。

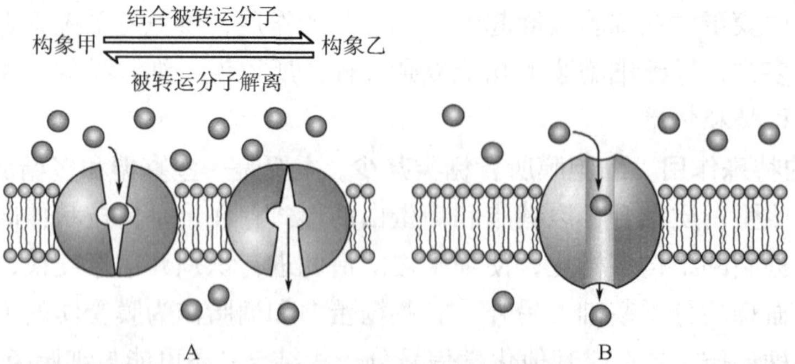

图 1-6 易化扩散示意图

A. 通过载体的易化扩散；B. 通过通道的易化扩散

（1）通过载体的易化扩散：**膜载体**（carrier）为贯穿脂双层的蛋白质，它们有与被转运物质特异性结合的位点。膜载体与膜高浓度一侧的某种物质分子结合后，即发生载体蛋白构象的改变，从而能在膜的低浓度一侧释放出被结合的物质；然后载体构象恢复，又可以在高浓度一侧结合该物质分子；如此循环往复，直至膜两侧浓度相等。在转运中载体蛋白质并不消耗，可以反复使用。许多重要的营养物质如葡萄糖、氨基酸、核苷酸等都是以载体转运方式跨膜的。

载体转运的特点：①高度特异性，一种载体只能转运某种特定结构的物质，如葡萄糖载体只能转运右旋葡萄糖，左旋葡萄糖、木糖基本上不转运。②饱和现象，膜载体的数目是一定的，在一定限度内转运速率同物质浓度成正比；如超过一定限度，浓度再增加，转运速率也不再增加。③竞争性抑制现象，如果一个载体可以同时运载 A 和 B 两种物质，那么当 A 物质转运量增多时，B 物质的转运量必然会减少，这是因为转运量多的 A 物质占据了更多的载体。

（2）通过通道的易化扩散：**通道**（channel）是贯穿脂双层的另一类蛋白质，具有允许离子大量快速通过的水相孔道。根据通道对被转运离子的选择性，可分为钠通道、钾通道、氯通道、钙通道等。通道普遍为有"闸门"的门控通道，少数为没有"闸门"的渗漏通道，如静息期开放的慢 K^+通道。

通道转运的特点：①具有相对特异性；②无饱和现象；③随着蛋白质分子构型的改变，

引起“闸门”打开或关闭，而处于不同的功能状态。例如，钠通道有备用（静息）、激活和失活3种状态（图1-7）。细胞在安静状态下，膜上的钠通道通常关闭，即处于备用（静息）状态；当接受一定刺激（如电刺激）时，钠通道会打开，称为“激活”，Na^+顺浓度差内流；之后，钠通道关闭，处于失活状态。此时，钠通道不能马上被激活，必须先转为备用状态后才能被激活。膜上钠通道表现出群体效应，是兴奋性和爆发动作电位的物质基础。根据引起通道开放或关闭的动因不同，通道又可分为电压门控通道、化学门控通道和机械门控通道等。电压门控通道是由细胞膜两侧电位差变化来控制开闭的；化学门控通道是通过某种化学物质与细胞膜上特殊蛋白质结合使通道状态发生改变；机械门控通道则是通过机械作用引起膜变形来控制其开关。

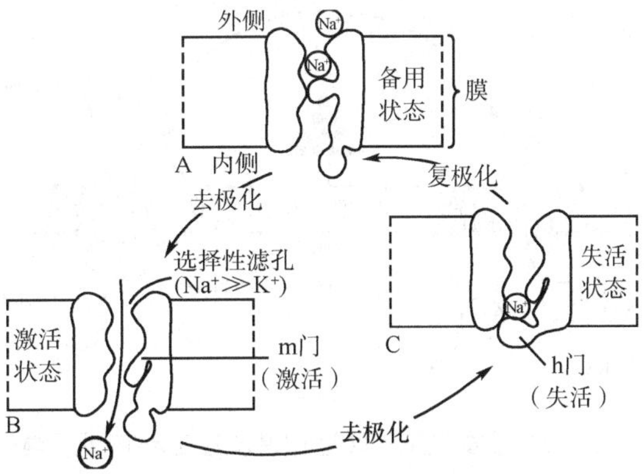

图1-7 钠通道开关的主要情况

相应的，一些物质分子与通道蛋白结合可以封闭通道，称为通道的阻断剂。例如，河鲀毒素、四乙胺和维拉帕米分别是钠、钾和钙通道的阻断剂。细胞膜中除离子通道外，还存在水通道，并认为其是水分子跨膜转运的重要方式。

3. 细胞间通道 还存在另外一种类型的通道，组织学上称为缝隙连接。相邻两细胞的胞膜仅相隔2.0nm左右，两细胞膜由一组六角形的亚单位接通。这种可直接进行两细胞胞质内物质交换的通道称为**细胞间通道**（intercellular channel）（图1-8）。细胞间通道多见于肝细胞、心肌细胞、肠平滑肌细胞和一些神经细胞之间。细胞间通道的存在有利于功能相同而又紧密连接的一组细胞之间进行离子、营养物质及信息物质的沟通，实现同步性活动。也是电突触的结构基础。

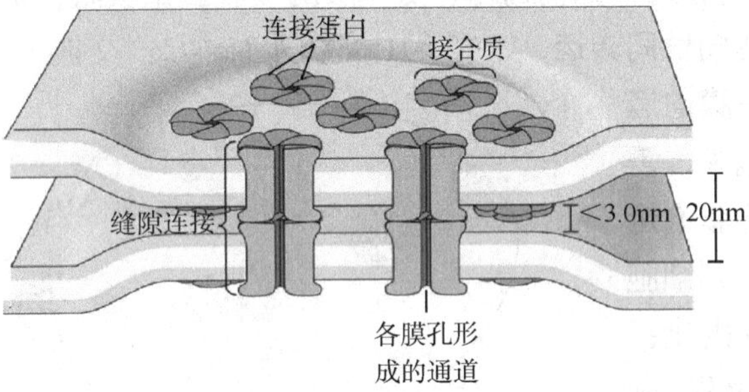

图1-8 细胞间通道示意图

4. 原发性主动转运 细胞分解ATP在特殊膜蛋白（泵蛋白）的协助下，将某些物质分子或离子逆浓度梯度和（或）电位梯度跨膜转运的过程称为**原发性主动转运**（primary active transport），或称初级主动转运。研究最多、最充分的原发性主动转运是Na^+和K^+的主动转运。介导这一过程的膜蛋白称为**钠钾泵**，简称**钠泵**（sodium pump），本质是Na^+-K^+依赖式ATP酶，即Na^+，K^+-ATP酶。由于钠泵的发现，丹麦人Jens C. Skou获得1997年诺贝尔化学奖。

考点
主动转运的类型及其生理意义

当细胞内Na^+增多或细胞外K^+增多时，均可激活钠泵，分解ATP。每分解1分子ATP为ADP，释放的能量可从细胞内泵出3个Na^+，同时泵入2个K^+，从而维持细胞内高K^+（约为细胞外的39倍）和细胞外高Na^+（约为细胞内的12倍）的不均衡离子分布（图1-9右侧）。内源性毒毛旋花苷（哇巴因，endogenous ouabain，EO）是一种

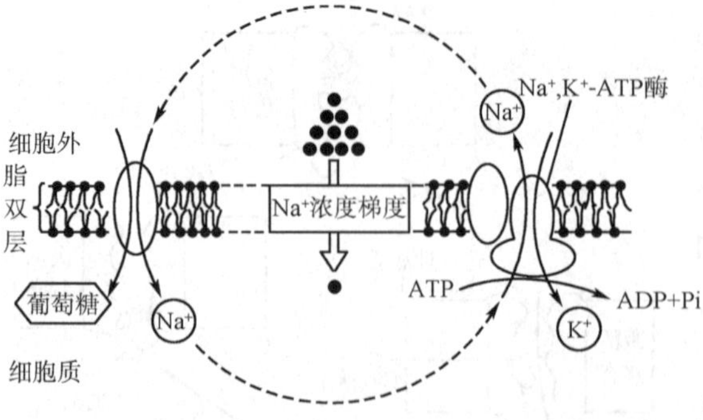

图 1-9 原发性主动转运和继发性主动转运示意图

类固醇类肾上腺皮质激素，作为内源性的洋地黄类物质，可抑制钠泵的活动。

据估计，细胞通常把代谢所获能量的20%～30%用于钠泵的转运。钠泵活动具有重要的生理意义：①钠泵活动所造成的膜内外 Na^+和 K^+的不均衡分布是许多代谢反应进行的必需条件。②也是维持细胞正常的渗透压和形态所必需的。③它建立离子势能储备，是细胞具有兴奋性的基础；在特定条件下，Na^+和 K^+通过各自的离子通道顺电-化学梯度被动转运，从而产生动作电位。④还可供细胞的其他耗能过程利用，如许多物质的继发性主动转运。

除钠钾泵外，还有与 Ca^{2+}、H^+转运有关的钙泵和质子泵。这些“泵”的活动，对于维持细胞功能和机体内环境的稳定具有重要意义。

5. 继发性主动转运 葡萄糖和氨基酸在小肠黏膜上皮细胞的吸收及在肾小管上皮细胞的重吸收等均通过**继发性主动转运**（secondary active transport）又称次级主动转运实现。这些物质在转运体（或称复合载体）的帮助下逆电-化学梯度转运，所需能量不是直接来自 ATP 的分解，而是来自钠泵活动所建立的膜内外 Na^+的势能储备（图 1-9 左侧）。被转运物质和 Na^+向同一方向的转运，称为**同向协同转运**，如葡萄糖、氨基酸的吸收和重吸收；被转运物质和 Na^+向相反方向的转运，称为**逆向协同转运**，如 Na^+-H^+交换和 Na^+-Ca^{2+}交换等。

考点
膜泡运输的含义和生理意义

6. 大分子和物质团块通过细胞膜——膜泡运输 大分子或物质团块不能直接穿越细胞膜，需经过细胞膜复杂的活动进行跨膜转运，称为**膜泡运输**（vesicular transport）。其中，将物质转运到细胞内的过程，称为**入胞**（endocytosis），也称内化；以分泌囊泡的形式将物质转运到细胞外的过程，称为**出胞**（exocytosis）（图 1-10）。出胞主要见于消化腺细胞分泌消化酶、内分泌腺分泌激素、神经末梢释放递质等。

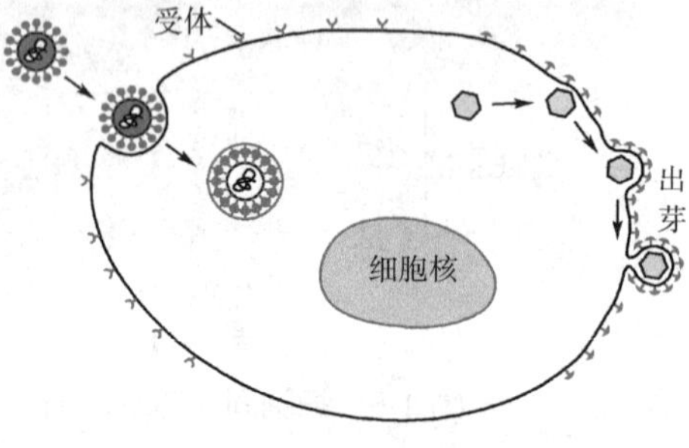

图 1-10 入胞和出胞示意图

入胞的方式分为两种：吞噬和吞饮。被转运物质以固态形式进入细胞的过程，称为**吞噬**，如某些白细胞吞噬杀灭细菌。细胞外某些液态物质进入细胞的过程，称为**吞饮**。常见于受体介导式入胞，例如，一些激素、生长因子等，可与细胞表面的特异性受体结合，膜内陷、离断，在胞质内形成吞饮泡。这样可大量、快速地转运特定的物质。

入胞作用和出胞作用都伴随着膜的复杂运动，都需要消耗能量。同一细胞发生的这两种作用还存在膜和受体的循环利用。

链 接 水的跨膜转运

水分子可通过两种机制跨膜。一种是以单纯扩散的方式通过细胞膜，但细胞膜脂质对水的通透性低，扩散速度很慢。第二种是通过水通道的转运。组成水通道的蛋白称为水通道蛋白（aquaporin，AQP），也称为水孔蛋白，它们在细胞膜上组成水相孔道，只能允许水分子以单列形式扩散通过，转运速率可达 2×10^9 个/秒。美国科学家彼得·阿格雷（Peter Agre）因发现细胞膜水通道被授予2003年诺贝尔化学奖。在人类细胞中已发现的水通道蛋白至少有十多种，它们存在于血细胞、肾脏、大脑等部位。某些细胞膜上的水通道可受生理性调控，如通过磷酸化使水通道蛋白活性增强、通过抗利尿激素调节使肾小管上皮细胞膜上水通道的数量增加等。

三、跨膜信号转导

机体在正常的新陈代谢过程中，除了物质和能量的交换外，还要接受环境中各种条件的刺激，并且必须具有稳态平衡的能力。细胞外的各种信息常作用于细胞膜表面（少数的类固醇激素和甲状腺激素除外），通过引起膜结构中一种或数种特殊蛋白质分子的变构作用，引起细胞内的代谢活动和功能发生变化，称为**跨膜信号转导**（transmembrane signal transduction）或**跨膜信号传递**（transmembrane signaling）。所有化学信号都是与受体结合，通过几种相近的方式将信号传递至细胞内的。

受体（receptor）是信号的接收者，本质上是存在于细胞表面或细胞内的蛋白质分子。与受体相对应，信号分子称为**配体**（ligand）。配体主要包括神经递质、激素和细胞因子等。受体有两方面的作用：一是识别结合配体；二是将配体的信号进行转换，传递至细胞内。受体发挥识别和信号转换作用时具有高度特异性、高亲和力、饱和性和可逆性等特点。

考点 受体概念和类型

受体按照其在细胞的位置分为细胞表面受体和细胞内受体两大类。根据受体的结构、接收信号的种类、转换信号方式的不同，受体又可分为离子通道受体、G蛋白偶联受体和酶联型受体三大类。

（一）由离子通道受体介导的跨膜信号转导

考点 理解三大类跨膜信号转导的活动方式

有些细胞膜上的化学门控通道就具有受体的功能。例如，神经-骨骼肌接头的兴奋传递就是离子通道介导的跨膜信号转导。骨骼肌细胞终板膜上的烟碱型（N型）胆碱能受体是一种离子通道偶联受体，它与运动神经末梢释放的乙酰胆碱（ACh）结合，可使离子通道开放，引起经通道的 Na^+、Ca^{2+}内流，产生终板电位，进而激活相邻的一般肌膜上的电压门控钠通道产生动作电位，从而实现跨膜信号转导（详见第3章）。

此外，还有机械门控通道（如内耳毛细胞上）能完成跨膜信号转导功能。

（二）由G蛋白偶联受体介导的跨膜信号转导

G蛋白即鸟苷酸（GTP）结合蛋白，存在于细胞膜上。配体作为第一信使，结合并激活膜受体，再结合、激活膜内相邻的G蛋白，进而激活G蛋白效应器酶，产生第二信使（如cAMP，环-磷酸腺苷，简称环磷腺苷），第二信使通过蛋白激酶或离子通道发挥信号转导的作用。含氮类激素和神经肽类物质的作用机制多是通过这种方式实现信号转导（见第7章）。第二信使物质还包括环磷鸟苷（cGMP）、膜中磷脂酰肌醇分解产生的三磷酸肌醇（IP_3）和二酰甘油（DG）、Ca^{2+}-CaM（钙调蛋白）、前列腺素等。

（三）由酶联型受体介导的跨膜信号转导

具有酪氨酸激酶活性的受体结构简单，膜外的肽段与相应配体结合后，通过跨膜部分可以直接激活膜内侧肽段的蛋白激酶活性结构域，通过对自身或细胞内靶蛋白的磷酸

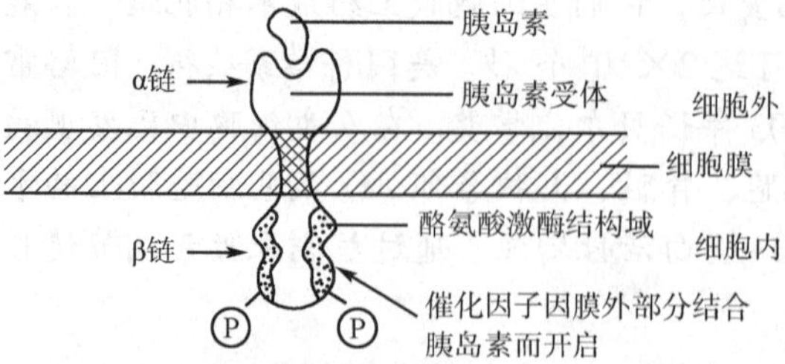

图 1-11 具有酪氨酸激酶活性的胰岛素受体

化，再引发细胞内功能的改变，从而把信号传入细胞内。生长激素、胰岛素、红细胞生成素和细胞因子等就是通过这种方式进行信号转导的（图 1-11）。

类似的还有酪氨酸激酶结合型受体、鸟苷酸环化酶受体和丝氨酸/苏氨酸激酶受体等。

此外，还有由招募型受体、核受体介导的信号转导，以实现细胞因子、类固醇激素等对靶细胞的调控。

自测题

一、名词解释

1. 细胞凋亡 2. 细胞保护 3. 单纯扩散 4. 易化扩散 5. 载体 6. 通道 7. 原发性主动转运 8. 继发性主动转运 9. 钠泵 10. 膜泡运输 11. 受体 12. 第二信使

二、选择题

A 型题

1. 细胞分裂发生在细胞周期中的（　　）
   A. G_1 期　B. S 期　C. G_2 期
   D. M 期　E. G_0 期
2. 引起细胞数量增加的是（　　）
   A. 细胞生长　B. 细胞增殖
   C. 细胞凋亡　D. 细胞坏死
   E. 细胞保护
3. 单纯扩散、易化扩散和主动转运的共同特点是（　　）
   A. 转运的物质都是小分子
   B. 顺浓度梯度转运
   C. 需要膜蛋白帮助
   D. 要消耗细胞能量
   E. 逆电位梯度转运
4. 不属于载体运输特点的是（　　）
   A. 高度特异性　B. 饱和性
   C. 顺浓度差转运　D. 竞争性抑制
   E. 由膜电位高低调节载体运输
5. 细胞膜内外正常的 Na^+ 和 K^+ 浓度差的形成和维持是由于（　　）
   A. 膜在安静时对 K^+ 的通透性大
   B. 膜上 Na^+-K^+ 泵活动的结果
   C. 膜上 ATP 的作用
   D. Na^+ 和 K^+ 易化扩散的结果
   E. 膜受体刺激时对 Na^+ 的通透性增大
6. 葡萄糖跨膜转运的方式有（　　）
   A. 易化扩散
   B. 单纯扩散和易化扩散
   C. 易化扩散和主动转运
   D. 主动转运
   E. 出胞和入胞
7. 运动神经纤维末梢释放乙酰胆碱的过程属于（　　）
   A. 单纯扩散　B. 易化扩散
   C. 主动转运　D. 出胞
   E. 入胞

三、简答题

1. 跨膜物质转运的方式有哪些，各有什么特点？试列表回答。
2. 跨膜信号转导的方式有哪些？

（王　贞）

第2章

神经的兴奋与传导

一切有生命的细胞或组织无论是在安静或活动时都伴有电现象，称为**生物电现象**。生物电现象普遍存在于生物体内，与细胞的兴奋性、收缩活动、腺细胞的分泌、神经冲动的产生及传导都有密切的联系。临床医学所使用的心电图、脑电图、肌电图等检查，就是运用生物电的原理，对机体进行健康评估和疾病诊断的。本章以神经细胞为例，讨论静息电位和动作电位的产生及动作电位的传导等生物电现象。

链 接 生物电研究简史

1786 年 Luigi Galvani 宣布发现生物电，并与 Alssandro Volta 发生持续的激烈争鸣，由此开始人类对生物电现象的研究日趋深入。1902 年，Julius Bernstein（1839—1917）提出“膜学说”。1939—1949 年，A. L. Hodgkin 和 A. F. Huxley 以枪乌贼的巨大神经轴突为材料，采用电压钳（voltage clamp）等生理技术进行了一系列实验，提出了“离子学说”。他们因此获得了 1963 年的诺贝尔生理学或医学奖。20 世纪 70 年代发展的膜片钳（patch clamp）技术使人类对生物电现象的观察层次达到分子水平。

一、细胞的生物电现象与兴奋

考点 阈强度概念及意义

绪论中已经学习过兴奋性、刺激、反应和兴奋、抑制等重要概念。刺激的种类很多，按性质分为物理刺激、化学刺激、生物刺激、社会心理刺激等。实验表明，刺激要引起组织细胞发生反应必须具备三方面条件，即刺激强度、持续时间和强度-时间变化率。如果将刺激持续时间、强度-时间变化率固定不变，测量能引起组织或细胞产生兴奋的最小刺激强度，称为**阈强度**（threshold intensity），或强度阈值。具有阈强度的刺激称为**阈刺激**，大于阈强度的刺激称为阈上刺激，小于阈强度的刺激称为阈下刺激。所谓有效刺激，是指能使细胞产生动作电位的阈刺激或阈上刺激。阈强度一般作为衡量组织细胞兴奋性常用而简便的指标，两者之间成反变关系，即阈强度越大表示兴奋性越低，阈强度越小则表示兴奋性越高。

目前所知，人体和各器官所表现的电现象，都是以单一细胞的电活动为基础的，而且发生在细胞膜两侧，因此也称为跨膜电位或膜电位。细胞水平的生物电现象主要有两种表现形式：一种是安静时具有的静息电位，另一种是受刺激时所产生的动作电位。

（一）静息电位是活细胞的特征

细胞处于安静状态（静息）时，存在于细胞膜两侧的内负外正的电位差，称为**静息电位**（resting potential，RP）。通常以膜外电位值作为参考，设为生理的零值，以膜内的电位值表示静息电位，大小是指其绝对值。测量细胞静息电位的方法如图 2-1 所示。测量结果表明膜同侧表面上各点间电位相等，而膜两侧通常呈膜内为负、膜外为正的状态。

考点
极化、去极化、复极化、超极化概念

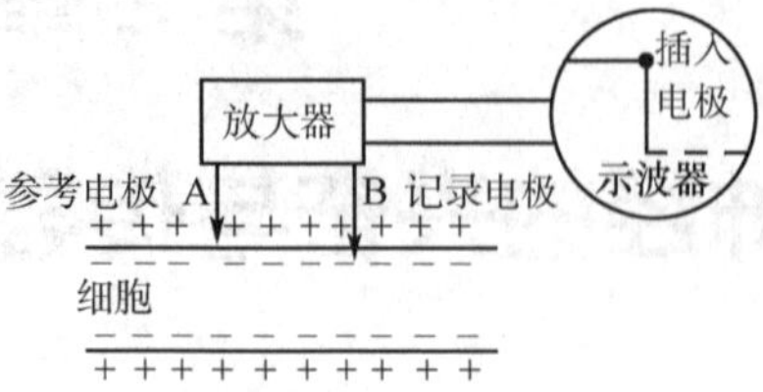

图 2-1 神经纤维跨膜电位记录方法

不同类型细胞的静息电位有所不同，但大都在−10～−100mV。只要细胞保持正常的新陈代谢，同种细胞的静息电位都稳定在某一相对恒定的水平(但也有些细胞如心脏窦房结细胞、小肠平滑肌细胞的静息电位不稳定)。例如，哺乳动物神经细胞和骨骼肌为−70～−90mV，平滑肌为−55mV，红细胞仅为−10mV。这种静息时细胞所保持的稳定的内负外正电荷分布状态，称为**极化**(polarization)；以静息电位为基准，膜内电位向负值增大的方向变化（膜内外电位差增大，如细胞内电位由−70mV 变为−90mV)，称为**超极化**；膜内电位向负值减小的方向变化（如细胞内电位由−70mV 变为−50mV)，则称为**去极化**（depolarization）或除极化；细胞发生去极化后，再向原来的极化状态恢复的过程，称为**复极化**；而如果膜电位由内负外正，变为内正外负，则称为**反极化**。

离子学说认为，生物电的产生要有两个前提条件：一是细胞膜内外的离子分布不均匀；二是细胞膜对各种离子的通透性不同。表 2-1 为哺乳动物骨骼肌细胞在静息状态下，细胞膜内外主要离子的分布及扩散趋势。

表 2-1 哺乳动物骨骼肌细胞内、外主要离子的分布

离子成分	细胞内液（mmol/L）	细胞外液（mmol/L）	跨膜平衡电位（mV）
K^+	155	4	−98
Na^+	12	145	+67
Cl^-	4	120	−90
带负电荷有机物（A^-）	155	15	
Ca^{2+}	10^{-4}	1	+123

注：表中 Ca^{2+}浓度为游离 Ca^{2+}浓度。

考点
静息电位及其产生机制

细胞处于安静状态时，由于细胞膜内外存在着明显的 K^+浓度差，且此时细胞膜对 K^+有较大的通透性（细胞膜对 Na^+的通透性为 K^+的 1/100～1/50)，所以 K^+在化学扩散力（浓度差）的驱动下顺化学梯度通过 K^+渗漏通道（非门控钾通道）由膜内向膜外扩散，同时膜内带负电荷的大分子有机物(用 A^-表示)在正电荷的吸引下也有随 K^+外流的趋势，但细胞膜对 A^-没有通透性，A^-被阻隔在膜内侧面。随着 K^+的不断外流，膜外正电荷逐渐增加，使膜外电位上升；膜内则因正电荷减少，A^-外流受阻，负电荷相对增多，因而电位下降。受到膜外 Na^+等排斥、膜内 A^-相互吸引，K^+积聚在膜外表面，A^-积聚在膜内表面。这样，在膜两侧便出现了内负外正的电荷分布状态，导致电位差的形成。此电位差随着 K^+外流逐渐加大，其形成的电场力便会阻止 K^+继续外流。最后，当促使 K^+外流的化学驱动力和阻碍 K^+外流的电驱动力达到平衡时，K^+的净外流停止，膜两侧的电位差稳定在某一数值，即 K^+平衡电位。由于静息电位主要是 K^+的跨膜扩散达到平衡时的电位值，所以**静息电位基本相当于 K^+的平衡电位**。

生理条件下，细胞内的 K^+浓度变动很小。因此，影响静息电位水平的主要因素是细胞外 K^+浓度。当细胞外 K^+浓度增高时，细胞内外 K^+浓度差减小，减弱了 K^+外流的扩散力，静息电位降低（即膜内外的电位差变小）；反之，静息电位升高。此外，钠泵对维持细胞内外 Na^+、K^+浓度差，保持稳定的静息电位也有重要的作用。当细胞缺血、缺 O_2 或 H^+增多（酸中毒）时，可导致细胞代谢障碍，影响细胞向钠泵提供能量。如果钠泵功能受到抑制或停止活动，K^+不能顺利泵回细胞内，将使细胞内外 K^+的浓度差减少，导致静息电位逐渐减小，甚至消失。

（二）动作电位是一种电-化学变化

动作电位（action potential，AP）是可兴奋细胞受刺激时，在静息电位的基础上发生的一次迅速的可扩布性膜电位变化。它是细胞兴奋的标志。

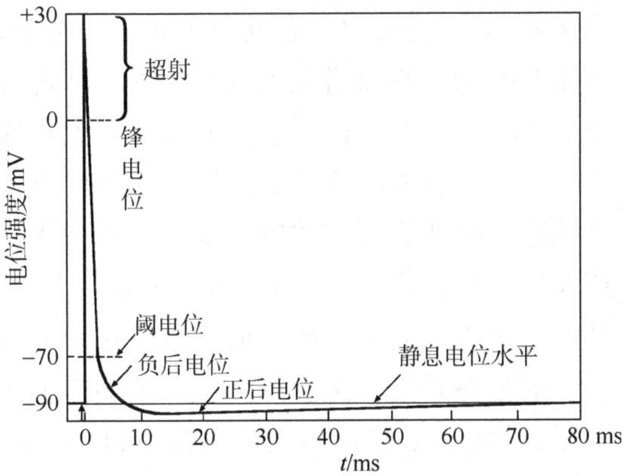

图2-2　神经纤维动作电位模式图

"↑"受刺激时刻，正后电位幅度放大

考点 动作电位的概念、构成及意义

图2-2是神经纤维接受一个有效刺激后记录的动作电位模式图。从图中可以看到，安静时静息电位为–90mV，刺激后经过短暂的潜伏期后出现一个明显的电位变化，即动作电位。它包括**锋电位**（spike potential）和**后电位**（after potential）两部分。锋电位构成动作电位主要部分的脉冲样变化，历时0.5～2.0ms。包括快速去极化的上升支和一个快速复极化的下降支。上升支膜电位由原来的–90mV 去极化到约+30mV，出现了反极化，是 Na^+内流形成的。其中超过 0mV 的部分称为**超射**（overshoot）。下降支膜电位从顶点+30mV 立即快速下降达到接近–70mV 的水平，膜电位由内正外负的反极化状态又恢复到内负外正的极化状态，是 K^+外流的结果。后电位是指膜电位恢复到静息状态之前经历的一段微小而缓慢的电位变化。其中在复极化到接近静息电位的一段为负后电位，K^+外流减缓；而膜电位水平较静息电位更负的一段为正后电位，主要是生电性 Na^+-K^+泵活动造成的。

总之，动作电位通过锋电位和后电位，使细胞膜状态经历了由极化到去极化、反极化再复极化的演变过程，其中锋电位特别是它的上升支，是动作电位的主要部分。

二、动作电位的产生

动作电位与静息电位产生的机制相似，都与细胞膜的通透性及离子转运有关。因此，也用离子学说来解释。

考点 兴奋的触发

1. 动作电位的引起　从表2-1可知，细胞外 Na^+的浓度比细胞内约高11倍，Na^+有跨膜内流的趋势，但 Na^+能否流入细胞是受细胞膜钠通道的状态控制的。当细胞受到刺激时，首先引起膜上少量钠通道开放，Na^+顺浓度差和电位差少量内流，使膜内电位负值减小，即产生轻度去极化。当去极化使膜电位负值减小到一定数值时，可引起钠通道大量开放，此时膜对 Na^+通透性突然增大，Na^+大量内流，从而爆发动作电位，即可引起细胞兴奋的触发。这个能使膜上钠通道突然大量开放，触发动作电位的临界膜电位值称为**阈电位**（threshold potential，TP）。由此可知，细胞膜电位去极化达到阈电位是产生动作电位的必要条件。

可兴奋细胞的阈电位与正常静息电位相比，其绝对值一般小 10～20mV。细胞兴奋性的高低与细胞静息电位和阈电位的差值呈反变关系，即差值越大，细胞的兴奋性越低；反之，细胞的兴奋性越高。因此，细胞膜发生一定程度的去极化时，兴奋性增高；发生超极化则兴奋性降低。

2. 动作电位的形成　当刺激使膜电位去极化达到阈电位时，细胞膜上钠通道大量开放，膜外的 Na^+快速大量内流，膜发生快速去极化，膜内负电位因正电荷的大量内流而迅速减小，直至消失，甚至使膜电位发生逆转，形成内正外负的反极化状态。当阻止 Na^+ 内流的电场力逐渐增大到与促使 Na^+ 内流的扩散力相当时，钠通道已失活，Na^+ 净内流停止，这时动作电位达到最大幅值，其大小接近于 Na^+ 的跨膜平衡电位。

但是，膜内电位并不停留在正电位状态，而是很快出现动作电位的复极化。这是因为钠通道激活后开放的时间很短，很快失活关闭，使膜对 Na^+ 通透性变小。此时快钾通道大量开放，膜对 K^+ 的通透性增大，于是膜内 K^+ 在浓度差和电位差的双重驱动下快速外流，使膜内电位又从正值向负值转变，直到膜电位基本恢复到静息水平。

细胞每兴奋一次或每产生一次动作电位，跨膜转运的 Na^+、K^+ 的量与静息时细胞内外原有 Na^+、K^+ 的量相比是很微小的。但细胞膜上的钠泵对这种微小的变化却十分敏感，被激活后加速逆浓度差将流入细胞的 Na^+ 泵出，同时将外流的 K^+ 泵回细胞内，直到后电位结束，使细胞内外的离子分布恢复到原来的水平，保持细胞的兴奋性。

考点 动作电位特点及与局部电位比较

综上所述，动作电位的产生是在适当的刺激作用下，细胞膜首先去极化达到阈电位，随之钠通道开放，使大量的 Na^+ 内流导致去极化。此后钠通道关闭，快钾通道开放，K^+ 大量外流导致复极化。从兴奋性的角度来看，所谓阈刺激，是指能使静息电位去极化到阈电位而引发动作电位的最小刺激。而阈上刺激，不论刺激强度多大，均引发相同幅度的动作电位。这种动作电位的幅值不随刺激强度增大而变化的现象称为“全”；单个阈下刺激因刺激强度不够，去极化达不到阈电位，不能引发动作电位，称为“无”。可见，动作电位的产生就是可兴奋细胞接受有效刺激达到阈电位并引起进一步去极化的结果，它表现为“全或无”的特性。“全或无”现象是动作电位的典型特征，此外动作电位还具有不衰减传播和脉冲式发放的特征。

3. 局部电位 阈下刺激引发的去极化未达到阈电位时，钠通道开放导致的少量 Na^+ 内流，只在受刺激的膜局部出现一个较小的去极化，可以被增加了的 K^+ 外流所“纠正”，因而不会触发动作电位。这种局部去极化或超极化的电位变化称为**局部电位**（local potential）。

局部电位有以下特点：①不具有“全或无”特性，去极化的幅度随刺激的强度增加而增大（图 2-3）；②电紧张性扩布，发生在膜某一处的局部电位只能使邻近膜的静息电位稍有降低，这种电位变化将随着扩布距离的增加而迅速减小以至消失；③可以总和，如果在距离很近的两个部位同时给予一个阈下刺激，或在某一部位给予连续高频阈下刺激，它们引起的去极化可以叠加，即所谓空间总和与时间总和。局部电位经总和达到阈电位水平时，量变达到质变，细胞膜上即可产生扩布性的动作电位。

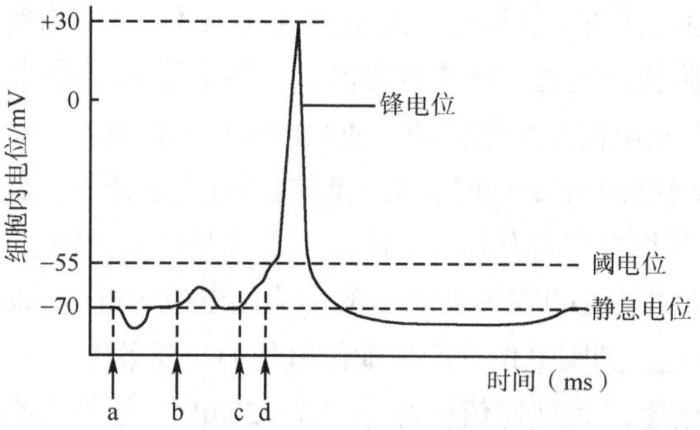

图 2-3 局部电位及其总和现象

a、b 均为阈下刺激；c、d 为引起总和的阈下刺激

考点 兴奋性及其周期变化

4. 组织兴奋性的变化 各种组织、细胞兴奋性的高低是不同的，就是同一组织或细胞处于不同的机能状态时，它兴奋性的高低也不一样。当组织、细胞受到一次刺激发生兴奋时，它们的兴奋性将经历一系列有次序的变化（图 2-4 下）。以神经组织为例，兴奋后首先出现一个非常短暂的**绝对不应期**（absolute refractory period），在此期内无论第二

次刺激强度多大，都不能使它再次兴奋。这时组织的兴奋性由正常水平（100%）暂时下降为 0，故又称为乏兴奋期。继绝对不应期之后，组织的兴奋性逐渐恢复，出现**相对不应期**（relative refractory period），此期内较强的阈上刺激才能引起新的兴奋。在相对不应期之后，组织还要经历一段兴奋性先是稍高于正常继而又略低于正常的较缓慢的变化时期，分别称为**超常期**（supranormal period）和**低常期**（subnormal period）。以上各期的持续时间在不同细胞可以有很大差异，如神经纤维或骨骼肌细胞的绝对不应期只有 0.5～5.0ms，心室肌细胞的绝对不应期则可达 200～400ms。绝对不应期的存在意味着无论细胞受到频率多么高的连续刺激，它在单位时间内所能兴奋的次数总不会超过某一最大值，即绝对不应期所占时间的倒数。故理论上神经纤维产生动作电位的最大频率可达 500 次/秒，而心室肌细胞产生动作电位的最大频率不超过 5 次/秒。两个动作电位之间不会发生融合，具有呈脉冲式变化的特点。

从时间关系来说，兴奋性变化的各个时期对应、依从于动作电位的时相。绝对不应期对应于锋电位，相对不应期和超常期分别对应于负后电位的前、后半时段（神经细胞），低常期对应于正后电位时段（图 2-4）。

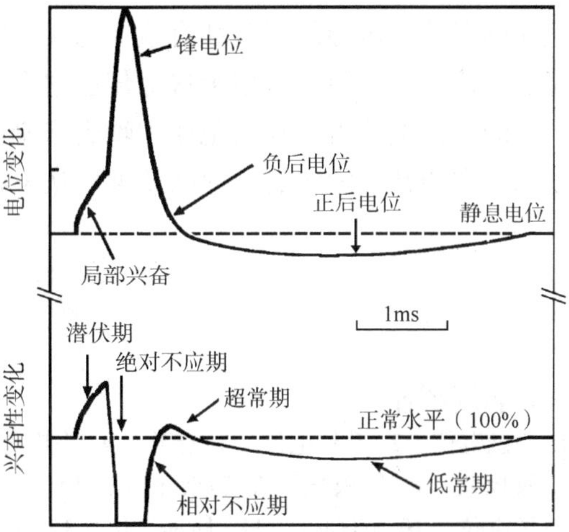

图 2-4　动作电位与兴奋性变化的时间关系

三、动作电位的传导

细胞膜任何一处爆发动作电位，该动作电位都可沿着细胞膜向周围传播，直到传遍整个细胞。这种动作电位在同一细胞上的传播称为**传导**（conduction）。动作电位之所以能沿细胞膜不衰减性传导是因为在已兴奋的部位和邻近未兴奋部位之间形成了局部电流。

无髓神经纤维接受有效刺激产生动作电位，膜出现了内正外负的反极化状态，但与之相邻处仍处于安静时的极化状态。由于膜内外两侧的溶液都是导电的，于是在已兴奋部位和相邻的未兴奋部位之间，将因电位差的存在发生电荷移动，形成了**局部电流**（local current）。局部电流的方向是：在膜外正电荷由未兴奋部位流向兴奋部位，在膜内正电荷由兴奋部位流向未兴奋部位（图 2-5A、B）。这样，通过局部电流对未兴奋部位形成有效刺激，使未兴奋部位去极化，当去极化达到阈电位水平时，会激活该处的钠通道大量开放而触发动作电位的产生，使它转变为新的兴奋点。这样的过程沿着神经纤维的膜反复连续进行下去，表现为动作电位在神经纤维上的传导，称为**神经冲动**（nerve impulse）。可见，动作电位的传导实际上是局部电流引起的去极化区域的移动及动作电位的逐次产生而完成的。

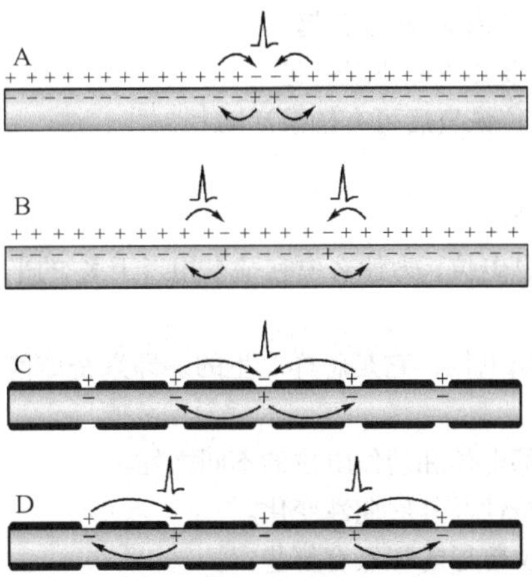

图 2-5　动作电位在神经纤维上的传导

兴奋在有髓神经纤维上的传导与上述过程有所区别。有髓神经纤维在轴突外面包有一层相当厚的髓鞘，髓鞘间每隔约1mm存在宽1～2μm的无髓鞘区，称为郎飞结（node of Ranvier），该处轴突裸露区与细胞外液相接触。由于髓鞘有绝缘性，因此当某一郎飞结处受刺激产生动作电位时，局部电流只能在相邻的1～2个郎飞结之间形成。这一局部电流通过髓鞘外面的组织液对邻近的郎飞结进行刺激，使之兴奋，并沿着每一个郎飞结重复，呈**跳跃式传导**（saltatory conduction，图2-5C、D）。这种传导方式使冲动的传导速度大为加快，并且耗能更少。

考点 动作电位传导的特点

动作电位的传导有如下特点：①不衰减性，在传导过程中，不因距离增大而减小，这对确保信息传导的正确性有重要意义；②体现“全或无”现象，细胞某处产生动作电位后，该兴奋会沿细胞膜很快地传遍整个细胞；③双向传导，如果刺激神经纤维中段，产生的动作电位可沿膜向胞体和轴突末梢两端传导。但在体内，神经纤维上实际传导冲动的方向通常是固定的，即感觉神经从末梢向胞体，而运动神经从胞体向末梢。

自测题

一、名词解释

1. 静息电位 2. 动作电位 3. 极化 4. 去极化 5. 反极化 6. 复极化 7. 超极化 8. 锋电位 9. 阈电位 10. 阈强度 11. 局部电位 12. 绝对不应期 13. 超常期 14. 局部电流 15. 神经冲动 16. 跳跃式传导

二、选择题

A型题

1. 通常用作判断组织兴奋性高低的简便指标是（ ）
   A. 阈电位
   B. 阈强度
   C. 基强度
   D. 刺激强度对时间的变化率
   E. 动作电位的幅度
2. 当达到K^+跨膜平衡电位时（ ）
   A. 膜两侧K^+浓度相等
   B. 膜外K^+浓度大于膜内
   C. 膜两侧电位梯度为零
   D. 膜内电位较膜外电位为正
   E. 膜内K^+的净外流为零
3. 增加细胞外液K^+的浓度，静息电位的绝对值将（ ）
   A. 增大 B. 减小
   C. 不变 D. 先增大后减小
   E. 先减小后增大
4. 对于单根神经纤维来说，在阈强度的基础上将刺激强度增大1倍时，动作电位的幅度将（ ）
   A. 增加100% B. 减少50%
   C. 增加200% D. 减少75%
   E. 保持不变

X型题

5. 神经纤维锋电位的形成机制，正确的是（ ）
   A. 上升支由K^+内流引起
   B. 上升支由Na^+内流引起
   C. 下降支由K^+外流引起
   D. 下降支由Na^+外流引起
   E. 膜电位恢复后可有钠泵活动

三、简答题

1. 何谓静息电位，为什么说它基本相当于K^+的平衡电位？
2. 何谓动作电位，它是怎样产生的，即兴奋如何触发？
3. 比较局部电位和动作电位的不同之处。
4. 简述兴奋性及其周期性变化。
5. 动作电位传导的特点有哪些？

（王 贞）

第3章

肌细胞的兴奋与收缩

机体的各种运动都是通过肌肉收缩来完成的。根据形态学特点，可将肌肉分为横纹肌(包括骨骼肌、心肌）和平滑肌；根据功能特性分为骨骼肌、心肌和平滑肌；根据神经支配又可分为躯体运动神经支配的随意肌（骨骼肌）和自主神经支配的非随意肌（心肌、平滑肌）。虽然肌组织在形态结构和功能上各具特点，但在分子水平上的收缩过程和机制却基本相似。

骨骼肌是人体最多的组织，本章着重介绍骨骼肌的兴奋与收缩及心肌的兴奋与收缩，对平滑肌则作比较介绍，心肌、平滑肌收缩的功能意义将在第10、12章中分别介绍。

一、骨骼肌的兴奋与收缩

通常以蛙的坐骨神经-腓肠肌标本为实验材料，刺激坐骨神经，通过神经-肌接头处的信息传递、兴奋-收缩偶联和肌丝滑行3个步骤引起肌肉收缩。骨骼肌的收缩活动受神经系统的控制，每个肌细胞都受到来自运动神经元轴突分支的支配。

（一）兴奋从神经元传递到肌细胞

1. 神经-肌接头的结构 神经-肌接头（neuromuscular junction）由运动神经末梢和它所接触的骨骼肌细胞膜构成。运动神经末梢在抵达骨骼肌细胞处失去髓鞘，以裸露的轴突末梢嵌入肌细胞膜的凹陷中。轴突末梢的神经膜称为接头前膜，与接头前膜相对应的特化骨骼肌细胞膜称为终板膜（endplate membrane）或接头后膜，接头前膜与终板膜之间称接头间隙，宽度为15～50nm，其中充满细胞外液（图3-1）。

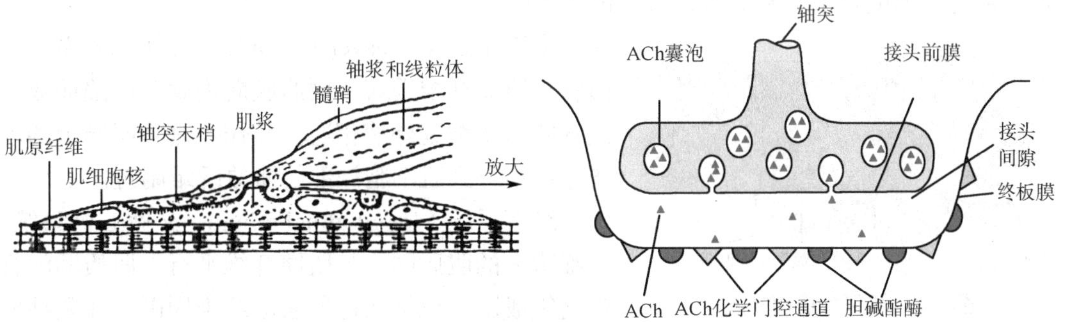

图3-1 神经-肌接头模式图

神经-肌接头的结构特征包括：①轴突末梢中含有大量囊泡，称为突触小泡（synaptic vesicle），内含大量的乙酰胆碱（ACh）；②终板膜上存在ACh化学门控通道（原称N_2型受体），可与ACh特异性结合，并引起通道开放；③终板膜的表面有胆碱酯酶，它可将ACh分解为胆碱和乙酸，使其失去活性。

考点 神经-肌接头处的兴奋传递及其影响因素

2. 神经-肌接头处兴奋的传递过程 动作电位沿神经纤维抵达轴突末梢，导致轴突末梢膜的去极化，进而引起膜上电压门控钙通道的瞬间开放。Ca^{2+}从细胞外液顺浓度梯度进入轴突末梢，使末梢轴浆Ca^{2+}浓度升高，促使突触小泡向接头前膜移动并与前膜融合。小泡内的 ACh 以出胞方式释放入接头间隙并扩散至终板膜，与终板膜上的 ACh 化学门控通道结合从而引起通道开放，导致 Na^+和 K^+及少量 Ca^{2+}的跨膜流动。因 Na^+内流远大于 K^+外流，引起终板膜去极化，幅度可为 50～75mV，终板膜的这一电位变化称为**终板电位**（endplate potential，EPP）。终板膜区域没有电压门控钠通道，因而终板电位只是一种局部电位，但可通过电紧张扩布的形式刺激其邻近一般肌膜上的电压门控钠通道，使邻近肌膜爆发动作电位并传播至整个肌细胞膜。骨骼肌细胞的动作电位波形与神经细胞相似，只是时程更长，约 5ms。

终板电位变化大于相邻肌膜阈电位，足以引起邻近肌膜爆发动作电位，所以神经-肌接头处的兴奋传递是有效的。ACh 在刺激终板膜产生终板电位的同时，几毫秒内即被终板膜表面的胆碱酯酶迅速分解，终止其作用，保证了每次神经冲动只引起肌细胞的一次有效的兴奋和收缩。即神经-肌接头的兴奋传递节律为 1∶1。

3. 神经-肌接头兴奋传递的影响因素 许多因素可影响神经-肌接头处的兴奋传递，进而影响骨骼肌的收缩。例如，筒箭毒碱和 α-银环蛇毒能与 ACh 竞争 ACh 受体，阻断该通道使 ACh 不能发挥作用，导致骨骼肌松弛，因而在临床上被广泛用作肌松剂；又例如，有机磷酯类（如乐果、敌敌畏、1065 等有机磷农药）能与胆碱酯酶结合而使其失活，临床上使用新斯的明可抑制胆碱酯酶活性，从而使得 ACh 在接头间隙内过多堆积，导致骨骼肌持续兴奋和收缩，出现肌肉震颤等中毒症状。解磷定则可以恢复胆碱酯酶的生物活性，常用于有机磷农药中毒的解救。

（二）肌膜上的动作电位通过三联管引起肌浆钙离子浓度骤升

骨骼肌细胞又称肌纤维，细胞内含有大量的肌原纤维和高度发达的肌管系统。

1. 肌管系统 是指包绕在每一条肌原纤维周围的膜性管状结构。它包括两套独立的管道系统，即横管系统和纵管系统（图 3-2）。

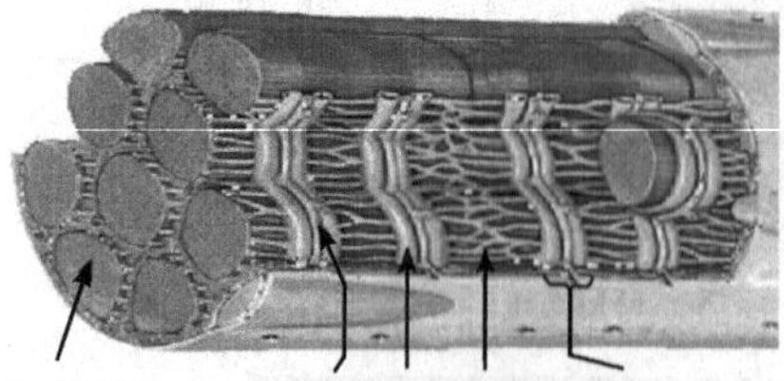

图 3-2 肌管系统模式图

横管系统（transverse tubule）又称 T 管系统，横管与肌原纤维垂直，由肌膜向内垂直凹陷而成，横管腔与肌细胞外液相通。其作用是将肌膜上的动作电位传导到肌细胞深部的肌原纤维附近。

纵管系统（longitudinal tubule）又称 L 管系统，即细胞内的肌质网，与肌原纤维平行。肌质网的管道交织成网，包绕在每条肌原纤维周围，在紧贴横管处形成的膨大称为终池（连接肌质网）。肌质网内储存大量的 Ca^{2+}，其中 90%以上都在终池。纵管系统通过 Ca^{2+}的储存、释放和再摄取控制肌肉的收缩和舒张。每个横管与其两侧的终池组成 1 个三联管（triad）。心肌细胞则由横管单侧终池组成三联管，三联管是完成骨骼肌兴奋-收缩偶联的结构基础。

考点 兴奋-收缩偶联的概念

2. 骨骼肌的兴奋-收缩偶联 所有的肌肉收缩活动，都是肌膜先出现动作电位，然后引起肌丝滑行、肌小节缩短的机械性收缩反应。将肌膜的电变化（即兴奋）和肌原纤维的机械收缩联系起来的中介过程称为**兴奋-收缩偶联**（excitation-contraction coupling，ECC）。一般认为，兴奋-收缩偶联主要包括 3 个阶段：①肌膜动作电位通过横管系统传向肌细胞深部；②信息在三联管的传递（心肌细胞通过钙诱导钙释放、骨骼肌细胞通过

“拔塞”样作用的构象改变打开纵管钙通道）；③纵管系统对 Ca^{2+}的释放和聚积。当肌膜上的动作电位沿横管系统传向细胞深部，引起相邻的终池等肌质网膜的钙通道开放，肌质网释放 Ca^{2+}到肌浆，肌浆内 Ca^{2+}浓度迅速升高约 100 倍。Ca^{2+}与细肌丝上的肌钙蛋白结合，进而触发肌丝滑行、肌肉收缩。肌膜兴奋过后，肌浆 Ca^{2+}浓度升高，激活了肌质网膜上的钙泵，钙泵将肌浆中的 Ca^{2+}泵回肌质网，使肌浆 Ca^{2+}浓度降低，引起肌肉舒张。由此可见，Ca^{2+}是兴奋-收缩偶联的关键因子，肌肉舒张也是耗能过程。

（三）骨骼肌肌原纤维的结构与肌丝滑行

1. 肌原纤维由粗肌丝和细肌丝组成　每个肌细胞内含有上千条沿细胞长轴排列的肌原纤维（myofibril），在显微镜下每条肌原纤维的全长呈现规则的明、暗交替，分别称为明带和暗带。肌原纤维含有两套不同的肌丝，即粗肌丝（thick filament）和细肌丝（thin filament）。粗肌丝排列在暗带，暗带的长度是固定不变的，中央相对透明的区域只含粗肌丝，称为 H 带。H 带中央，即暗带中央，有一横线，称为 M 线，M 线是把许多粗肌丝联结在一起的结构。细肌丝主要排列在明带，明带的长度是可变的，明带中央也有一条横线，称为 Z 线。细肌丝由 Z 线向两侧的明带伸出，其游离端伸入暗带，与粗肌丝相互重叠（图 3-3）。从肌原纤维的横断面看，每条粗肌丝周围有 6 条细肌丝，而每条细肌丝周围有 3 条粗肌丝（图 3-3 右）。

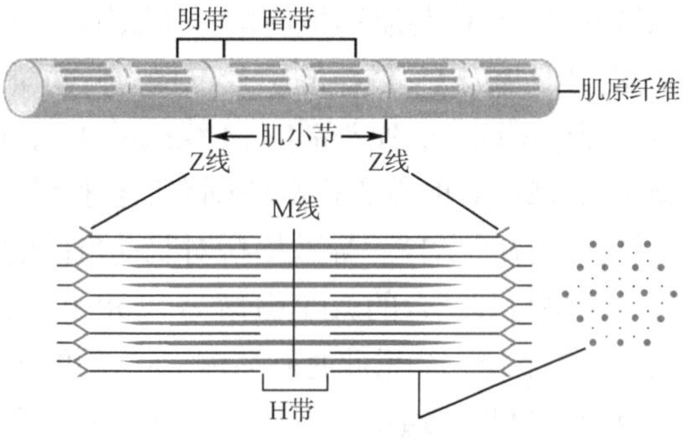

图 3-3　肌原纤维结构模式图

肌小节（sarcomere），也称**肌节**，是位于相邻两条 Z 线之间的一段肌原纤维，包括中间的暗带和两侧各 1/2 明带。肌小节是肌细胞收缩和舒张的最基本功能单位。

肌丝是肌细胞收缩的物质基础。粗肌丝长约 1.6μm，由数百个肌球蛋白（肌凝蛋白）分子聚合而成。肌球蛋白分子形似豆芽，分为杆部和头部。各杆部朝向 M 线平行排列，聚集成束，形成粗肌丝的主干；头部规则地裸露在粗肌丝表面，形成与细肌丝垂直排列的横桥。一般每条粗肌丝上伸出的横桥有 300～400 个。横桥的主要作用：①与细肌丝的肌动蛋白分子可逆性结合，带动其向 M 线滑行；②具有 ATP 酶的活性，可分解 ATP 从而释放能量，为横桥摆动供能。

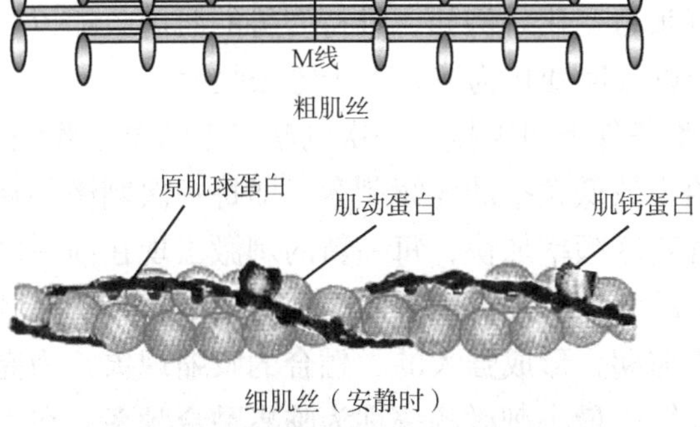

图 3-4　粗肌丝和细肌丝的分子组成

细肌丝长约 1.0μm，由肌动蛋白（肌纤蛋白）、原肌球蛋白（原肌凝蛋白）和肌钙蛋白 3 种蛋白分子组成。肌动蛋白由球状分子聚合成双螺旋，构成细肌丝的主干，有与横桥结合的位点；在肌肉安静时，原肌球蛋白双螺旋细丝的位置正好掩盖着肌动蛋白与横桥的结合位点，阻止两者的结合；肌钙蛋白以一定的间隔出现在原肌球蛋白的结构上，对 Ca^{2+}有很强的亲和力（图 3-4）。

考点
骨骼肌收缩机制

2. 骨骼肌收缩机制可用肌丝滑行理论解释 公认的肌肉收缩机制是**肌丝滑行理论**（myofilament sliding theory）：肌肉的缩短与伸长均通过粗肌丝、细肌丝在肌小节内的相互滑动发生，肌丝本身的长度不变。这一学说最直接的证据是：肌肉收缩时只有明带长度缩短，H 带相应变窄，而暗带长度不变，说明粗肌丝长度不变，细肌丝向粗肌丝中间移动，两者的重叠程度加大。其具体过程为：①横桥具有 ATP 酶活性，在肌肉处于安静状态时，与横桥结合的 ATP 被分解释放能量，分解产物 ADP 及无机磷酸留在头部，此时的横桥处于高势能状态，垂直于细肌丝，并对肌动蛋白有高度的亲和力；②当肌浆 Ca^{2+} 浓度升高，Ca^{2+}与肌钙蛋白结合使肌钙蛋白分子变构，引起原肌球蛋白分子变构并移位，暴露出肌动蛋白与横桥的结合位点，使横桥能与之结合；③肌动蛋白与横桥的结合引起横桥头部构型改变，使头部向 M 线摆动 45°，拖动细肌丝向 M 线滑动，使肌小节缩短；留在横桥头部的 ADP 及无机磷酸则在横桥摆动的同时与之分离；④在 ADP 解离的位点，横桥又结合一分子 ATP，导致横桥对肌动蛋白的亲和力降低，并与之解离；⑤解离后的横桥头部迅速将与其结合的 ATP 分解为 ADP 和无机磷酸，使横桥又恢复垂直于细肌丝的高势能、高亲和力状态。如果此时胞质内 Ca^{2+}浓度依然较高，横桥又可与下一个新的结合位点结合，重复上述过程。通过横桥与结合位点之间反复的结合、解离（称为“横桥循环”），使横桥不断向 M 线摆动，拖动细肌丝不断向粗肌丝中间滑动，肌小节不断缩短，即肌肉收缩。

直接参与肌丝滑行的肌动蛋白和肌球蛋白统称为收缩蛋白；原肌球蛋白和肌钙蛋白虽不直接参与收缩，但可影响和控制收缩蛋白之间的相互作用，故称调节蛋白。

当肌浆中的 Ca^{2+}浓度降到静息水平时，肌钙蛋白与 Ca^{2+}解离，构型恢复原状，原肌球蛋白构型也恢复原状原位，重新掩盖肌动蛋白与横桥结合的位点，阻碍了横桥与肌动蛋白结合，细肌丝在弹性作用下恢复原位，肌小节长度恢复，即肌肉舒张。

3. 骨骼肌收缩的形式 肌肉收缩主要表现在长度缩短和张力增加两个方面，肌肉长度和张力的改变取决于肌肉所承受的负荷（外力）和所受的刺激频率。根据肌肉所受负荷的不同，肌肉收缩可表现为等长收缩或等张收缩；根据所受刺激频率的不同，肌肉收缩可表现为单收缩或强直收缩。

考点
等长收缩、等张收缩、强直收缩的含义

（1）等长收缩和等张收缩：肌肉收缩时首先产生张力以克服负荷，如果产生的张力小于肌肉收缩所遇到的负荷，无法克服外力，则肌肉收缩仅表现为张力的增加而肌肉长度不变，这样的收缩形式称为**等长收缩**。一旦张力超过负荷，张力便不再增加而肌肉长度缩短，这样的收缩形式称为**等张收缩**。能使负荷移动的肌肉收缩都是等张收缩。在整体情况下，肌肉收缩常常既有长度变化也有张力变化。例如，维持姿势的肌肉收缩以张力变化为主，近于等长收缩；四肢肌肉运动以长度变化为主，近于等张收缩。

（2）单收缩和强直收缩：**单收缩**是指实验条件下肌肉接受一次刺激产生的单个收缩，表现为潜伏期、收缩期和舒张期 3 部分。给予较低频率的连续刺激，即每一次刺激都在肌肉完整收缩之后，则引起多个单收缩；若刺激频率加快，每一新的刺激出现在前一次收缩的舒张期，肌肉尚未完成舒张又发生新的收缩，表现为**不完全强直收缩**；若刺激频率再加快，新的刺激出现在前一次收缩的收缩期，形成强大的、融合的收缩现象，为**完全强直收缩**（图 3-5）；刚能引起完全强直收缩的最小刺激频率称为**临界融合频率**。在正常人体，由于运动神经发出的冲动都是快速连续的，故骨骼肌的收缩形式均属于强直收缩。强直收缩可产生更大的收缩张力，利于机体做功。

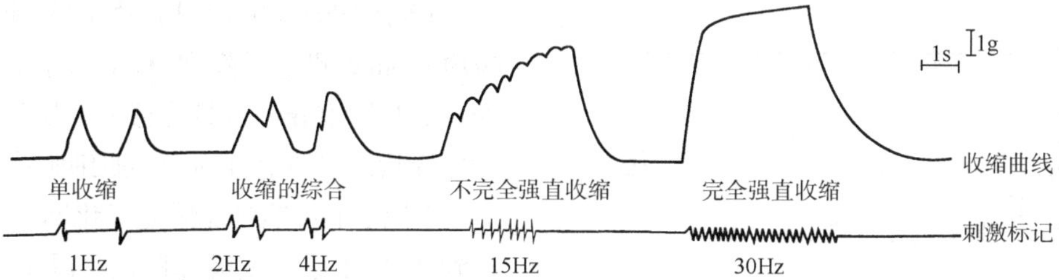

图 3-5　骨骼肌收缩的形式

二、心肌细胞生物电活动与收缩

心肌和骨骼肌同属横纹肌，收缩机制相似。心肌细胞线粒体丰富，可大量合成 ATP，使心肌有充沛的能量供应。心肌细胞肌管系统不如骨骼肌发达，由横管和一侧的终池构成的二联管储存的 Ca^{2+}量少，因此心肌收缩还依赖于细胞外液的 Ca^{2+}浓度。

（一）心肌细胞的分类和生物电现象概况

可以从不同角度对心肌细胞进行归类（表 3-1）。例如，从功能上，可以把主要承担收缩功能的心房肌细胞、心室肌细胞归为工作细胞，而把窦房结、房室结、房室束与浦肯野纤维（Purkinje fibers）等归为心脏特殊传导系统；从细胞是否具有自动节律性分为自律细胞和非自律细胞等。

心肌细胞与神经细胞、骨骼肌细胞等可兴奋细胞一样，生物电现象也有静息电位（自律细胞称复极电位）和动作电位两种基本的表现形式。非自律细胞的静息电位也是 K^+外流所产生的 K^+平衡电位。而静息期自律细胞的跨膜电位不稳定，会发生规律性的复极化和自动去极化，称为**复极电位**（repolarization potential）（原称舒张电位）。下面对几种代表性心肌细胞的生物电现象及心肌的生理特性加以比较讨论。

表 3-1　心肌细胞分类

心肌细胞动作电位 0 期去极化快慢		功能	自律性
快反应细胞	心房肌细胞、心室肌细胞	工作细胞	非自律细胞
	心房传导组织、房室束、浦肯野纤维	特殊传导系统	自律细胞
慢反应细胞	窦房结 P 细胞		
	房室结：房结区、结希区、结区		

（二）工作细胞的生物电现象

考点　心室肌细胞跨膜电位及其形成机制

心肌细胞膜上具有类型和数目更多的离子通道，跨膜电位形成机制中涉及的离子流远比骨骼肌复杂得多。

心室肌细胞动作电位全过程分为 5 个时期，即去极化过程的 0 期和复极化过程的 1 期、2 期、3 期、4 期（图 3-6）。相当于在骨骼肌细胞动作电位的复极化过程中插入一个 2 期。

0 期（去极化期）：在适宜的外来刺激作用下，或从起搏点传来的兴奋激发下，膜电位由静息状态下的约−90mV 去极化到阈电位−70mV，引起钠通道大量开放，Na^+迅速内流引起膜电位上升到+30mV，形成动作电位的上升支，历时仅 1～3ms。随即钠通道失活

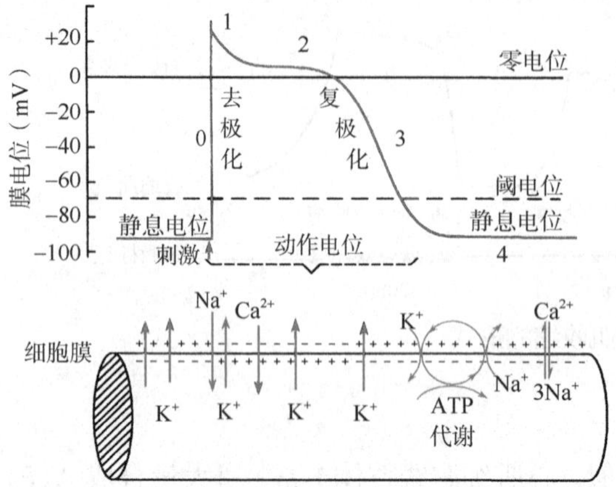

图 3-6　心室肌细胞动作电位和主要离子流示意图

关闭，快钾通道开放。

1 期（快速复极初期）：由 K^+外流使膜电位由+30mV 迅速下降到 0mV 左右，称为 1 期，历时约 10ms。0 期去极和 1 期复极表现为尖峰状，习惯上合称为心肌细胞锋电位。

2 期（平台期或缓慢复极化期）：复极化达到 0mV 上下，复极过程就变得非常缓慢，记录图形比较平坦，持续 100～150ms。因为此时钙通道、钾通道同时开放，有 Ca^{2+}缓慢持久地内流，抵消 K^+外流的复极化效果。

3 期（快速复极末期）：平台期末，钙通道已失活，Ca^{2+}内流停止，而钾通道加快开放，K^+大量外流，复极化速度加快，膜电位由 0mV 左右较快地下降到−90mV，历时 100～150ms。

4 期（静息期）：3 期后，膜内电位恢复并稳定于静息电位水平。依靠钠钾泵和 Na^+-Ca^{2+}交换活动，排出内流的 Na^+和 Ca^{2+}，同时摄入外流的 K^+，从而使细胞内外的离子分布逐步恢复至兴奋前水平，以保持细胞正常的兴奋性。

心房肌细胞与心室肌细胞同属于快反应非自律细胞，动作电位图形类似，产生机制也相同，只是心房肌细胞动作电位的平台期历时短些（图 3-7A）。心房肌细胞收缩力也相对弱些。

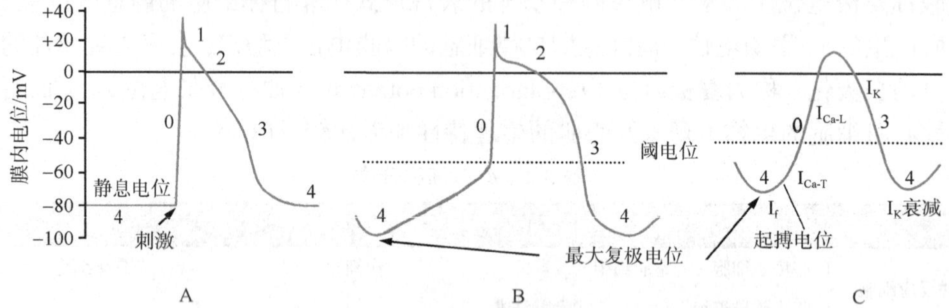

图 3-7　心房肌细胞、浦肯野纤维和窦房结 P 细胞的跨膜电位

A. 心房肌细胞；B. 浦肯野纤维；C. 窦房结 P 细胞

（三）特殊传导系统的生物电现象

心脏特殊传导系统（specific conduction system）是特殊分化的心肌细胞，兼有肌肉和神经细胞的特征。有的甚至已经失去收缩能力，而只用来传导冲动。窦房结位于右心房后壁、上腔静脉开口下部。房室结位于邻近房室瓣的右心房壁上，房室结传导冲动到位于室中隔上部的房室束（又叫希氏束），房室束左右束支与浦肯野纤维相连，把冲动最终传到心室肌细胞（图 3-8）。

考点
自律细胞跨膜电位及其形成机制

1. 浦肯野细胞　又称浦肯野纤维，是一种快反应自律细胞（图 3-7B）。它的动作电位 0 期、1 期、2 期和 3 期 4 个时期的形态与心室肌细胞相似，产生的离子基础也基本相同。但 4 期会发生缓慢自动去极化，是内向离子电流（I_f，主要由 Na^+负载）持续增强逐

渐超过 K^+递减性外流的结果。其自动去极化速度远比其他自律细胞要慢。

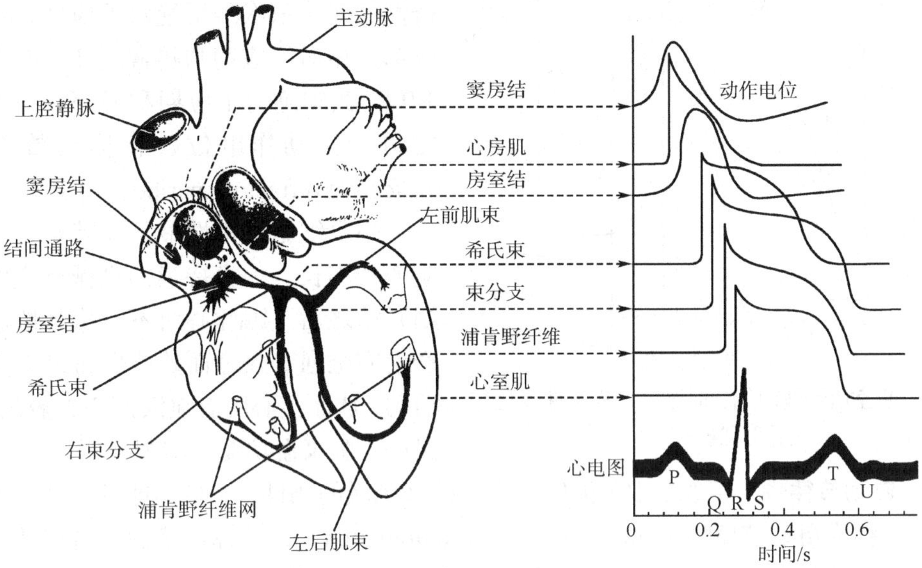

图 3-8　心脏的特殊传导系统

2. 窦房结 P 细胞　窦房结中心很小区域内为真起搏细胞（pacemaker cell，P 细胞），P 细胞动作电位只分 0 期、3 期和 4 期 3 个时期（图 3-7C）。4 期不稳定，能自动缓慢去极化。在 P 细胞每一个动作电位的顶点，钾通道开放，K^+外流（I_K）引起复极化，最低达到−70mV 左右，称为**最大复极电位**（maximal repolarization potential，MRP）。I_K在动作电位复极化到−50mV 左右时逐步减少即 K^+外流减少，I_K的进行性衰减是窦房结细胞主要起搏电流（pacemaker current）之一。由超极化激活的 I_f进行性增强也参与自动去极化。

心脏中存在两种类型钙通道——T（transient，瞬时）通道和 L（long-lasting，持久）通道。当 4 期自动去极化达到−50mV 左右时，T 通道开放产生的 Ca^{2+}内流（$I_{Ca\text{-}T}$）加速了 4 期自动去极化；当去极化达到 L 通道阈电位水平（−40mV）时，L 通道开放产生的 $I_{Ca\text{-}L}$引发一个新的动作电位，即 0 期去极化开始。

P 细胞 4 期自动去极化速度（约 0.1V/s）比浦肯野细胞（约 0.02V/s）要快，0 期去极化速度慢（约 10V/s）、历时长（7ms 左右），且不出现明显的超射。

3. 房室交界细胞　房结区和结希区为慢反应自律细胞，动作电位与窦房结 P 细胞相似，但 4 期自动去极化速度较窦房结细胞慢。

（四）心肌的生理特性

心肌组织具有兴奋性、自律性、传导性和收缩性 4 种生理特性。其中前 3 者是以肌膜的生物电活动为基础的，合称为电生理特性。心肌的收缩性属机械特性。心肌组织的这些生理特性共同决定着心脏的活动，有利于完成其泵血功能。

1. 兴奋性　所有心肌细胞都具有兴奋性。兴奋的产生包括静息电位去极化到阈电位水平及钠通道（以快反应细胞为例）的激活两个环节。

心肌细胞每产生 1 次兴奋，膜钠通道由备用状态经历激活、失活等过程，兴奋性也随之发生周期性改变。兴奋性的变化对心肌兴奋的产生及传导过程和收缩反应具有重要

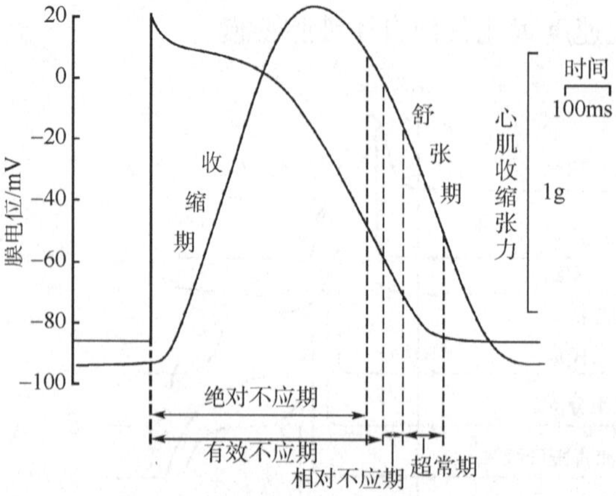

图 3-9 心室肌动作电位、肌张力、兴奋性变化在时间上的关系

作用。心室肌细胞 1 次兴奋过程中，其兴奋性的变化依次经历绝对不应期、局部反应期、相对不应期和超常期几个时期（图 3-9）。其中绝对不应期和局部反应期均不能再产生动作电位，合称**有效不应期**（effective refractory period，ERP）。

考点 心肌细胞兴奋性的特点

心肌细胞兴奋性最重要特点是有效不应期特别长，一直持续到机械反应的舒张期开始之后，因此心肌不会像骨骼肌那样产生完全强直收缩而始终保持缩舒交替的活动，从而使心脏有血液回心充盈的时期，保证心脏泵血功能的实现。

2. 自动节律性 组织、细胞能够在没有外来刺激的条件下，自动地发生节律性兴奋的特性，称为**自动节律性**（autorhythmicity，automaticity），简称**自律性**。自律性的高低用自动兴奋的频率来衡量。心脏特殊传导系统中的各种自律细胞的自律性，由高到低依次是窦房结（约 100 次/分，体内受迷走紧张影响时表现为 70 次/分左右）、房室交界（50 次/分）、房室束及束支（40 次/分）、浦肯野纤维（25 次/分）。

考点 窦性节律的概念

斯氏结扎实验可以简略地证明，心脏始终是依照当时情况下自律性最高的部位所发出的兴奋来进行活动的。窦房结被认为是哺乳动物的**正常起搏点**（normal pacemaker），由窦房结产生兴奋支配全心的节律性活动称为**窦性节律**（normal sinus rhythm，NSR）。而把其他传导组织称为**潜在起搏点**（latent pacemaker）。当窦房结活性减弱或者发出的冲动传导受到阻滞时，潜在起搏点发生作用，称为被动性异位节律；而当潜在起搏点发生病理变化或受到刺激发挥起搏作用称为主动性异位节律。如果心跳的时间间隔不等，就称为心律失常。正常情况下，窦房结对于潜在起搏点的控制，通过“抢先占领”和“超速驱动压抑”两种方式实现。

考点 心肌细胞传导性的特点及生理意义

3. 心肌的传导性和心脏内兴奋的传导 心肌细胞兴奋产生的动作电位能够沿着细胞膜传播的特性称为心肌的**传导性**。心肌在功能上是一种合胞体，通过特殊传导系统和闰盘（电阻仅相当于其他部位细胞膜的 1/400）的胞间兴奋传递，引起整个心房或整个心室的兴奋和收缩。动作电位沿细胞膜传播的速度可作为衡量传导性的指标。

心脏内兴奋传播的途径见图 3-8，特点可用“快-慢-快”概括。由窦房结开始的去极化以 0.05m/s 的速度传出，通过一般心房肌细胞以 0.4m/s 的速度兴奋左、右心房，心房去极化的完成大约需要 0.06s，引起左右心房几乎同步收缩。同时通过“优势传导通路”（preferential pathway，速度 1.0～1.2m/s）传导冲动到房室交界区。所谓“优势传导通路”（结间通路）只是某些部位的心房肌细胞排列方向一致、结构整齐，电阻低，传导速度快。

房室交界区是正常情况下心房和心室之间的唯一传导路径，其中的结区细胞直径仅有 0.3μm，且分支多，传导速度极慢（0.02m/s），形成 0.1s 的延迟，称为**房-室延搁**（AV nodal delay）。房-室延搁保证心房、心室次序、协调活动，有利于血液充盈心室和射血。当受到疾病或药物的影响，可能发生传导阻滞。交感神经兴奋可缩短房-室延搁，迷走神经兴奋可延长房-室延搁。

传入心室的冲动从隔膜的顶部开始，再依次通过房室束（1m/s）、左右束支（2～3m/s）和浦肯野纤维（直径达 70μm，速度 4m/s）迅速传给心室肌。心室肌细胞之间冲动的传导速度仍然很快，达 1m/s，传到心室的所有部分需要 0.08～0.10s，引起左右心室几乎同步收缩。

4. 收缩性　前已述及，心肌细胞的组织结构特点和电生理特性决定了它具有自己的收缩特性：①对细胞外液 Ca^{2+}有明显的依赖性；②不发生强直收缩；③“全或无”式收缩，由于心脏特殊传导系统和心肌细胞间闰盘结构的存在，能够快速传递冲动，因此心房或心室作为两个功能“合胞体”可以各自实现同步收缩，整个心脏的收缩强度只取决于单个细胞的收缩强度。骨骼肌细胞只能接受运动神经的支配，单个肌细胞兴奋不能传播到其他肌细胞，因此骨骼肌收缩强度取决于单个细胞的收缩强度和参与收缩的肌细胞数目。

考点
心肌细胞收缩性的特点及生理意义

通过经典的离体蛙心灌流实验可以观察到：①在一定范围内，心率随温度变化明显。②pH 降低时，心肌收缩力减弱；pH 增高时，心肌收缩力增强而舒张不完全。③灌流液中 K^+浓度略高，产生兴奋作用；K^+浓度过高，心肌 4 个生理特性均下降，心脏活动停止于舒张状态，所以临床补 K^+须非常谨慎。

三、平滑肌的兴奋与收缩

平滑肌细胞是呼吸道、消化道、血管、泌尿生殖器等器官的主要构成成分，平滑肌细胞的收缩可维持和改变器官的形状、位置并完成其功能。

（一）平滑肌的结构与功能特点

1. 平滑肌的分类　依据功能活动特征可将平滑肌分为一单位平滑肌和多单位平滑肌，但许多平滑肌的特性介于两者之间。一单位平滑肌又称内脏平滑肌，见于小血管、消化道、输尿管和子宫。这类平滑肌细胞之间具有大量缝隙连接，一个细胞的兴奋可迅速引起相邻细胞发生兴奋，故所有细胞的电活动和机械活动近于同步；有些细胞具有自律性；牵张刺激可引起这类平滑肌收缩。多单位平滑肌包括竖毛肌、睫状肌、虹膜肌及呼吸道和大血管的平滑肌。这类平滑肌细胞间很少有缝隙连接，细胞活动彼此独立；一般没有自律性，其活动受支配神经的控制。

2. 平滑肌的微细结构　与骨骼肌比较，平滑肌的结构具有以下特征：①直径较小，且通常只有一个细胞核；②细肌丝明显多于粗肌丝，没有肌原纤维和肌节结构，外观不表现横纹；③无肌钙蛋白，由钙调蛋白（CaM）发挥作用，与 Ca^{2+}结合触发收缩；④无 Z 线，由细肌丝的附着点即致密体执行 Z 线的功能；⑤无横管系统，但有由肌膜形成的纵向排列的袋状凹陷，可增加膜面积；经肌膜钙通道进入肌浆的 Ca^{2+}激发收缩活动。粗、细肌丝的排列大致与细胞长轴一致，3～5 根粗肌丝被许多细肌丝包绕，形成交错排列，两侧细肌丝的末端连接于致密体或细胞膜上的致密区，构成相当于横纹肌肌节的结构（图 3-10）。

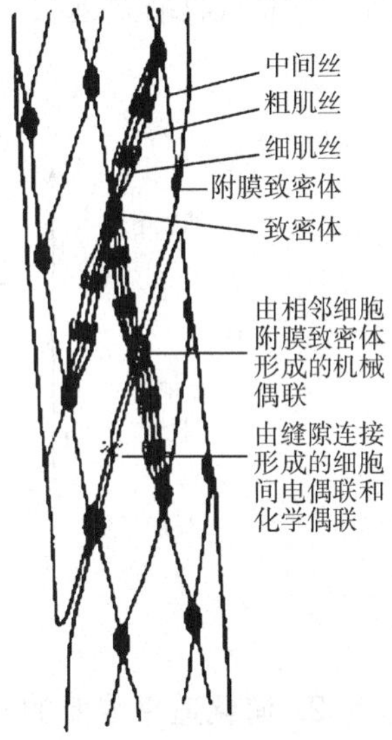

图 3-10 平滑肌细胞内部结构

3. 平滑肌收缩的机制 平滑肌收缩时细胞内的肌丝滑行同样是由于肌浆 Ca^{2+}浓度升高引起的，但 Ca^{2+}的来源不同于骨骼肌。平滑肌肌质网不发达，故平滑肌收缩时对细胞外液 Ca^{2+}的依赖性很大，兴奋-收缩偶联期间增加的 Ca^{2+}有相当多来自细胞外。因此，肌浆 Ca^{2+}浓度升高来源于细胞外的 Ca^{2+}内流及肌质网的 Ca^{2+}释放。另外，平滑肌的肌丝滑行机制也不同于骨骼肌。平滑肌的粗肌丝由肌球蛋白构成；细肌丝主要由肌动蛋白和原肌球蛋白构成。当肌浆内 Ca^{2+}浓度升高时，首先与细胞内的钙调蛋白结合，激活肌球蛋白轻链激酶，后者引起横桥磷酸化、横桥构象改变，横桥与细肌丝肌动蛋白结合，触发肌丝收缩。肌浆内 Ca^{2+}浓度下降时，肌球蛋白轻链激酶失活，横桥脱磷酸化并与细肌丝肌动蛋白解离，肌肉舒张。

（二）消化道平滑肌的生物电现象和生理特性

在整个消化道中，除口、咽、食管上段和肛门外括约肌为骨骼肌外，其余部分均为平滑肌。消化道平滑肌具有肌组织的共性，如兴奋性、传导性和收缩性，但又有其自身特性。

考点 消化道平滑肌的电生理特性

1. 消化道平滑肌的电生理特性 消化道平滑肌的电活动远比骨骼肌复杂，其电变化可分为 3 类。消化道平滑肌的静息电位不稳定，一般为−50～−60mV。产生机制复杂，主要是由 K^+外流形成，另外还有 Na^+、Cl^-、Ca^{2+}等的参与。在静息电位基础上自动产生节律性的低振幅去极化波，称为**慢波**（slow wave）或**基本电节律**（basic electrical rhythm，BER），其波幅一般为 10～15mV，持续几秒至十几秒，其发生频率因部位而异。如胃 3 次/分，十二指肠 11～12 次/分。动作电位，又称**快波**（fast wave），是在慢波的基础上产生的，其机制主要是 Ca^{2+}内流，时程 10～50ms（图 3-11A）。

基于消化道平滑肌的结构特点和生物电现象，其电生理特性表现为：①与骨骼肌、心肌相比，消化道平滑肌兴奋性低；②具有自动节律性：消化道平滑肌离体后，在适宜环境中仍能进行自动节律性收缩，但与心肌相比，其节律缓慢且不规则；③传导性也较低。

消化道平滑肌动作电位产生后可引起肌肉收缩。慢波电位上负载的动作电位频率越高，平滑肌收缩力越大（图 3-11B）。

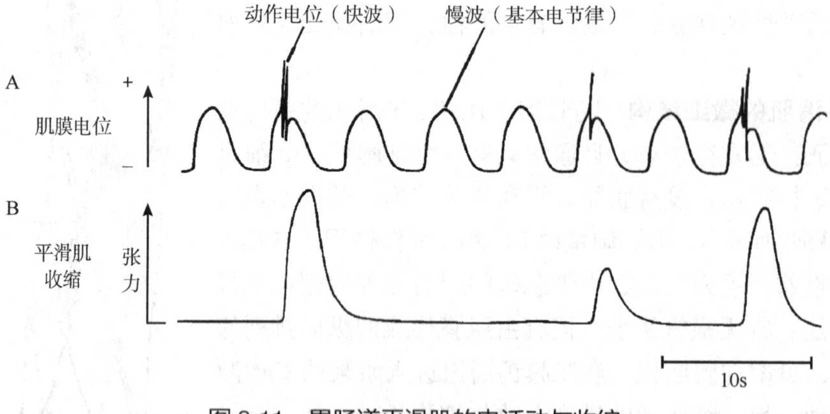

图 3-11 胃肠道平滑肌的电活动与收缩

考点 消化道平滑肌的一般功能特性

2. 消化道平滑肌的一般功能特性

（1）收缩缓慢：收缩的潜伏期、收缩期、舒张期均较长。

（2）具有紧张性：消化道平滑肌经常处于一种轻微的持续收缩状态，称为**紧张性**或紧张性收缩。它使消化道腔内保持一定的基础压强，维持胃肠的形态和位置，也是消化道各种运动的基础。

（3）伸展性大：消化道平滑肌能适应需要进行很大程度的伸缩。其生理意义在于使消化道可容纳更多的食物而不发生明显的压强变化。

（4）对化学、温度、机械牵张刺激敏感：消化道平滑肌对电刺激不敏感，但对一些生物活性物质的刺激非常敏感，如微量的 ACh 可使其收缩，消化道内食物和消化液的化学刺激、温度变化及机械牵张都可引起较强收缩。

自测题

一、名词解释

1. 终板电位　2. 兴奋-收缩偶联　3. 单收缩　4. 强直收缩　5. 最大舒张电位　6. 有效不应期　7. 自律性　8. 窦性节律　9. 房-室延搁　10. “全或无”式收缩　11. 基本电节律　12. 消化道平滑肌的紧张性收缩

二、选择题

A 型题

1. 根据肌肉的功能特性，可将肌肉分为（　　）
   A. 骨骼肌+心肌+随意肌
   B. 骨骼肌+心肌+平滑肌
   C. 横纹肌+心肌+平滑肌
   D. 随意肌+非随意肌
   E. 横纹肌+心肌
2. 骨骼肌的完全强直收缩是由于（　　）
   A. 刺激强度的增大
   B. 刺激时间的延长
   C. 刺激频率加快，新的刺激出现在前一次收缩的收缩期
   D. 刺激频率加快，新的刺激出现在前一次收缩的舒张期
   E. 肌肉功能状态良好
3. 心室肌有效不应期的长短主要取决于（　　）
   A. 动作电位 0 期去极的速度
   B. 动作电位 2 期的长短
   C. 阈电位水平的高低
   D. 动作电位 3 期的长短
   E. 钠钾泵功能

X 型题

4. 与骨骼肌细胞相比，心室肌细胞动作电位的特征是（　　）
   A. 去极相与复极相不对称
   B. 复极化过程长
   C. 有明显的平台期
   D. 动作电位时程长
   E. 复极化过程更为复杂

三、简答题

1. 简述刺激坐骨神经-腓肠肌标本的神经引起肌肉收缩的过程。
2. 比较心室肌细胞、窦房结 P 细胞动作电位的特点及形成机制。
3. 心肌细胞在一次兴奋后，兴奋性将发生什么变化？
4. 心肌细胞自动节律性、传导性和收缩性各有什么特点？这些与心脏泵血有何关系？
5. 简述消化道平滑肌的电生理特性和一般功能特性。

（马恒东）

第二篇　机体活动调控与机体防御

第 4 章

机体功能的调节方式与调控模式

正常机体各种生理功能能够相互配合、协调一致，成为一个统一的整体；同时又能对内、外环境的变化产生适应性反应，是因为体内有一整套完善的调节机构。机体的这种协调适应反应过程称为生理功能的调节。它是围绕稳态展开的。

一、稳态是生理学的核心概念

（一）机体对外环境的适应

人生活在自然界中，通常把机体所处的不断变化的外界环境称为外环境。外环境包括人体赖以生存的自然环境和社会环境。

自然环境是指自然界中物理因素、化学因素和生物因素的总和，它是机体生存的基本条件。例如，水、光照、气温、湿度、微生物等因素的不断变化，构成对机体的刺激，引起机体相应的适应性反应。例如，长期居住在高原地区的人群，其血液中的红细胞数目增多，以提高血氧的运载能力，保证机体新陈代谢的需要。不过，人体对自然环境变化的适应能力是有一定限度的。如气温极度升高或降低，人体都无法适应。人类不仅有被动适应环境的能力，还有客观地认识环境和主观能动地改造环境的能力。随着科学技术、社会经济的发展，人类物质生活得到极大改善，但应该高度重视可能由此带来的自然资源破坏、环境污染、臭氧层的空洞、生态平衡的失调等问题。若这些问题不及时解决，将日益严重地威胁人类的健康和生存。因此，必须强调人与自然的和谐相处，实现科学发展的理念。

社会环境包括社会因素和心理因素，由于两者的密切联系，故常合称为社会心理因素。社会心理因素是人体生存的必要条件，它通过神经系统特别是大脑皮质影响人体的功能活动。目前，对人类健康威胁很大的一些疾病，如心血管疾病、胃肠疾病、内分泌紊乱及恶性肿瘤都与社会心理因素有关。

考点
体液与内环境的概念

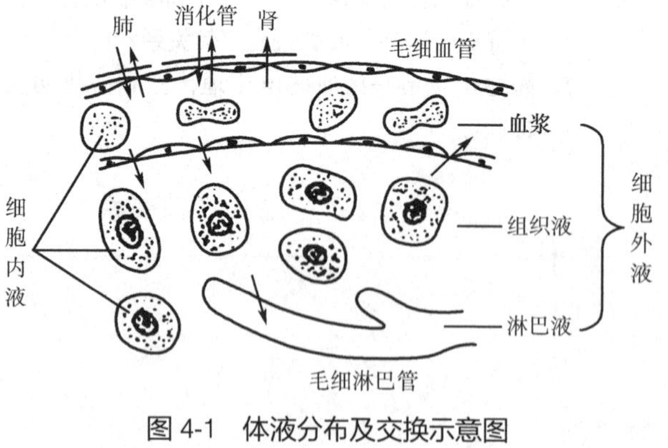

图 4-1　体液分布及交换示意图

（二）内环境

机体内的液体，即水及溶解在其中的溶质，总称**体液**（body fluid）。体液约占成人体重的 60%，按其空间位置分为细胞内液和细胞外液两大部分。细胞内液约占体重的 40%（体液的 2/3）；细胞外液约占体重的 20%，包括组织液（或称细胞间液）、血浆、淋巴液和脑脊液等。机体各部分的体液彼此分隔，又是相互沟通的（图 4-1）。血浆是体液中最活跃的部分。

机体生命活动的基本单位是细胞，但大多数细胞并不直接与外环境发生接触，也不能与外环境直接进行物质交换，它们实际上是浸浴在细胞外液中。细胞外液既是细胞的直接生存环境，也是体内细胞与外界进行物质、能量、信息交换的媒介，称为机体的**内环境**（internal environment）。内环境为细胞提供营养物质和 O_2，并接受来自细胞代谢的终产物，能保持其中各种成分的浓度和 pH、渗透压及温度等理化性质的相对稳定，从而保证细胞的各种代谢活动和生理功能的正常进行。

（三）稳态的概念及其生理意义

由于细胞不断地进行着新陈代谢，新陈代谢本身会不断地扰乱内环境的稳定；外环境的强烈变动也会对内环境造成影响。为此，要保持内环境的成分和各种理化性质相对稳定，有赖于各器官系统在神经调节、体液调节下的相互协调活动。例如，通过消化系统活动，不断地给内环境提供各种营养物质和能量；通过呼吸系统和循环系统的活动，内环境得到 O_2 的供应，CO_2 得以排除；通过肾脏的活动，内环境中代谢终产物得以清除等。内环境的成分和理化性质不是固定不变的，而是在一定范围内波动，保持着动态的平衡。美国生理学家坎农将这种动态平衡状态称为**稳态**（homeostasis），又叫自稳态。稳态的特点是内环境相对稳定但不固定。

当代关于稳态的概念已不仅指内环境理化特性的相对稳定状态，而是已扩展到机体的各级水平，小到生化反应、大到整体机能，凡能保持协调、稳定的各种生理过程均属稳态范畴。例如，肝细胞中糖原分解为葡萄糖的速度会影响血糖浓度的稳定，凝血因子的活性决定生理性止血的效果，以及作为生命体征的呼吸频率、心率、血压和体温等正常情况下都是保持相对稳定的。整个有机体稳态的实现，均依赖神经调节、体液调节，尤其是精细的负反馈调控机制。稳态是一种“动中求静”的协调生理过程。稳态的概念可表述为：**机体依赖调节机制对抗内外环境变化的影响，维持内环境等生理指标和生命现象处于动态平衡的相对稳定状态。**

稳态的维持具有重要的生理意义。①稳态是新陈代谢的必要保证，如果细胞外液的温度或 pH 等发生变化将改变有关酶的活性，从而影响体内各种酶促反应过程；又如水溶液渗透压的变化将影响血管内外、细胞内外的水平衡，也将影响物质交换过程。②细胞正常兴奋性的维持需要膜内外离子浓度的相对稳定。③在外界环境（如温度）剧烈变化时，内环境保持相对稳定是机体具有适应能力的前提。因此，内环境稳态是细胞保持正常生理功能和进行正常生命活动的必要条件。贝尔纳说：“生命活动的唯一目的在于维持机体内环境的恒定。它是机体自由独立生活的必要条件。”虽然这一说法存在历史局限性，就整个生命历程而言，“稳定”是生命运动的结果和表现，却并非就是生命运动的目的，运动（生长、生殖）才是更根本的。从生物学角度、单就短时间内讲，他的说法是成立的。“稳态”是生理学中的核心概念，并且已日益扩展为生命科学中具有普遍意义的一个基本概念。

考点
稳态的概念及生理意义

（四）生物节律具有普遍性

机体从生理指标到整体机能都不是固定不变，也不是匀速运动，往往表现出周期性变化的规律。在生理学中，把按一定的时间重复出现、周而复始的功能活动变化节律称为**生物节律**（biologic rhythm，biorhythm），又称**生物钟**（biologic clock，bioclock）。近日周期的称为中频节律，如平均动脉压、体温；周期短于 1 天的称为高频节律，如心跳和呼吸；以周、月、年等更长时间为周期的叫低频节律，其中月节律和年节律一般与生殖功能有关。生物节律的形成既源于遗传的固有节律，又受环境影响，是机体对生存环境长期适应、世代积累的结果。了解生物节律有助于正确理解生理数据、认识生理活动特点和考虑药物反应等。

二、机体功能活动的三大调节方式

机体内各器官、系统分别进行着各种生理功能活动，而机体内、外环境又经常处于变动之中。机体依赖体内的一整套调节机构，不断地调节各器官、系统的活动，使机体形成一个统一的整体；同时也与内、外环境的变化相适应。机体的这种调节作用称为整合或整合作用，它主要是通过神经调节、体液调节，以及器官、组织、细胞的自身调节等 3 种方式进行的。现在人们对于免疫系统与神经系统、内分泌系统配合，参与机体调节逐步重视起来，其有可能在将来被认作第 4 种调节方式，相关内容将在第 8 章简要介绍。

（一）神经调节是主导

考点
反射的概念和过程

通过神经系统的活动对机体各种功能进行的调节，称为**神经调节**（neuroregulation, neural regulation）。神经调节基本的活动方式是反射。**反射**（reflex）是指在中枢神经系统参与下，机体对内、外环境刺激所发生的规律性应答。反射的结构基础是反射弧。反射弧包括感受器、传入神经、反射中枢、传出神经和效应器 5 个部分（图 4-2）。感受器在感受刺激后，将各种刺激的能量转化为神经冲动，沿传入神经传到相应的反射中枢。反射中枢对传入的神经冲动进行分析、处理、综合，并发出神经冲动，沿传出神经到达效应器，改变效应器的功能状态。反射活动的完成有赖于反射弧结构和功能的完整，反射弧任何一部分发生结构损伤或功能障碍，反射活动都将不能完成。临床上常用各种反射活动的测试来检查患者，为疾病的诊断提供依据。例如，利用瞳孔对光反射判断中枢神经系统病变的程度和部位、全身麻醉的深度和病情危重程度等（参见第 43 页）。

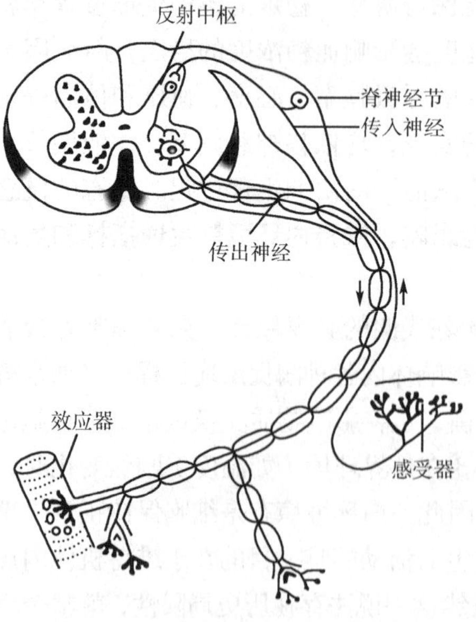

图 4-2 反射弧构成示意图

考点
神经调节的特点

关于机体的反射活动，在第 6 章中会具体讲述神经系统对机体某种生理功能的调节过程。**神经调节的特点是迅速而精确，作用部位准确，持续时间较短。**

（二）体液调节是另一种重要方式

体内某些化学物质通过体液影响某些组织或器官生理活动的过程称为**体液调节**（humoral regulation）。参与体液调节的化学物质种类很多，主要是指激素（如甲状腺素、肾上腺素、生长激素等）通过血液循环运输到各组织细胞，与细胞的相应受体结合，对机体的新陈代谢、生长、发育、生殖等功能进行调节，称为全身性体液调节。细胞产生的代谢产物（如 H^+、CO_2、腺苷、乳酸）和某些细胞分泌的生物活性物质（如组胺、激肽、前列腺素等）也可参与体液调节，它们通过组织液扩散至邻近细胞，调节邻近细胞的功能，称为局部性体液调节。

考点 体液调节的特点

体液调节的特点是出现缓慢，作用部位较广泛，持续时间较长。

考点 3 种调节方式的关系

从系统发生上看，体液调节出现以后，神经系统的结构和功能才逐渐完善从而发挥调节作用，同时内分泌系统的结构和功能也更加复杂，使体液调节也更加完善。人和动物都具有神经调节和体液调节两种机制，二者各有特点、相辅相成，共同完成机体功能调节的任务。一般来讲，体液调节是一个独立的调节系统，但机体的大多数内分泌腺也直接或间接地受到神经系统的支配，从而使体液调节成为神经调节的一环，相当于反射弧传出路径上的一个延续部分（图 4-3），这种情况称为**神经-体液调节**（neurohumoral regulation）。例如，婴儿吸吮母亲乳头，一方面可以通过神经系统引起排乳反射；另一方面，还能引起神经垂体释放催产素入血，通过血液循环引起乳腺腺泡肌上皮细胞收缩，促进排乳。因此，可以认为神经调节是高等动物机体最主要的调节方式，处于主导地位。

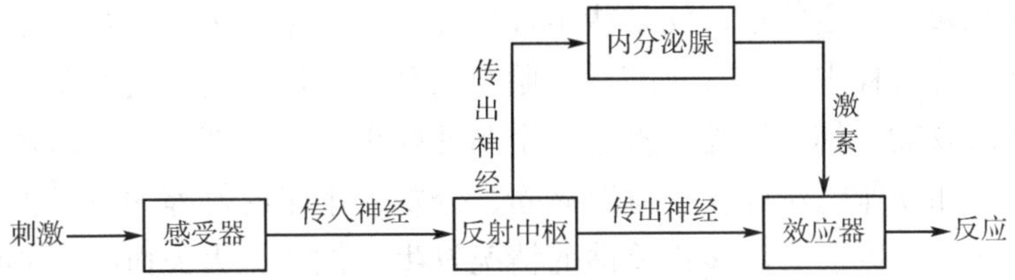

图 4-3　神经-体液调节示意图

（三）器官、组织、细胞的自身调节是补充

自身调节（autoregulation）是指细胞、组织、器官在不依赖于外来的神经或体液调节情况下，自身对刺激进行的适应性调节过程。例如，回心血量增加时，心肌细胞初长度增大，心肌收缩力量增强，搏出量增大，使心脏中血容量变化不大；又例如，脑、肾的血流量在一定范围内不随主动脉血压的升降而改变，而是通过动脉管壁平滑肌自身调节保持相对稳定。一般说来，自身调节的调节幅度较小，也不十分灵敏，但对器官和局部组织生理功能的稳定仍有一定意义。

三、机体功能活动的调控模式

运用 20 世纪 40 年代发展起来的控制论原理分析机体的调节活动，可将其分为反馈控制系统、非自动控制系统和前馈控制系统 3 类。

（一）反馈控制系统

控制系统通常包括控制部分、受控部分和监测装置等。在机体中，通常将神经中枢、内分泌腺看作控制部分，而将效应器、靶细胞看作受控部分，把各类感受器看作监测装置。如图 4-4 所示，反馈控制系统（又称自动控制系统）的控制部分向受控部分发出信息，影响受控部分的功能

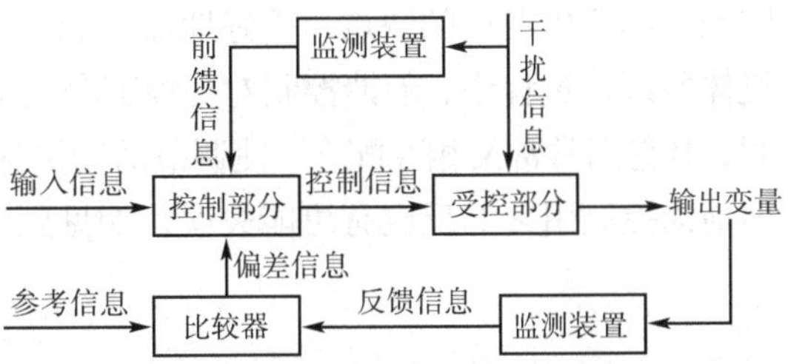

图 4-4　机体功能活动的调控模式

活动，监测装置检测受控部分的输出变量变化，发出反馈信息影响和修正控制部分的活动，以达到对受控部分精确的调控，这种控制方式是双向的闭环系统。这种由受控部分回输到控制部分的信息称为**反馈**（feedback）信息。根据反馈信息的作用效果不同，将反馈分为负反馈和正反馈。

考点
负反馈的概念及生理意义

负反馈（negative feedback）是指反馈信息的作用与控制信息的原有作用相反，经过反馈调控，受控部分的活动向与它原来活动相反的方向发生改变的调控模式。例如，胰岛分泌胰岛素使血糖浓度降低；当血糖浓度降低后，通过反馈信息反过来抑制胰岛素的分泌，从而使血糖浓度不致过低；如此多次反复，逐步达到平衡。在后面的各章节中将会讲到许多负反馈调控的例子。机体内大多数生理活动的调节是通过负反馈调控来实现的，它的意义在于维持机体各种生理功能的相对稳定。

考点
正反馈的概念及生理意义

正反馈（positive feedback）是指反馈信息的作用与控制信息的原有作用一致，使受控部分的活动继续向原来的方向加强的调控模式。通过正反馈调控，受控部分的活动逐渐加强，循环往复，使整个系统处于再生状态。正反馈的作用不是维持系统的平衡稳定，而是破坏系统原来的稳定状态，使某些生理功能一旦发动起来，逐步加强，直至完成。例如，在正常分娩过程中，子宫收缩导致胎儿头部下降使子宫颈受牵张；子宫颈受牵张反过来加强子宫收缩；如此反复，直至整个胎儿娩出。正反馈调控在机体内生理调节过程中比较少见，如动作电位爆发、血液凝固、分娩、排尿反射等均属于正反馈过程。

在病理情况下，则会有许多正反馈的情况发生。例如，大失血时，心输出量减少，血压下降，从而使冠状动脉的血流量减少；而冠状动脉的血流量减少使心肌缺血，收缩力减弱，心输出量就更少，血压进一步下降；如此反复，最后可导致死亡。这类反馈过程常恶性循环。

（二）非自动控制系统

控制部分向受控部分发出信息，影响受控部分的功能活动，但受控部分的活动并不会反过来影响控制部分的活动，这种调控模式称**非自动控制系统**（图 4-4 中间部分）。这种“开环”控制系统在正常机体生理功能的调节中是极少见的。在体内，应激状态（参见第 86 页）可近似地看作非自动控制系统。

（三）前馈控制系统

在机体的功能调节过程中，除反馈控制系统外，还存在前馈（feed-forward）控制系统。**前馈控制系统**中监测装置（感受器）不是检测输出变量的波动，而是直接检测到干扰信息（条件刺激）后发出前馈信息，作用于控制系统，调整控制信息以对抗干扰信息对受控系统的可能影响（图 4-4 上部），从而使输出变量保持稳定。前馈控制可以避免反馈调控的波动性和反应滞后的缺点，更好地保持稳态，其预见性更具有适应性意义。一般来说，在机体的调控过程中，前馈控制对受控部分的活动调控比较迅速，而反馈控制需要较长的时间，但它们常常又相互配合，使调节活动更加准确、协调。所有条件反射均属于前馈控制。但前馈控制引起的反应有可能失误，如见到而未吃到食物时的唾液分泌。

自测题

一、名词解释

1. 内环境　2. 稳态　3. 神经调节　4. 反射
5. 体液调节　6. 神经-体液调节　7. 负反馈
8. 正反馈

二、选择题

A 型题

1. 正常机体内环境的理化特性经常（　　）
   A. 固定不变　B. 相对恒定
   C. 随机多变　D. 绝对平衡
   E. 忽高忽低
2. 每周 5 天工作日制度给人体带来相应生理功能活动的种种周期性变化，这种生物节律属于（　　）
   A. 高频节律　B. 中频节律
   C. 低频节律　D. 近日节律
   E. 非生物节律
3. 维持机体稳态的重要途径是（　　）
   A. 正反馈调控　B. 负反馈调控
   C. 神经调节　D. 体液调节
   E. 自身调节
4. 下列有关反射的叙述，错误的是（　　）
   A. 完成反射所必需的结构基础是反射弧
   B. 反射是实现神经调节的基本方式
   C. 同一刺激所引起的反射效应应当完全相同
   D. 在反射进行过程中可以有体液因素参与
   E. 同一刺激作用于同一反射弧应答具有规律性
5. 在机体生理功能的调控过程中，控制部分的功能活动随受控部分返回的信息加强而减弱的调控模式为（　　）
   A. 自身调节　B. 反射调节
   C. 正反馈调控　D. 负反馈调控
   E. 前馈调控
6. 下列不属于正反馈调控的是（　　）
   A. 血液凝固　B. 动作电位爆发
   C. 排尿反射　D. 分娩过程
   E. 降压反射

X 型题

7. 属于神经调节特点的是（　　）
   A. 作用持久　B. 作用广泛
   C. 迅速　D. 定位准
   E. 持续时间短
8. 下列有关反射的叙述，正确的是（　　）
   A. 反射弧是固定的，同一刺激引起的反射效应相同
   B. 刺激传出神经所产生的反应也是反射
   C. 反射必须有中枢神经系统的参与
   D. 可分为非条件反射和条件反射
   E. 以上都对

三、简答题

1. 举例说明机体生理功能活动的主要调节方式有哪些？各有何特点？其相互关系如何？
2. 何谓内环境和稳态？有何重要生理意义？
3. 反应、反射和反馈的概念有何区别？

（郭　丽）

第 5 章

神经系统的感觉功能与感觉器官

感觉（sensation）是内、外环境变化的信息传入中枢神经系统的结果，是反射和认知过程的开始。感觉的产生是由感受器、神经传导通路和皮质中枢 3 部分的共同活动来完成的。本章重点介绍感觉形成的一般原理和视觉、听觉等特殊感觉，简要介绍躯体浅感觉和本体感觉（或称深感觉）及内脏感觉。

一、感觉过程的一般原理

机体受到的各种刺激，首先作用于机体的感受器，再转化为神经冲动，经过一定的神经传导通路到达大脑皮质的特定部位进行整合或分析处理，才能产生相应的感觉。有些感觉冲动如颈动脉窦压力感受器信号并不能，也不必要引起主观感觉。

（一）感受器及其一般生理特性

感受器（receptor）是指分布在体表或组织内部的专门感受机体内、外环境变化的结构或装置，如与痛觉有关的游离神经末梢、视网膜上的视杆细胞和视锥细胞等。有些感受器还有一些附属结构，能更好地完成感觉功能。这些感受器连同它们的附属结构，就构成了各种复杂的感觉器官，如眼、耳、鼻、舌等。

机体的感受器种类很多，根据感受器所接受刺激的性质，可分为光感受器、机械感受器、温度感受器等；根据感受器所接受刺激的来源，可分为内感受器和外感受器。内感受器感受机体内部的环境变化，往往不产生主观的意识，如颈动脉窦和主动脉弓的牵张感受器、颈动脉体和主动脉体的化学感受器等；而外感受器则感受外界环境的变化，可形成主观意识，如皮肤的痛觉、温度觉、触觉感受器。

考点
感受器的一般生理特性

感受器的一般生理特性如下。

1. 适宜刺激　一种感受器通常只对某种特定形式的刺激最敏感，这种形式的刺激就称为该感受器的**适宜刺激**。例如，一定波长的光波是视网膜视杆细胞和视锥细胞的适宜刺激；一定频率的声波是耳蜗毛细胞的适宜刺激等。

2. 换能作用　指感受器能把所接受的各种形式的刺激能量转换为传入神经上的动作电位。因此可以把感受器看成生物换能器。在换能过程中，一般不是直接把刺激的能量转换为神经冲动，而是先在感受器细胞或感觉神经末梢引起相应的电位变化，这种电位变化称为**感受器电位**（recepter potential）。感受器电位属局部电位，可以总和，当达到一定程度时，便可爆发动作电位。

3. 编码作用　指感受器能把刺激所包含的各种信息转移到动作电位的序列之中的作用。当给人手皮肤的触、压感受器施以触压刺激时，随着触压力量的增大，触、压感受器传入纤维上的动作电位频率逐渐增高，同时产生动作电位的传入纤维的数目也逐渐增多。

4. 适应现象　一定强度的刺激持续作用于感受器时，感觉传入神经纤维上的动作电位频率会逐渐下降，这一现象称为感受器的**适应**（adaptation）现象。但适应的快慢和程度在不同的感受器有很大的差别。有的适应较快，如触觉感受器和嗅觉感受器等，有利于接受新刺激；有的适应很慢，如肌梭和颈动脉窦的牵张感受器，利于持续调节；痛觉感受器则难以产生适应，具有自我保护意义。

感觉通路中的信息编码和处理：不同类型感觉的引起，除了与不同的刺激类型及其相对应的感受器有关外，还取决于感觉神经元感受野的大小、传入冲动所经过的专用通道及其最终到达的大脑皮质的特定部位。感觉系统对刺激强度的编码除发生在感受器水平，也发生在传入通路和中枢水平。感觉系统中普遍存在侧向抑制现象，是以神经元辐散式联系为基础，通过加大刺激中心区与周边区之间神经元兴奋程度的差别，增强感觉系统的分辨能力。

考点 感觉通路中信息编码和处理

（二）脊髓和脑干的感觉传导功能

考点 感觉的三级传导通路

躯体感觉包括浅感觉和深感觉两大类，其传导通路一般由三级神经元接替（图 5-1）。来自躯干、四肢的感觉纤维由后根进入脊髓后，分别组成不同的感觉传导束，途经脑干向高位中枢传送感觉信息。躯体痛觉、温度觉和粗触压觉等浅感觉在脊髓经外侧束上行 1～2 个脊髓节段，在灰质后脚换元后发出纤维交叉至对侧，组成脊髓丘脑侧束和脊髓丘脑前束到丘脑。躯体本体感觉和精细触压觉在脊髓后索组成薄束、楔束，分别在延脑薄束核、楔束核换元，发出纤维交叉到对侧形成内侧丘系上传。另外，脑干内上行的纤维束还有传导头面部浅感觉的三叉丘脑束和传导听觉的外侧丘系等。上述传导束若被破坏，就会发生相应部位的感觉障碍。例如，在脊髓左侧或右侧出现半离断损伤时，离断水平以下出现对侧浅感觉障碍、同侧深感觉障碍。

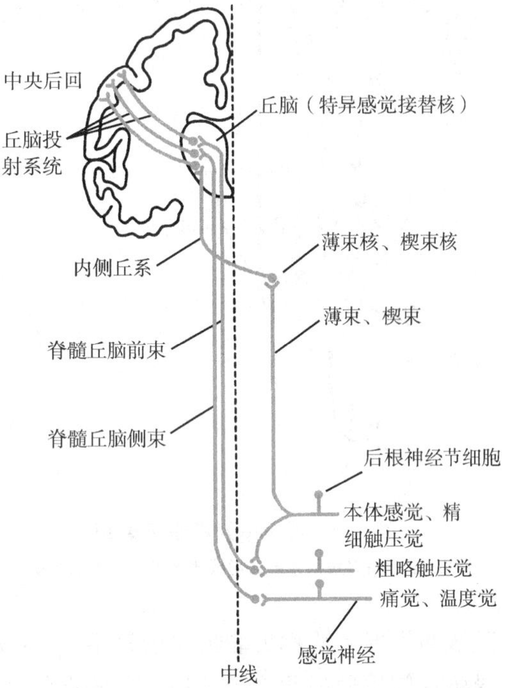

图 5-1 躯体感觉传导通路示意图

内脏感觉的传入神经为自主神经，传入冲动进入脊髓和丘脑后，沿躯体感觉的同一通路，即脊髓丘脑束和感觉投射系统上行，最终到达大脑皮质产生胃饱、尿意等主观感受。

（三）丘脑及感觉投射系统

各种躯体和头面部感觉通路（嗅觉除外）都要在丘脑更换神经元，然后再向大脑皮质投射。因此，丘脑是躯体感觉传导的重要中继站，并能对感觉信号进行粗略的分析与综合。

1. 丘脑的核团 丘脑的核团或细胞群可分为 3 类。

（1）特异感觉接替核：它们接受第二级感觉投射纤维，经换元后进一步投射到大脑皮质特定的感觉区。其中，腹后外侧核为脊髓丘系与内侧丘系的换元站，负责传递躯干、四肢感觉信号；腹后内侧核为三叉丘脑束的换元站，负责传递头面部感觉信号。感觉信号向腹后核的投射有一定的空间分布，这种空间分布与大脑皮质感觉区的空间定位相对应。此外，内侧膝状体和外侧膝状体也归入此类，它们分别是听觉和视觉传导通路的换元站，发出的纤维分别向听区和视区皮质投射。

（2）感觉联络核：主要有丘脑前核、腹外侧核、丘脑枕等。它们的功能与各种感觉在丘脑和大脑皮质水平的联系与协调有关。

（3）非特异投射核：指靠近中线的内髓板以内的各种结构，主要是髓板内核群。

2. 丘脑的感觉投射系统 由丘脑投射到大脑皮质的感觉投射系统，根据其投射特征的不同，分为特异投射系统和非特异投射系统两大系统。

考点
特异投射系统和非特异投射系统的组成和功能联系

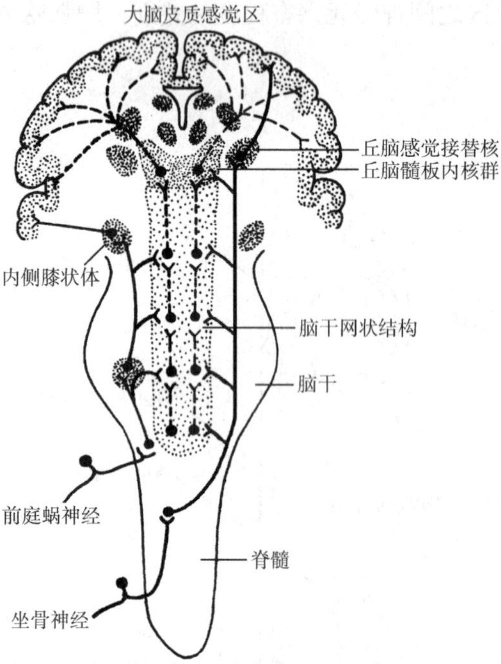

图 5-2　感觉投射系统示意图
实线表示特异投射系统，虚线表示非特异投射系统

（1）特异投射系统：丘脑特异感觉接替核及其投射到大脑皮质的神经通路称为**特异投射系统**（specific projection system）。经典的各种感觉传导通路，如躯体浅感觉、深感觉含精细触觉、听觉、视觉、味觉的传导束，它们经脊髓或脑干，上行到丘脑特异感觉接替核和联络核换元后，发出纤维投射到大脑皮质的特定感觉区，主要终止于皮质的第 4 层细胞。每一种感觉的投射路径都是专一的，具有点对点的投射关系。其主要功能是引起特定的感觉，并激发大脑皮质发出神经冲动。丘脑的联络核属于特异投射系统，但它不引起特定感觉，主要起联络和协调的作用（图 5-2 实线）。

（2）非特异投射系统：上述经典感觉传导通路的第 2 级感觉纤维经过脑干时，发出许多侧支，与脑干网状结构内的神经元发生突触联系，经多次换元，抵达丘脑的髓板内核群换元，再弥散地投射到大脑皮质的广泛区域的投射系统称为**非特异投射系统**（nonspecific projection system）（图 5-2 虚线）。特异感觉信号通过此途径便失去了原有的特异性，因而不能引起特定的感觉。非特异投射系统是各种不同感觉信号的共同上行通路，其主要功能是维持觉醒状态和改变大脑皮质的兴奋状态，是特异投射系统产生特定感觉的基础。

实验中，电刺激动物中脑网状结构，可唤醒动物；若在中脑头端切断脑干网状结构，则引起类似睡眠的现象。这说明脑干网状结构内存在上行起唤醒作用的功能系统，这一系统因而被称为脑干网状结构上行激动系统。现在认为，该系统的作用主要是通过丘脑非特异投射系统来实现的。当这一系统的上行冲动减少时，大脑皮质就由兴奋状态转入抑制状态，这时动物表现为安静或睡眠；如果这一系统受损，可发生昏睡。非持异投射系统需经很多突触传递，因此易受药物影响。临床上巴比妥类药物的镇静催眠作用和乙醚的麻醉作用，可能就是通过阻断非特异投射系统的传递而实现的。

（四）大脑皮质的感觉分析功能

大脑皮质是机体感觉的最高级中枢。来自身体不同部位和不同性质的感觉信息投射到大脑皮质的不同区域，通过大脑皮质对这些传入信息的分析与综合，从而产生不同的感觉。大脑皮质存在着不同的感觉功能代表区见第 58 页图 6-9。大脑皮质感觉区具有可塑性。

1. 体表感觉代表区　全身体表感觉在大脑皮质的投射区，位于中央后回和中央旁小叶后部，称为第一体表感觉区。其投射规律为：①躯体四肢部分的感觉为交叉投射，头面部的感觉投射是双侧的；②投射区域的空间排列是倒置的，但头面部的内部排列仍是正立的；③投射区的大小与不同体表部位的感觉灵敏程度有关，感觉灵敏度高的手指、唇、舌的皮质代表区大，而感觉迟钝的背部在皮质的代表区小。

人脑在中央前回和脑岛之间存在第二体表感觉区，面积较小，呈双侧投射，空间排列为正立的，定位较差，仅有粗糙的分析功能。此区还接受痛觉传入信号的投射，认为其与痛觉的产生有关。

2. 本体感觉代表区　本体感觉来自肌肉、肌腱、骨膜和关节等组织结构，主要是对身体的空间位置、姿势、运动状态和运动方向的感觉。目前认为，中央前回既是运动区，也是本体感觉的代表区。

3. 内脏感觉区　内脏感觉的投射区混杂于体表第一感觉区、第二感觉区、运动辅助区和边缘系统等皮质部位，投射区小，且不集中。内脏感觉通常有性质模糊、定位不准确的特点。

4. 视觉代表区　在大脑半球枕叶内侧面距状沟的上下缘。左眼颞侧和右眼鼻侧视网膜的传入纤维投射到左侧视区，而右眼颞侧和左眼鼻侧视网膜的传入纤维投射到右侧视区。故一侧枕叶受损，引起双眼对侧偏盲。

5. 听觉代表区　位于颞叶的颞横回和颞上回。听觉的投射是双侧性的。即一侧皮质代表区接受双侧耳蜗听觉感受器传来的冲动。故一侧颞叶受损，不会导致耳聋。

6. 嗅觉区和味觉区　嗅觉的皮质投射区位于边缘叶的前底部（包括梨状区皮质的前部、杏仁核的一部分）。味觉皮质投射区在中央后回头面部感觉区的下侧。

（五）痛觉是机体受伤害的警报

痛觉（pain）是机体某处受到伤害性刺激时产生的一种不愉快的感觉，通常伴有情绪变化、自主神经反应和防御反射，心理因素作用很大。痛觉具有保护性意义。

痛觉感受器是游离神经末梢，广泛地分布于皮肤、肌肉、关节和内脏等处。各种伤害性刺激只要达到一定的强度都可引起痛觉。研究表明，痛觉感受器是一种化学感受器。当各种刺激达到一定强度造成组织损伤时，会产生一些致痛的化学物质，如 K^+、H^+、5-羟色胺、缓激肽、前列腺素等，使游离神经末梢发生去极化，从而引起痛觉。这些致痛物质还参与痛觉的发展，与痛觉过敏有关。痛觉分为躯体痛和内脏痛。

1. 躯体痛　包括体表痛和深部痛。体表痛（即皮肤痛觉）是伤害性刺激作用于皮肤所引起的痛觉，可分为快痛和慢痛两种不同性质的痛觉。快痛是在皮肤受刺激（如刺、割、烫、电击等）后很快发生（大约 0.1s 内开始）的一种尖锐而定位清楚的“刺痛”。它消失也快，一般不伴有明显的情绪改变。慢痛则是一种定位不太明确的“烧灼痛”，一般在刺激 0.5～1.0s 后开始，延续时间较长，常伴有情绪反应及心血管、呼吸等方面的改变。发生在躯体深部，如骨、关节、骨膜、肌腱、韧带和肌肉等处的痛觉称为深部痛。深部痛一般表现为慢痛，其特点是定位不明确，可伴有恶心、出汗和血压改变等自主神经反应。

考点
躯体痛和内脏痛

痛觉传入通路十分复杂。快痛和慢痛的传入纤维类型不同。快痛主要经特异投射系统到达大脑皮质的第一、第二感觉区；而慢痛主要投射到扣带回。此外，许多痛觉纤维经非特异投射系统投射到大脑皮质的广泛区域。

2. 内脏痛 内脏器官受到伤害性刺激时产生的疼痛感觉称为**内脏痛**。与皮肤痛相比，内脏痛具有以下特点：①发生缓慢，持续时间较长，即主要表现为慢痛，常呈渐进性增强，但有时也可迅速转为剧烈疼痛。②定位不准确、定性不清楚，这是内脏痛最为主要的特点，是由于痛觉感受器在内脏的分布要比在躯体稀疏得多；但若病变累及胸膜或腹膜时，由于体腔浆膜壁层受到刺激或骨骼肌痉挛而产生的疼痛，称为**体腔壁痛**（parietal pain），这种疼痛与躯体痛类似，定位较准确。③对机械性牵拉、痉挛、缺血、炎症等刺激敏感，而对切割、烧灼等刺激不敏感。④因通路联系密切，内脏痛特别能引起不愉快的情绪反应，并伴有恶心、呕吐和心血管及呼吸活动改变。⑤常伴有牵涉痛。

某些内脏疾病往往引起体表特定部位发生疼痛或痛觉过敏的现象，称为**牵涉痛**（referred pain）。例如，心肌缺血或梗死时，可出现心前区、左肩和左上臂尺侧疼痛；胆囊炎、胆石症发作时，可出现右肩区疼痛；患阑尾炎时，初期可出现脐周或上腹部疼痛；患胃溃疡和胰腺炎时，可出现左上腹和肩胛间的疼痛；患肾结石时，可出现腹股沟区的疼痛。关于牵涉痛的发生机制，常用会聚学说和易化学说加以解释。了解牵涉痛的部位对诊断某些内脏疾病具有重要参考价值。

二、光感受器与视觉

据估计，人从外界获取的信息至少 70%来自视觉。与产生视觉直接相关的眼内结构包括折光系统和感光系统。来自外界物体的光线，透过眼的折光系统成像在视网膜上，视网膜上的感光细胞，能将外界光刺激转变成电信号，并进行编码、加工，由视神经传向视觉中枢，再做进一步分析，产生**视觉**（vision）。

（一）眼的折光功能

1. 眼的折光系统与成像 折光系统由角膜、房水、晶状体和玻璃体组成，其中晶状体是最主要的。各部分的曲率半径和折光率都不同，光线通过这个复杂的折光系统成像在视网膜上。为了便于理解，通常用**简化眼**（reduced eye）这一等效模型（图 5-3）来分析眼的成像情况和进行其他计算。该模型假设眼球的前后径为 20mm，内容物为均匀的单球面折光体，折射率为 1.333，外界光线进入眼球时只在角膜处发生一次折射，角膜的曲率半径为 5mm，即节点 n 到前表面的距离为 5mm；节点后 15mm 为后主焦点，相当于视网膜的位置。此模型和正常安静时的人眼一样，正好能使平行光线聚焦在视网膜上，形成一个清晰倒立缩小的实像。如果物体 AB 过小或离眼过远，则在视网膜上成像 ab 就过小（＜4.5μm），难以看清。

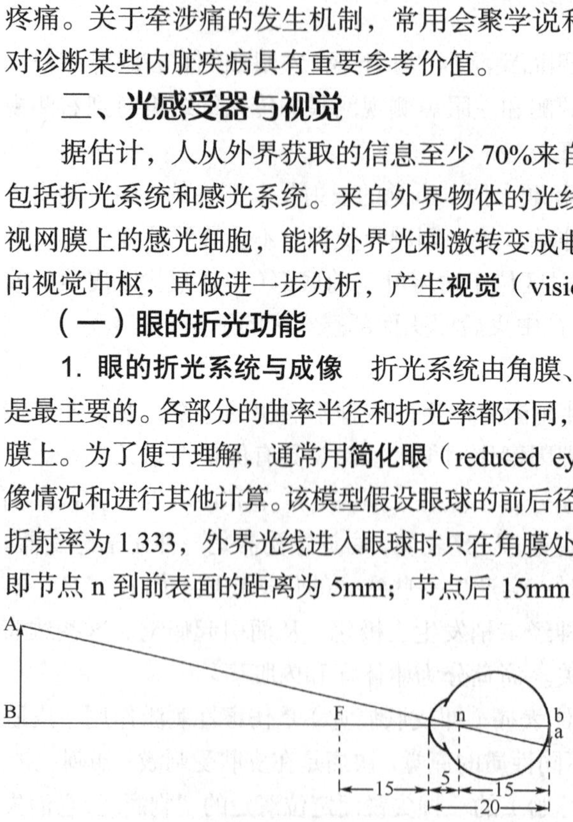

图 5-3 简化眼及其成像情况（单位：mm）
F 为前焦点，n 为节点，△AnB 和△anb 是两个相似直角三角形；如果物距（近似于 Bn）和物体大小（AB）为已知，则可根据相似三角形对应边的比例关系计算出视网膜上物像的大小（ab），也可计算出两三角形对顶角（即视角）的大小

考点
眼的调节方式及意义

2. 眼的调节 当看远处（6m 以外）物体时，物体发出进入眼内的光线是近乎平行的，不需任何调节就能成像在正常眼的视网膜上；当看近物（6m 以内）

时，则从物体发出的进入眼内的光线呈不同程度的辐散，经静息眼折射后将成像在视网膜之后，物像将是模糊的。正常眼看清近物则需要进行调节，包括晶状体变凸、瞳孔缩小及视轴会聚 3 方面。

（1）晶状体变凸：看远物时，睫状肌处于松弛状态，悬韧带保持一定的紧张度，晶状体受悬韧带的牵引，呈相对扁平状，这时平行光线经折射后恰好成像在视网膜上。而看清近物的过程是一个神经反射性活动。当模糊的视觉形象出现在视觉中枢时，反射性引起动眼神经中副交感神经纤维兴奋，使睫状肌收缩，悬韧带松弛，晶状体靠其自身的弹性向前、向后凸出（前凸明显）。晶状体变凸后，其折光能力增大，从而使物像前移，恰能成像在视网膜上。被视物体的距离越近，入眼光线的辐散程度越大，则需要睫状肌加强收缩、晶状体更加变凸，才能使物像成像于视网膜上。因此，长时间看近物，易导致视疲劳；而看远物则可得到休息。晶状体的调节能力也是有一定限度的，这主要取决于晶状体的弹性。弹性越好，其调节能力就越强。

晶状体的最大调节能力用近点来表示。**近点**是指眼在尽最大调节时所能看清物体的最近距离。随着年龄的增长，晶状体自身的弹性逐渐下降，调节能力减弱，近点也随之变远。例如，8 岁左右的儿童近点平均为 8.6cm，20 岁平均约为 10.4cm，而 60 岁时可远移到 83.3cm。由于年龄的原因，看远物时正常，看近物时调节能力降低，这种现象称为**老视**（presbyopia），即通常所说的老花眼。看近物时戴凸透镜能予以矫正。近视者发生老视可看清近物，但其调节能力也是逐渐减弱的。

（2）瞳孔的调节：瞳孔大小的变化可调节进入眼内的光量。看近物时，可反射性引起双侧瞳孔缩小，称为**瞳孔近反射**或**瞳孔调节反射**。其意义是减少进入眼内的光量，减少折光系统的球面像差（像呈边缘模糊的现象）和色像差（像的边缘呈色彩模糊的现象），使成像清晰。

瞳孔的大小可随光线的强弱而改变，当光线强时瞳孔缩小，光线弱时瞳孔扩大，称为**瞳孔对光反射**。瞳孔对光反射的效应是双侧性的，光照一侧眼时，既可使被照射眼瞳孔缩小（直接对光反射），又可使另一侧眼瞳孔缩小（间接对光反射）。该反射的生理意义在于调节进入眼内的光量，避免视网膜在强光下受到损害；在弱光下增加进入眼内的光量，以产生清晰的视觉。瞳孔对光反射的中枢在中脑，临床上常把它作为判断中枢神经系统病变的部位、麻醉的深度和病变危重程度的重要指标。

（3）视轴会聚：当双眼注视近物时，可反射性引起两眼球同时向鼻侧会聚，称为**视轴会聚**，也称为**辐辏**（fú còu）反射，俗称斗鸡眼。其意义在于使双眼看近物时，物像落在双眼视网膜的对称点上，避免发生复视。

3. 眼的折光与调节能力异常　如上所述，正常眼对来自远处物体的平行光线无须调节即能成像于视网膜上；看近处物体时，只要物体离眼的距离不小于近点，通过眼的调节也能在视网膜上形成清晰的物像。这种眼称为**正视眼**。若眼的折光能力异常，或眼球的形态异常，使平行光线不能成像在视网膜上，称为折光异常（也称屈光不正或非正视眼），包括近视、远视（图 5-4）和散光。

（1）近视：多数由于眼球前后径过长（轴性近视），少数由于折光能力过大（屈光性近视），致使平行光线聚焦在视网膜前面，而在视网膜上形成模糊的物像。其特点表现为

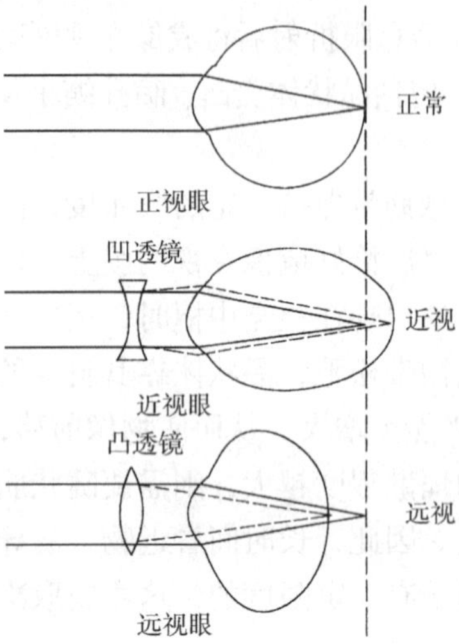

图 5-4 眼的折光异常及其矫正
实线为裸眼成像；虚线为矫正效果

视远不清，近点移近。长时间近距离视物，可使睫状肌持续紧张收缩，造成眼球由于眼压及眼外肌肉的压迫向后扩张，前后径变长，形成近视。可佩戴合适的凹透镜矫正。

（2）远视：由于眼球前后径过短或折光能力过小引起，致使平行光线聚焦在视网膜后方。因此，远视眼在视远物时，也得动用眼的调节才能看清。看近物时物像更后移，需加强调节。其特点表现为不论看远、看近都需要进行调节，故易出现视疲劳；近点变远。可用合适的凸透镜矫正。

（3）散光：正常眼内折光系统的各折光面都是正球面，而多数散光是由于角膜不呈正球面，即角膜表面不同方位的曲率不一致，致使平行光线不能聚焦成单一的焦点，造成物像变形和视物不清。散光可用适当的圆柱形透镜矫正。

（二）眼的感光功能

来自外界物体的光线，经过眼的折光系统在视网膜上形成物像。但这仅是个物理范畴的像，它只有被视网膜上的感光细胞感受，并将其转换为神经纤维上的动作电位，传入视觉中枢，才能形成主观意识上的“像”。

1. 视网膜上的感光换能系统 视网膜结构复杂，存在两种感光细胞，即视锥细胞和视杆细胞，其适宜刺激在人是波长为 380～760nm 的电磁波。两种感光细胞都与双极神经元构成突触联系，双极细胞再与神经节细胞联系，节细胞的轴突汇合成视神经，视神经集中于视神经乳头（视神经盘）处穿出眼球（图 5-5）。由于视神经乳头处无感光细胞，故没有感光功能，形成生理性盲点。

视锥细胞主要分布在视网膜的中心部位，尤其在黄斑的中央凹处仅有视锥细胞，而无视杆细胞。视锥细胞对光的敏感度较低，只在较强光线刺激下才发生反应，能分辨颜色，且有较高的分辨力，视物精确度高，故又称为**明视觉系统**。某些只在白天活动的动物（如鸡等）视网膜上只有视锥细胞。

视杆细胞主要分布在视网膜周边部位，对光的敏感度较高，能在暗处感受弱光刺激。但对光的分辨力较低，只能看清物体粗略的轮廓，也不能分辨颜色，故又称**暗视觉系统**。自然界中在夜间活动的动物（如猫头鹰等）视网膜上仅有视杆细胞，夜光觉敏锐。

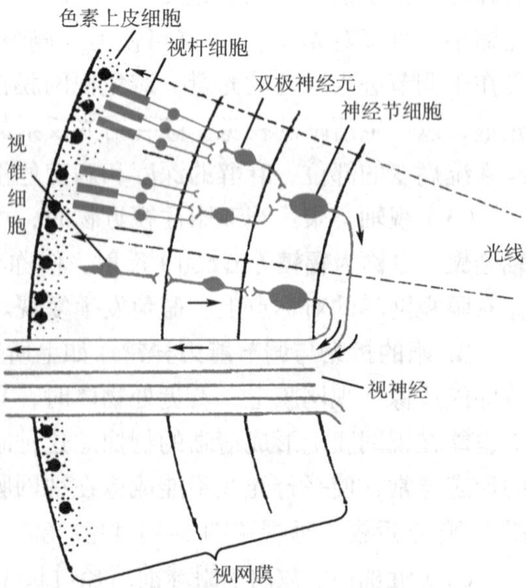

图 5-5 视网膜感光细胞及其联系模式图

2. 视网膜的光化学反应 视杆细胞内的视色素是视紫红质。视紫红质在光照时能迅速分解为视蛋白和视黄醛，同时放出能量，产生电位变化，引起神经冲动；在亮处分解的视紫红质，在暗处又可重新合成。光线越弱，合成的视紫红质就越多，使视网膜对弱光越敏感；相反，在强光时视紫红质以分解为主，使视杆细胞几乎失去感受光刺激的能力。在视紫红质的分解与再合成过程中，会有一部分视黄醛被消耗，这要依靠吸收食物中的维生素 A 来补充。因此，长期摄入维生素 A 不足，会影响人在暗处时的视力，导致夜盲症，俗称雀盲眼。

视锥细胞的感光色素也是由视蛋白和视黄醛结合而成，只是视蛋白的分子结构略有不同。视网膜上有 3 种不同的视锥细胞，分别含有对红、绿、蓝 3 种光敏感的视色素。人眼可分辨约 150 种不同的颜色，辨别颜色是视锥细胞的重要功能。有关色觉形成的机制，提出最早且被许多实验证实的是**三原色学说**。该学说认为：当一定波长的光线作用于视网膜时，使 3 种视锥细胞按一定的比例受到刺激，产生不同程度的兴奋，这样的信息传至视觉中枢，就会产生某种颜色的视觉。例如，红、绿、蓝三种视锥细胞兴奋程度的比例为 4∶1∶0 时，产生红色的感觉；三者比例为 2∶8∶1 时，产生绿色的感觉等。辨色能力不强或有障碍的称为色弱或色盲。

（三）与视觉有关的其他生理现象

1. 暗适应和明适应　人从亮处进入暗处，最初看不清任何物体，经过一定时间后，人眼才逐渐恢复在暗处的视力，这种现象称为**暗适应**（dark adaptation）。暗适应实际是人眼在暗处对光的敏感度逐渐提高的过程，该过程主要取决于视杆细胞中视紫红质在暗处再合成的速度。整个过程需 25～30min。

当人从暗处突然来到亮处，最初只感到光亮耀眼，不能视物，稍等片刻后才逐渐恢复视觉，这种现象称为**明适应**（light adaptation）。明适应过程较快，约 1min 即可完成。待视紫红质大量分解后，视锥细胞便发挥在亮光下的感光作用。

2. 视野　单眼固定不动正视前方某一点时，该眼所能看到的外界范围称为**视野**。由于受面部结构的影响，鼻侧和上方视野较小，颞侧和下方视野较大。在同一光照条件下，不同颜色测得的视野也不同，白色视野最大，黄色、蓝色次之，红色再次之，绿色视野最小。临床上检查视野可帮助诊断视网膜和视觉传导通路上的病变。

3. 视力　也称**视敏度**，是指眼对物体微细结构的分辨能力，即分辨物体上两点间最小距离的能力，一般用视角作为衡量**视力**的标准。视角是指物体上两点的光在节点上相交时形成的夹角。眼能分辨物体上两点所形成的视角越小，表示视力越好。视力表就是根据此原理设计的，一般正常人眼能分辨的最小视角大约为 1 分角。

三、听觉与位置觉

听觉的感觉器官是耳，其适宜刺激是声波。通常人耳能感受的振动频率为 20～20 000Hz，其中最敏感的频率范围为 1000～3000Hz。物体振动时发出的声波，通过外耳、中耳传至内耳，经内耳的换能作用，使蜗神经纤维产生神经冲动，再传导至大脑皮质的听觉中枢，产生听觉。

（一）外耳和中耳的传音功能

外耳由耳郭、外耳道和鼓膜组成。耳郭的形状有利于收集声波，还可结合头部的运动来判断声音的方向。外耳道是声波传导的通道，还可对不同波长的声波起不同的共振作用，使其强度增大。鼓膜的形态和结构特点，使其具有较好的频率响应和较小的失真度，且其振动与声波的振动同始同终。中耳由听骨链、鼓室和咽鼓管等结构组成，它们在声波传导过程中起重要作用。听骨链由锤骨、砧骨和镫骨依次连接而成。锤骨柄附着于鼓膜，镫骨底与前庭窗（即卵圆窗）相连，砧骨居中，使3块听小骨构成一个固定角度的杠杆系统（图5-6）。

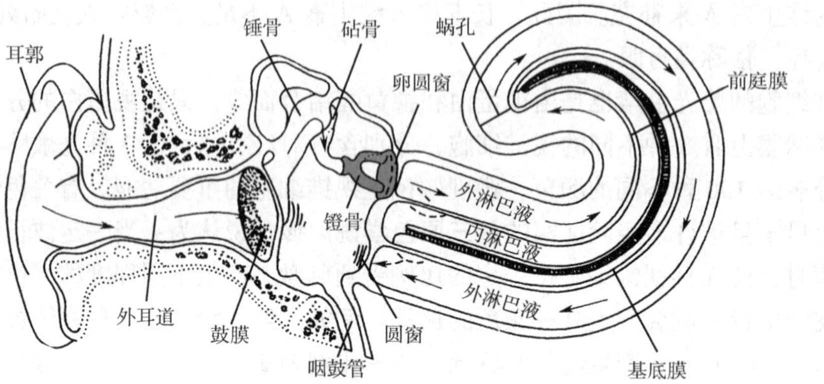

图5-6 人耳结构和声波传导途径示意图（纵剖面）
箭头表示声波传导路径

声波由鼓膜经听骨链传至内耳前庭窗时，振动的压强增大，而振幅稍减小。这样既可提高传音效率，又可避免造成内耳的损伤。咽鼓管的主要功能是调节鼓室内的压强，使之与外界大气压保持平衡，这对维持鼓膜的正常位置、形状和振动性能具有重要的意义。

考点
声波的传播途径

声波传向内耳的途径有两种：气传导和骨传导。声波经外耳道空气传导引起鼓膜振动，再经听骨链和前庭窗传入耳蜗，这种方式称为**气传导**（图5-6外、中耳箭头）。这是声波传导的主要途径。此外，鼓膜的振动也可引起鼓室内空气振动，再经蜗窗（即圆窗）传入耳蜗。但这种气传导在一般情况下并不重要，仅在听骨链运动障碍时，起部分代偿作用。声波直接引起颅骨振动，再引起耳蜗内淋巴的振动，这种传导方式称为**骨传导**。正常情况下，骨传导的效率比气传导要低很多，故在正常听觉中起的作用很小。但在鼓膜穿孔时有代偿作用。

（二）内耳耳蜗的换能作用

内耳又称迷路，包括耳蜗和前庭器官2部分，耳蜗与听觉感受有关，前庭器官则与平衡感觉有关。耳蜗的作用是把传递到它的机械振动转变为蜗神经纤维的神经冲动。

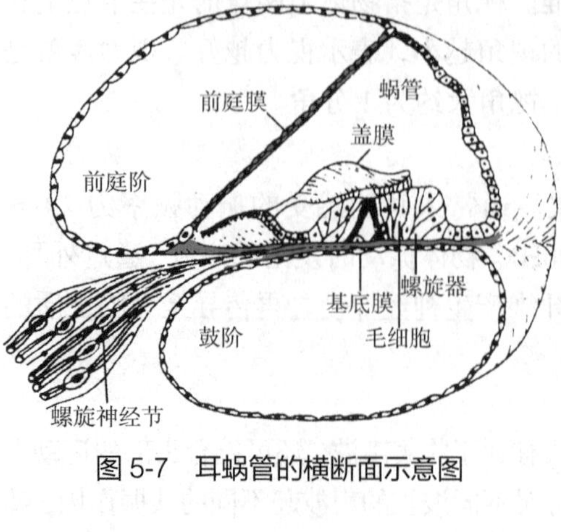

图5-7 耳蜗管的横断面示意图

1. 耳蜗的结构特点 耳蜗由1条骨质的管道围绕蜗轴盘旋而成，其内被斜行的前庭膜和横行的基底膜分为3个腔，分别称为前庭阶、蜗管和鼓阶（图5-7）。前庭阶和鼓阶内充满外淋巴液，两者在耳蜗顶部借蜗孔相交通。在前庭阶底部与前庭膜相接，在鼓阶底部与蜗窗膜相接。蜗管是一个充满内淋巴液的盲管，基底膜上有螺旋器，为听觉感受器。螺旋器上有数行纵向排列的毛细胞，每一个毛细胞的顶部都有上百条排列整齐的听毛，其中较长的一些埋植在盖膜的胶冻状物质中，盖膜的内侧与耳蜗轴相连，外侧游离并悬浮在内淋巴液中。这样的结构使得毛细胞的顶部与内淋巴液相接触，而底部则与外淋巴液相接触。毛细胞的底部有丰富的神经末梢。

2. 基底膜的振动和行波学说　当声波不论是从前庭窗还是蜗窗传入内耳，都可通过外、内淋巴液的振动引起基底膜振动。基底膜振动时，使毛细胞和盖膜的相对位置发生变化，于是毛细胞受到刺激，通过机械门控通道，把声波振动转换成耳蜗的微音器电位，其电位变化达到阈电位时便触发动作电位，经蜗神经传入大脑皮质的听觉中枢。

当耳蜗受到声波刺激时，在耳蜗及其附近结构可记录到一种与声波的频率和幅度完全对应的电位变化，称为**微音器电位**（microphonic potential）。微音器电位属局部电位，潜伏期极短，小于 0.1ms，没有不应期，可以总和，并对缺氧和深度麻醉不敏感。实验证明，微音器电位是耳蜗受到声波刺激时，多个毛细胞所产生的感受器电位的复合表现。

观察表明，基底膜的振动是以行（xíng）波（travelling wave）的方式进行的，即内淋巴的振动首先引起靠近前庭窗处（即蜗底）的基底膜振动，然后以行波的形式沿基底膜向耳蜗的顶部（即蜗顶）传播。不同频率的声音引起的行波都从蜗底开始，但频率不同的行波传播的远近和最大振幅出现的部位不同，最大振幅出现后行波迅速停止消失。声波频率越低，行波传播越远，最大振幅出现的部位就越靠近蜗顶；相反，声波频率越高，行波传播越近，最大振幅出现的部位越靠近蜗底。这样，来自基底膜不同区域的神经冲动传到中枢的不同部位，就可引起不同音调的感觉。这个原理在动物实验和临床研究中也得到了证实，如耳蜗底部受损时主要影响高频听力，而耳蜗顶部受损时主要影响低频听力。

临床上听觉功能障碍常见分型为传音性耳聋、感音神经性耳聋和混合性耳聋 3 类。

（三）前庭器官的位置觉

前庭器官在结构上属于内耳迷路的一部分，包括 3 个半规管、椭圆囊和球囊。它们是人体对自身运动状态和头部空间位置的感受器，在保持身体平衡、维持正常姿势方面起重要作用。

1. 椭圆囊和球囊的功能　椭圆囊和球囊内有囊斑，其功能是感受头在空间的位置和直线变速运动。当头在空间的位置发生改变时，或者当人体做直线变速运动时，由于重力或惯性的作用，都能使耳石膜（位砂膜）与毛细胞的相对位置发生改变，再使纤毛出现弯曲、倒向一侧，从而使传入神经纤维上发放的冲动改变。这种信息传至中枢，产生关于头部空间位置的感觉和直线变速运动的感觉，并引起姿势反射。

2. 半规管的功能　半规管能感受旋转变速运动。例如，当躯体直立，沿水平方向旋转时，水平半规管感受器受刺激最大。当机体做旋转变速运动时，由于惯性作用内淋巴液会滞后或超前于半规管的运动，从而使感受性毛细胞兴奋，冲动经前庭神经传入中枢，产生不同的旋转变速运动的感觉，并引起姿势反射以维持身体平衡。

（四）前庭反应

当前庭器官受刺激而兴奋时，除引起运动觉和位置觉外，还引起各种姿势反射和内脏功能的改变，这种现象称为**前庭反应**。例如，乘坐的汽车突然加速时，惯性会引起颈背肌紧张性增强而后仰，通过姿势调节反射使身体前倾以保持身体平衡，车突然减速时则出现相反的情况；当人乘电梯突然上升时，肢体伸肌抑制而屈曲，下降时伸肌紧张加强而伸直。这些都是前庭器官的姿势反射，其意义在于维持机体一定的姿势和保持身体平衡。另外，前庭器官若受到过强或过长时间的刺激，或前庭功能过敏时，常会引起恶心、呕吐、眩晕、皮肤苍白等现象，称为**前庭自主神经反应**，具体表现为晕船、晕车和航空病等。通过锻炼可得到改善。

眼震颤是指身体在旋转变速运动时出现的眼球不自主的节律性运动，是前庭反应中最特殊的一种反应。临床上可用于判断前庭功能。

四、其他感觉功能

（一）嗅觉

嗅觉（olfaction）感受器——嗅细胞位于鼻腔上端隐窝的嗅黏膜中。每个嗅细胞的顶部有 6～8 条纤毛，埋于黏液中。呼吸时可挥发的有气味的化学物质分子溶于黏液中，对嗅细胞构成刺激。

自然界中能引起嗅觉的有气味物质 2 万余种，而人类能明确辨别的有 2000～4000 种。人的嗅觉较敏感，当空气中人工麝香的浓度达到 0.04μg/L 时即可嗅出。有些疾病，如感冒、鼻炎等可明显影响人的嗅敏度。人的嗅觉很易发生适应现象，所谓“入芝兰之室，久而不闻其香”。嗅觉被认为能对人产生潜移默化的影响。

（二）味觉

味觉（gustatory）感受器是位于味蕾的味细胞，主要分布于舌背和舌缘的黏膜内。味细胞顶部有纤毛，其适宜刺激是溶于水的化学物质。人类能区分 4000～10 000 种物质的味道。

众多味道都是由 5 种基本的味觉组合而形成的，即酸（H^+）、甜（糖等）、苦（通常是有毒有害物质）、咸（NaCl）和鲜（谷氨酸钠）。一个味感受器并不只对一种基本味觉起反应，而是对这 5 种基本味觉均有反应，只是反应的程度不同而已。舌的不同部位对不同的味觉刺激的敏感程度不一样，舌尖部对甜味比较敏感，舌两侧对酸味比较敏感，舌两侧的前部对咸味比较敏感，软腭和舌根对苦味比较敏感。味觉的敏感度随年龄的增大而下降。味觉感受器也是一种快适应感受器。

（三）皮肤的感觉

皮肤内分布着多种感受器，能产生多种感觉。一般认为皮肤感觉主要有 4 种，即触压觉、冷觉、温觉和痛觉。前已述及，痛觉是由伤害性刺激引起，感受器为游离神经末梢。

轻微的机械刺激作用于皮肤浅层的触觉感受器可引起**触觉**，而**压觉**是由于较强的机械刺激导致皮肤深部组织变形所引起的感觉。两者性质上类似，可统称为**触压觉**。人体不同部位皮肤的触压觉的敏感度有较大的差别，如鼻、口唇、指尖等很敏感，躯干背部等处较迟钝。

冷觉、温觉合称为**温度觉**，分别由冷敏感受器、热敏感受器的兴奋引起。皮肤的温度觉与皮肤的基础温度、温度的变化速度和被刺激皮肤的范围有关。另外，某些化学物质也可引起温度感觉，如在皮肤上涂抹薄荷油会产生清凉感觉。

自测题

一、名词解释

1. 感受器　2. 感受器的适应现象　3. 特异投射系统　4. 非特异投射系统　5. 牵涉痛　6. 暗适应　7. 气传导

二、选择题

A 型题

1. 与丘脑感觉接替核无关的传入感觉是（　　）
   A. 触压觉　B. 听觉　C. 痛觉
   D. 嗅觉　E. 温度觉
2. 当感受器受刺激时，刺激虽在持续，但其传入冲动频率已开始下降的现象，称为（　　）
   A. 抑制　B. 疲劳　C. 适应
   D. 衰减传导　E. 编码
3. 当光照增强时，瞳孔缩小，此反射称为（　　）
   A. 瞳孔近反射　B. 瞳孔对光反射
   C. 角膜反射　D. 辐辏反射
   E. 自身调节
4. 关于非特异投射系统的叙述，正确的是（　　）
   A. 维持和改变大脑皮质的兴奋状态
   B. 调节内脏功能
   C. 协调肌紧张
   D. 各种感觉上传都有其专门的通路
   E. 投射到大脑皮质特定区
5. 关于特异投射系统的叙述，错误的是（　　）
   A. 投射至大脑皮质的特定区域
   B. 引起特定感觉
   C. 激发大脑皮质发出传出冲动
   D. 维持觉醒
   E. 由特定感觉传导通路上行

X 型题

6. 视锥细胞的特点是（　　）
   A. 含有三种不同的视色素
   B. 与夜盲症的发生有关
   C. 主要分布于视网膜周边部
   D. 主要感受强光刺激
   E. 分辨力强
7. 内脏痛的特点有（　　）
   A. 引起缓慢，持续时间长
   B. 定位不准确
   C. 对切割、烧灼刺激敏感
   D. 可伴有牵涉痛
   E. 定性清楚

三、简答题

1. 感受器的一般生理特性有哪些？
2. 特异投射系统和非特异投射系统的生理功能有何不同？
3. 内脏痛有何特点？牵涉痛的概念及其临床意义是什么？
4. 简述大脑皮质体表感觉区定位的规律。

（杨志宏）

第 6 章

神经系统生理

神经系统在人体的功能活动调节中起主导作用。它能接受来自内、外环境的各种变化信号，既可以直接或间接地调节体内各器官、组织和细胞的活动，使之互相联系成为统一的有机整体；又可以通过对各种生理过程的调节，使机体随时适应外界环境的变化。此外，人类在后天的生产和生活过程中发展了语言、思维、学习和记忆等高级神经活动，这是人与其他动物的根本区别。

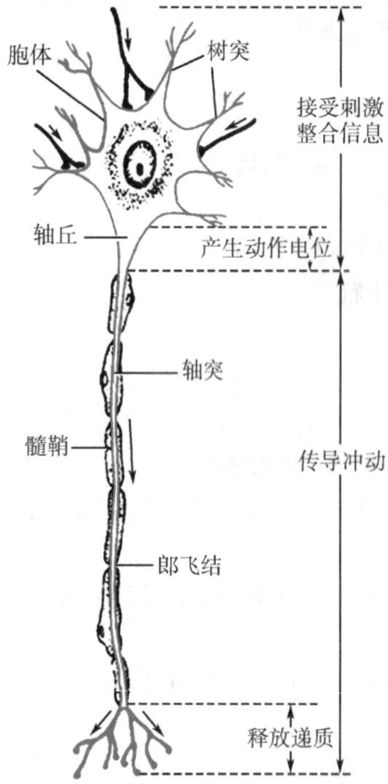

图 6-1 运动神经元及其功能示意图

一、神经系统活动的一般规律

神经系统活动的基本方式是反射，即构成反射弧的各部分依次兴奋、传递信息的结果。各种反射都包含多次神经纤维传导冲动、突触传递及中枢协调等基本过程，表现出神经系统活动的一般规律。

（一）神经元有哪些功能

神经组织是构成人体神经系统的主要成分，是一种高度分化的组织，由神经元和神经胶质细胞组成。神经元（neuron）即神经细胞，是神经系统的基本结构和功能单位。人类中枢神经系统中约有 10^{11} 个神经元。神经元在结构上可分为胞体和突起两部分（图 6-1）。胞体位于脑、脊髓和神经节内，具有接受、整合信息的功能；突起包括树突（dendrite）和轴突（axon）。树突的功能主要是接受刺激，把冲动传向胞体；轴突（还包括感觉神经元的周围突）外面包绕髓鞘或神经膜即构成神经纤维，其主要功能是传导兴奋（即传导动作电位）和物质运输。

考点
神经纤维传导兴奋的特征

神经纤维传导兴奋具有以下特征：①生理完整性——神经纤维传导兴奋要求神经纤维不但结构上完整，而且要求生理功能的正常，如果神经纤维被切断或结扎、冷冻或麻醉，其结构或生理功能的完整性遭破坏，兴奋的传导将受阻；②绝缘性——一条神经干由许多条神经纤维组成，各神经纤维传导兴奋时基本上相互不干扰；③双向性——在实验条件下，神经纤维上某一点受刺激而兴奋时，兴奋可以同时向胞体和末梢两个方向传导；④相对不疲劳性——在长时间、高频率连续刺激作用下，神经纤维仍保持其产生并传导兴奋的能力。

神经纤维的轴突内轴浆经常在流动，以实现物质运输；神经末梢经常释放某些物质，调节所支配组织的内在代谢活动，缓慢且持久地影响其结构和功能状态，称为神经的**营养性作用**。反过来，受支配组织和神经胶质细胞也会产生神经营养因子，对神经元起调控作用。

神经系统中，除神经元外，还有 10～50 倍数目的神经胶质细胞（neuroglial cell），如外周神经系统中的施万细胞、中枢神经系统中的星形胶质细胞等。神经胶质细胞是神经组织中的辅助成分。它们具有分裂和增殖能力，填充于神经元之间，对神经元起到支持、绝缘、营养、保护及修复再生等作用。

（二）从一个神经元到另一个神经元——突触传递

1. 突触的分类与结构 在神经系统内有大量的神经元，它们在结构上没有原生质的联系，主要通过突触实现相互间的功能联系。突触（synapse）一般指神经元与神经元之间相接触的部位，广义的突触还包括神经元与效应器之间相联系的结构，如神经-肌接头（见第3章）。

根据信息传递媒介物性质和方式的不同，神经元之间的功能联系包括化学性突触、电突触和非突触性化学传递几种（图6-2）。**化学性突触和非突触性化学传递**（又称非定向突触传递）的信息传递媒介物是神经递质，**电突触**则是局部电流（见第11页“细胞间通道”）。通常所说的突触是指化学性突触。以下着重讨论化学性突触传递过程。而根据神经元相互接触部位的不同，突触也可分为轴-体突触、轴-树突触和轴-轴突触等（图6-3）。根据对突触后神经元影响的不同，突触还可分为兴奋性突触和抑制性突触。

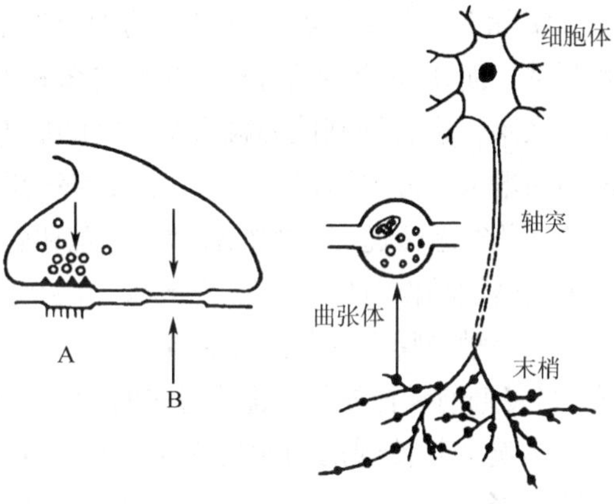

图6-2 神经元之间的功能联系
A. 化学性突触；B. 电突触；C. 非突触性化学传递

经典的突触包含3部分，即突触前神经末梢、突触间隙和突触后膜（图6-4）。突触前神经元的轴突末梢有许多脱去髓鞘的分支，分支的末梢膨大形成突触小体，与突触后神经元的胞体或突起形成突触。突触前膜和突触后膜的厚度约为7nm。前膜和后膜之间为突触间隙，宽度约20nm。在突触前末梢内侧有大量的囊泡和线粒体。囊泡内含有递质，如ACh。突触后膜上有与递质相对应的受体或化学门控通道。

考点
突触传递的过程及其影响因素

2. 突触传递如何发生 由突触前神经元向突触后神经元的信息传递称**突触传递**（synaptic transmission）。当动作电位传导到达突触前神经元轴突末梢时，刺激突触前膜上钙通道开放，Ca^{2+}顺电-化学梯度流入膜内。进入膜内的Ca^{2+}一方面降低轴浆的黏度，有利于囊泡的移动，另一方面可抵消突触前膜内表面的负电荷，促进囊泡与突触前膜接

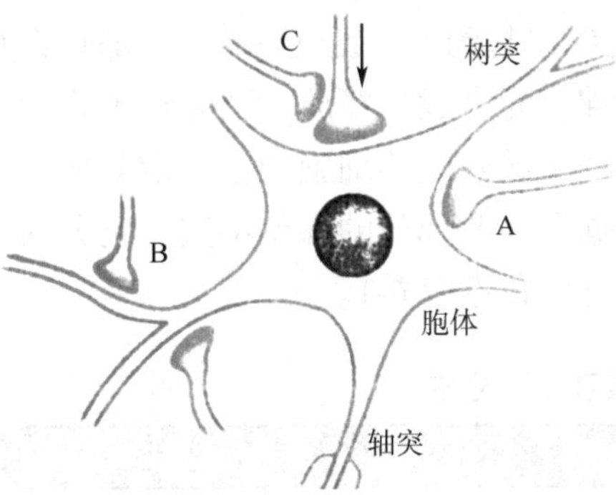

图6-3 突触类型示意图
A. 轴-体突触；B. 轴-树突触；C. 轴-轴突触

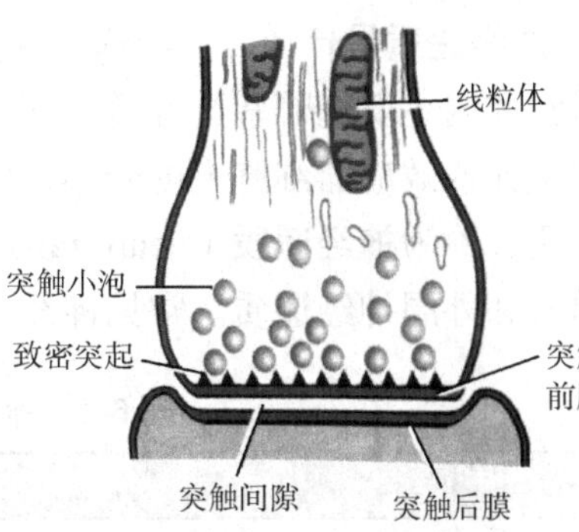

图6-4 突触结构模式图

触、融合、破裂，释放神经递质出胞。递质经突触间隙扩散到突触后膜，与突触后膜上的特异性受体结合，使突触后膜的通透性发生改变，导致跨膜离子流动，进而产生膜电位的改变，即**突触后电位**（postsynaptic potential）。

考点 突触后电位及突触后神经元抑制或兴奋的产生

突触前膜释放的递质不同，对突触后膜的影响不同。若引起突触后膜主要对 Na^+ 的通透性增大，Na^+ 内流大于 K^+ 外流，使突触后膜去极化，则产生**兴奋性突触后电位**（excitatory postsynaptic potential，EPSP）；若突触后膜主要对 Cl^- 的通透性增大，Cl^- 内流和 K^+ 外流使突触后膜超极化，则产生**抑制性突触后电位**（inhibitory postsynaptic potential，IPSP）。

实际上，1 个突触前神经元的轴突末梢通常发出多个分支与许多突触后神经元构成突触联系，而 1 个突触后神经元也与许多神经元的轴突末梢构成突触联系；其中既有兴奋性突触联系，也有抑制性突触联系。突触后电位属于局部电位，其幅度随前膜释放递质量的增多而增大，并且可以总和。因此，突触后神经元是兴奋还是抑制及兴奋与抑制的程度取决于这些突触传递产生的综合效应。总和后 EPSP 占优势，并且达到突触后神经元的阈电位水平则爆发动作电位，产生兴奋；若 IPSP 占优势，突触后神经元兴奋性下降，表现为抑制。

在突触前膜上也存在有受体，称为突触前受体。它的主要作用是调节神经末梢递质的释放：当突触前膜释放某种递质过多时，可激活突触前受体，通过反馈作用抑制该递质的释放。

影响突触传递的因素有多个方面：①进入突触前神经元轴突末梢的 Ca^{2+} 量决定神经递质的释放量，如果细胞外 Ca^{2+} 浓度升高可使递质释放增多；②已释放的递质能否及时被突触前末梢摄取或被酶解代谢而清除；③突触后膜受体的密度及与递质亲和力的变化，会影响突触后膜的反应性。

链 接 神经递质的发现

德国科学家勒维（Otto Loewi）1921 年设计了非常巧妙的双蛙心灌流实验，证实神经与效应器之间通过化学物质传递信息，1926 年该物质被确认为 ACh。同年英国生理学家戴尔（Henry H. Dale）等直接从器官中分离出了 ACh，并证明"迷走素"就是 ACh。二人因此共同获得了 1936 年的诺贝尔生理学或医学奖。

坎农于 1921 年发现刺激交感神经时释放的物质"交感素"，1949 年其被瑞典的奥伊勒（Svante von Euler）鉴定为去甲肾上腺素。奥伊勒与另外两位科学家共同获得了 1970 年的诺贝尔生理学或医学奖。

3. **神经递质是什么** 神经递质在突触传递过程中起到了关键性的作用。那什么是神经递质？体内主要有哪些神经递质呢？由突触前神经元合成、释放，特异性地作用于突触后神经元或效应器细胞上的受体，使突触后神经元或效应器细胞产生一定效应的信息传递物质，称为**神经递质**（neurotransmitter）。根据存在和释放的部位不同，它分为中枢神经递质和外周神经递质。常见神经递质及其主要分布见表 6-1。

考点 外周神经递质及其分布

表 6-1 神经递质的种类和主要分布

类别	种类	主要分布
外周神经递质	乙酰胆碱（ACh）	自主神经节前纤维 副交感神经节后纤维

续表

类别	种类	主要分布
外周神经递质	乙酰胆碱（ACh）	躯体运动神经纤维
	去甲肾上腺素（NE）	大部分交感神经节后纤维
	肽类	胃肠道
中枢神经递质	乙酰胆碱（ACh）	脊髓前角、丘脑、脑干
	单胺类	
	去甲肾上腺素（NE）	低位脑干
	多巴胺（DA）	中脑黑质
	5-羟色胺（5-HT）	低位脑干、中缝核
	氨基酸类	大脑皮质、脊髓前角
	肽类	下丘脑

（三）反射活动的基本规律

考点 非条件反射、条件反射的概念及其意义

1. 非条件反射与条件反射 反射可分为非条件反射和条件反射两大类。**非条件反射**（unconditioned reflex）是机体在进化过程中形成的、由遗传因素决定的、出生后便存在的，其反射弧和反射活动较为固定，数量有限，反射中枢位于大脑皮质下各级中枢，是一种初级的神经活动，多与维持生命的本能活动有关。例如，吸吮反射、防御反射、性反射、降压反射等。

条件反射（conditioned reflex）指后天获得的，是人和动物在非条件反射的基础上结合个体生活经历而建立起来的反射。例如，“望梅止渴”“谈虎色变”等。巴甫洛夫用“暂时性联系接通假说”解释条件反射的建立机制。条件反射的中枢在大脑皮质，是高级神经活动。由于条件反射建立的数量理论上讲是无限的，加之条件反射可以消退、重建、分化或改造，具有极大的可塑性。因而，条件反射的形成大大增强了机体活动的预见性、灵活性、精确性，提高了机体适应复杂环境的能力。

2. 中枢神经元的联系方式 反射是信息经感受器、传入神经、反射中枢、传出神经和效应器 5 个环节构成的反射弧传递的过程。根据神经元在反射弧中所处的地位，可将其分为传入神经元、中间神经元和传出神经元 3 类。人体中枢神经系统的传出神经元有数十万个，传入神经元较传出神经元多 1～3 倍，而中间神经元的数量最大，单大脑皮质就有约 140 亿个，说明中间神经元具有重要的生理作用。

考点 中枢神经元的联系方式及其意义

在中枢神经系统内，不仅神经元的数量十分巨大，它们之间的联系也非常复杂（图 6-5），一对一的**单线式联系**很少见。一个神经元的轴突可以通过分支与许多神经元建立突触联系，称为**辐散**原则。这种联系常见于传入路径，可以使一个神经元的兴奋引起许多神经元的同时兴奋或抑制。同一神经元的胞体与树突可接受许多不同轴突来源的突触联系，称为**聚合**原

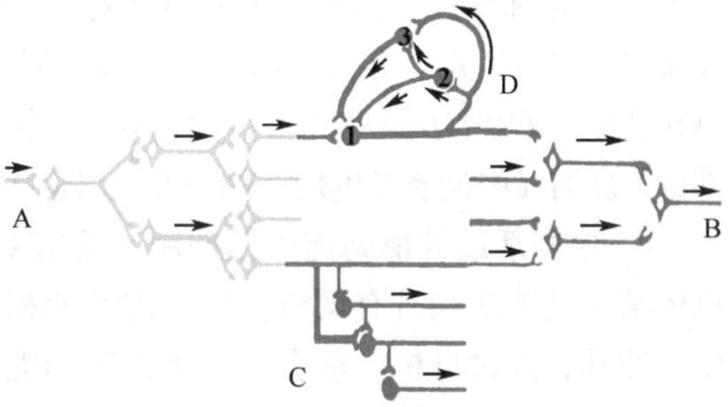

图 6-5 中枢神经元的联系方式

A. 辐散式；B. 聚合式；C. 链锁式；D. 环式

则。这种联系常见于传出路径，可以使许多神经元的作用都引起同一神经元的兴奋而发生总和，也可以使来自不同神经元的兴奋和抑制在同一神经元上发生整合。例如，各级中枢就是将调控信息聚合到脊髓前角 α 运动神经元，整合后的指令通过运动神经纤维（称为“**最后公路**”）完成对躯体骨骼肌的支配。

两个或两个以上的神经元可通过侧支连接成**链锁式**或**环式**回路。通过链锁式联系，可以在空间上扩大作用范围。兴奋冲动通过环式联系，借助于兴奋型或抑制型中间神经元（图 6-5 中神经元 2 和 3）引起后放或“及时终止”的调节，即正反馈或负反馈效应。

考点 中枢兴奋传播的特征

3. 中枢兴奋传播的特征 反射弧中枢部分的功能完成，必须经过一次以上的突触接替和联系。兴奋在中枢传播过程中的特征主要取决于突触传递的特征。通过中间神经元之间的复杂联系及中枢兴奋、抑制的传布，实现中枢活动的协调。

（1）单向传播：兴奋在神经纤维上的传导可以是双向性的，但兴奋通过突触时只能由突触前膜向突触后膜传递。这是因为递质是由突触前膜释放的，因而兴奋不能逆向传递。但近来研究发现，突触后的靶细胞也能释放一些物质（如 NO 等），通过逆向传递，改变突触前神经元的递质释放过程。

（2）中枢延搁：兴奋通过中枢的突触时，要经历递质的释放、扩散、与后膜受体结合、产生突触后电位等一系列过程，因而耗时较长，这种现象称为**中枢延搁**（central delay）。据测定，兴奋通过 1 个突触需要 0.3～0.5ms。所以在反射活动中，通过的突触数目越多，**反射时**（reflex time）越长。

（3）兴奋的总和：在反射活动中，单根神经纤维的单个传入冲动一般不能使中枢发出传出效应，需要若干神经纤维的传入冲动同时或几乎同时到达同一中枢，通过总和效应激发传出冲动。

（4）兴奋节律的改变：在反射活动中，传出神经发出的冲动频率往往和传入神经上的频率不同。这是因为传出神经的兴奋节律不仅取决于传入神经冲动的频率，还取决于反射中枢的功能状态。

（5）后发放与反馈：在反射活动中，当对传入神经的刺激停止后，传出神经仍继续发放冲动，使反射活动仍持续一段时间，这种现象称为**后发放**（后放、后放电）。神经元之间的环式联系及兴奋性中间神经元的作用是后发放的主要原因。反射从感受器接受刺激至产生效应似乎为一开环通路，但实际上效应器所引起的变化可再次作为刺激因素被感受器感受并引起反射效应，从而形成反馈控制。

（6）对内环境变化敏感和易疲劳性：在反射诸环节中，突触最易受内环境变化的影响，如碱中毒时神经元兴奋性明显增强而出现抽筋；酸中毒时，神经元活动明显抑制。缺 O_2、CO_2 过多、麻醉剂及某些药物等均可改变突触传递的能力。与神经纤维传导冲动相比，突触部位是反射弧中最易发生疲劳的环节，其原因可能与长时间兴奋使突触前膜递质耗竭有关。

考点 反射中枢的概念与反射的中枢整合

4. 中枢活动的协调与中枢抑制 **反射中枢**（reflex center）是指在中枢神经系统内对机体某一功能活动具有调节作用的神经元相对集中的部位。它们接受来自各种感受器的传入冲动，经过分析、整合后，传出冲动支配效应器，引起相应的活动变化。在各反射中枢间存在复杂的神经纤维联系，实现中枢活动的协调。例如，前面提到的聚合、辐散、后放、最后公路原则，此外还包括交互抑制、反馈、优势现象等。**优势原则**（优势现象）

指当某一反射中枢因受较强的刺激而兴奋时，它就在中枢神经系统中处于优势地位，形成一个较强的兴奋灶，抑制、吸引其他反射中枢活动，保证优先完成较重要的反射活动。例如，有人专注于某件事情时的"视而不见""听而不闻"现象。

从作用机制上看，中枢活动的整体协调是由于中枢内部的兴奋和抑制过程存在着有规律的相互影响和相互制约的缘故。反射协调的障碍或被破坏都将影响机体的适应性。

在中枢神经系统的活动中，突触后神经元除了表现为兴奋以外，还可以表现为抑制。根据产生抑制的机制发生在突触后膜还是突触前膜，可将中枢抑制分为突触后抑制和突触前抑制两类。

（1）突触后抑制：所有的**突触后抑制**都是通过抑制性中间神经元实现的。由于抑制性中间神经元释放抑制性递质，使突触后膜产生 IPSP，从而使突触后神经元发生抑制。突触后抑制又分为侧支性抑制和回返性抑制两种类型。

侧支性抑制：神经纤维在兴奋一个中枢神经元的同时，又经侧支兴奋另一个抑制性中间神经元，然后通过后者释放抑制性递质，转而使另一中枢神经元抑制，这种抑制称传入**侧支性抑制**，又称**交互抑制**（reciprocal inhibition）。例如，引起屈肌反射的传入纤维进入脊髓后，一方面兴奋支配屈肌的运动神经元，另一方面通过侧支兴奋抑制性中间神经元，使支配同侧伸肌的神经元抑制，从而使屈肌收缩、伸肌舒张，以完成屈肌反射（图 6-6A）。这种抑制在中枢神经系统内普遍存在，通常位于传入路径。

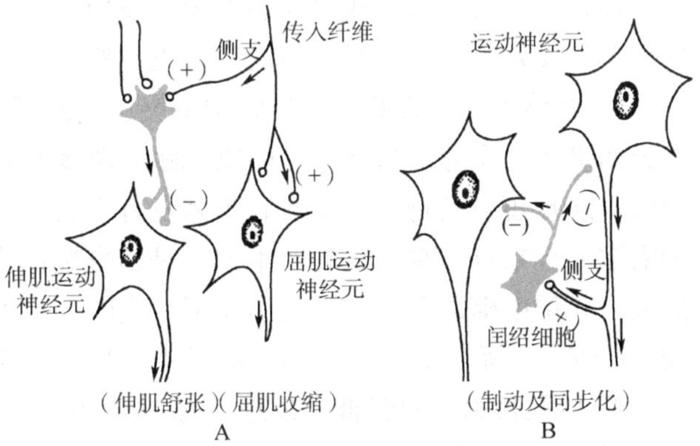

图 6-6 两类突触后抑制示意图

A. 交互抑制；B. 回返性抑制；灰色神经元代表抑制型中间神经元；（+）兴奋；（−）抑制

回返性抑制：某一中枢神经元兴奋时，其传出冲动沿轴突下行，同时又经轴突侧支兴奋一个抑制性中间神经元，反过来抑制原先发放兴奋的神经元及同一中枢的其他神经元，这种抑制称**回返性抑制**。例如，脊髓前角运动神经元轴突传出冲动到达骨骼肌，发动运动，同时轴突侧支兴奋脊髓内的闰绍细胞。闰绍细胞是抑制性中间神经元，其末梢释放抑制性递质甘氨酸，返回作用于脊髓前角的运动神经元，抑制原先发放冲动的神经元和其他神经元的活动。回返性抑制的意义在于使神经元的活动及时终止，也促使同一中枢内许多神经元之间的活动步调一致（图 6-6B）。

（2）突触前抑制：它的结构基础是轴-轴突触。由第三个神经元的轴突通过提前使突触前膜去极化，减少兴奋性递质的释放，而使突触后膜去极化幅度减小，突触后神经元不易或不能产生兴奋的现象。因为调节发生在突触前膜，故称为**突触前抑制**。突触前抑制广泛存在于中枢神经系统，尤其多见于感觉传入途径中。它的生理意义是控制从外周传入中枢的感觉信息，使感觉更加清晰和集中，故对感觉传入的调节具有重要作用。

以上介绍的是有关神经元、突触及反射的基本活动规律，是神经系统生理中共性的内容。在此基础上再进一步系统地讨论神经系统对躯体运动的调控、对内脏功能的调节及高级神经活动等。

二、神经系统对躯体运动的调控

运动是人和动物最基本的功能性活动，包括以骨骼肌的收缩和舒张活动为基础的躯体运动和受自主神经系统支配的内脏活动（例如心肌、平滑肌的收缩和舒张）。

人类在生活和劳动过程中所进行的各种形式的躯体运动，包括反射活动、随意运动和节律性运动，都是在中枢神经系统的控制下进行的。中枢运动调控系统由 3 级水平的神经结构组成：大脑皮质联络区、基底神经节和皮质小脑居于最高水平，负责运动的总体策划；运动皮质和脊髓小脑居于中间水平，负责运动的协调、组织和实施；而脑干和脊髓则处于最低水平，负责运动的执行。3 个水平结构通过串行和平行联系，对运动实行灵活多样的控制，并且对神经系统受损后的恢复和代偿具有重要意义。

（一）脊髓是调节躯体运动的最基本中枢

在**脊髓动物**可以完成骨骼肌的牵张反射、屈肌反射、对侧伸肌反射、搔扒反射等一些简单的反射活动，这些反射活动是正常机体进行复杂躯体运动的基础。

考点 脊休克及其发生和恢复的意义

1. 脊休克 当脊髓与高位脑中枢突然离断后，断面以下的脊髓会暂时丧失反射活动能力而进入无反应的状态，这种现象称为**脊休克**（spinal shock）。脊休克是暂时现象，其持续时间长短与动物进化水平和个体发育有关，如蛙仅持续数分钟，犬持续数日，人类则需数周至数月。脊休克的产生，不是因脊髓损伤引起，而是由于离断面以下的脊髓突然失去高位中枢的调控，于是出现了一定时间内的无反应状态。恢复反应能力的脊髓动物是研究神经系统调控躯体运动的常用模型（见实验 1）。

2. 屈肌反射和对侧伸肌反射 脊髓动物一侧肢体的皮肤遭受伤害性刺激时，同侧肢体的屈肌收缩、伸肌舒张，肢体出现屈曲反应，称为**屈肌反射**。屈肌反射的意义在于躲避伤害，自我保护。当引起屈肌反射的刺激达到一定强度时，除引起同侧肢体屈曲外，还出现对侧肢体伸肌收缩、屈肌舒张的现象，称为**对侧伸肌反射**。该反射有维持姿势和平衡身体的作用。

考点 骨骼肌牵张反射的概念及其类型

3. 牵张反射 骨骼肌受到外力牵拉而伸长时，可反射性引起受牵拉的肌肉收缩，称为**牵张反射**（stretch reflex）。牵张反射有腱反射和肌紧张两种类型。

腱反射（tendon reflex）是指快速牵拉肌腱时发生的牵张反射。它表现为被牵拉肌肉快速而明显地缩短，如膝跳反射和跟腱反射。叩击膝部髌骨下方的股四头肌肌腱，可使股四头肌因受牵拉而发生快速的反射性收缩，称为**膝跳反射**。腱反射是单突触反射，它的反射时很短，肌肉的收缩几乎是一次同步性收缩。临床上常采用检查腱反射的方法，来了解关节和神经系统的某些功能状态。

肌紧张（muscle tonus）是缓慢而持续地牵拉肌腱时所引起的牵张反射。它表现为被牵拉的肌肉轻度而持续地收缩，以阻止被拉长。肌紧张的反射弧与腱反射相似，因为它为多突触反射，是肌肉中的肌纤维交替性收缩产生的，不是同步性收缩，所以不易发生疲劳。肌紧张是维持躯体姿势最基本的反射活动，是姿势反射的基础。

脊髓灰质前角有大量的运动神经元，可分为 α 运动神经元和 γ 运动神经元两类，它们的轴突经前根离开脊髓后到达所支配的肌肉。α运动神经元发出α纤维，支配梭外肌。γ运动神经元轴突构成γ纤维，支配梭内肌，并调节肌梭对牵拉刺激的敏感性。α运动神经元的轴突末梢有许多分支，每一分支支配一个肌细胞。一个α运动神经元兴奋时，可引起它支配的所有肌细胞同时兴奋收缩。一个α运动神经元及其所支配的全部肌纤维组成了一个功能单位，称**运动单位**（motor unit）。运动单位有大有小，如一个支配四肢肌的α运动神经元可支配2000多条肌纤维，兴奋时可产生巨大张力；而一个支配眼外肌的α运动神经元只支配6～12条肌纤维，兴奋时肌肉收缩活动精细灵活。

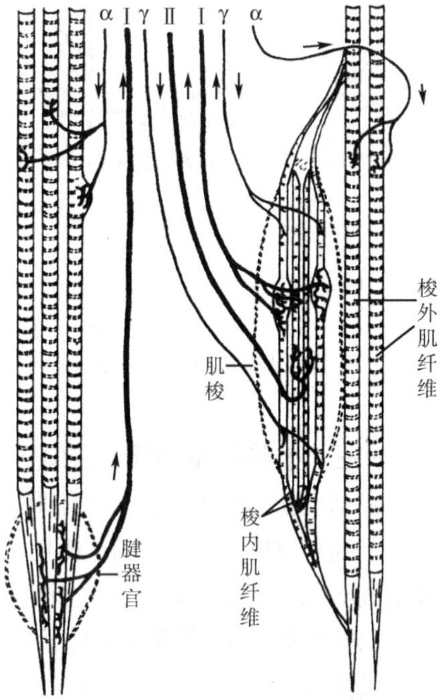

图6-7　肌梭与腱器官及它们的神经纤维联系模式图

牵张反射反射弧的显著特点是感受器和效应器都在同一块肌肉中（图6-7）。肌肉中的感受器位于肌梭或肌腱内。肌梭呈梭形，外面有一层结缔组织膜，膜内有6～12条梭内肌纤维。梭内肌纤维的中间部分是感受装置，两端是收缩成分。肌梭与梭外肌纤维平行排列，呈并联关系，它是长度感受器。肌梭的传入神经纤维有Ⅰ和Ⅱ类纤维。当肌肉被拉长时，肌梭感受器兴奋，冲动经肌梭传入纤维传到脊髓中枢，直接或间接地与脊髓前角α及γ运动神经元构成兴奋性突触联系。α运动神经元兴奋引起被牵拉的肌肉（梭外肌纤维）收缩，从而完成牵张反射；γ运动神经元兴奋引起梭内肌纤维收缩，可提高肌梭感受器的敏感性，从而加强牵张反射。

腱器官是肌肉内另一种感受装置，它分布于肌腱胶原纤维之间，与梭外肌纤维呈串联关系。它能感受肌张力的变化，是一种张力感受器。一般认为，当肌肉受到牵拉时，首先兴奋肌梭而发动牵张反射，引起受牵拉的肌肉收缩；当牵拉力量进一步加大时，则可兴奋腱器官，使牵张反射受到抑制，以避免被牵拉的肌肉受到损伤。

（二）脑干对肌紧张的调节

考点　低位脑干、小脑和基底神经节的运动调节功能

脊髓的低级运动中枢经常受到高位中枢的调控，其中脑干在肌紧张的调节中起着重要作用。用电刺激动物脑干网状结构的不同区域，发现其中有加强肌紧张的区域，称为**易化区**；也有抑制肌紧张的区域，称为**抑制区**（图6-8）。脑干易化区范围较大，其活动既有自发的，又受高级中枢的下行性影响，主要作用是使肌梭的敏感性提高而加强肌紧张和肌运动。抑制区较小，作用相反。

通常情况下，脑干及高位中枢易化区的活动较强，抑制区的活动较弱，因此在肌紧张的平衡调节中，易化区的活动略占优势，从而维持正常的肌紧张。当两者失衡时，则会出现肌紧张亢进或减弱。例如，在动物中脑上、下丘之间切断脑干，则易化区活动占优势，轻微刺激即可使伸肌紧张性亢进，动物会出现四肢伸直、头尾昂起、脊柱挺硬等伸肌过度紧张的现象，称为去大脑僵直。人类也可以出现头后仰、上下肢僵硬伸直等类似动物去大脑僵直的现象，这是脑干严重损伤的信号。

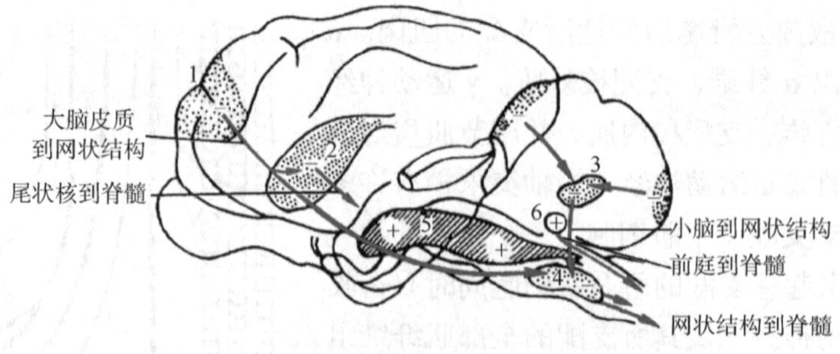

图 6-8 猫脑肌紧张易化区和抑制区及其路径

1. 大脑皮质；2. 尾状核；3. 小脑；4. 网状结构抑制区；5. 网状结构易化区；6. 延脑前庭核

+表示易化区 –表示抑制区

（三）小脑对躯体运动的调节

根据小脑的传入、传出纤维联系，可将小脑划分成 3 个主要的功能部分，即前庭小脑、脊髓小脑和皮质小脑，它们在躯体运动的调节过程中分别发挥着维持身体平衡、调节肌紧张和协调随意运动及运动设计等不同的作用。乙醇中毒时首先危害小脑，妨碍身体平衡功能。

（四）基底神经节对躯体运动的调节

基底神经节是皮质下一些核团的总称，主要包括尾状核、壳核、苍白球、丘脑底核、中脑的黑质和红核。尾状核、壳核、苍白球统称为纹状体。基底神经节有重要的运动调节功能，它与随意运动的产生和稳定、肌紧张的调节、本体感觉传入信息的处理等都有关系。对基底神经节功能的认识，许多是从基底神经节疾病患者的临床表现和治疗结果进行推测得来的。基底神经节损伤的临床表现可分为两大类：一类是运动过少而肌紧张增强，如帕金森病（震颤麻痹）；另一类是肌紧张降低而运动过多，如亨廷顿病（舞蹈病）和手足徐动症等。在基底神经节存在着黑质-纹状体反馈环路。黑质的多巴胺递质功能受损，导致纹状体内乙酰胆碱递质系统功能亢进，可导致帕金森病，常服用左旋多巴或应用 M 受体拮抗剂改善；纹状体内胆碱能和 γ-氨基丁酸能神经元的功能减退，使黑质多巴胺能神经元功能相对亢进可导致舞蹈病，临床上用利血平耗竭多巴胺可缓解其症状。

考点
大脑皮质的运动调节功能

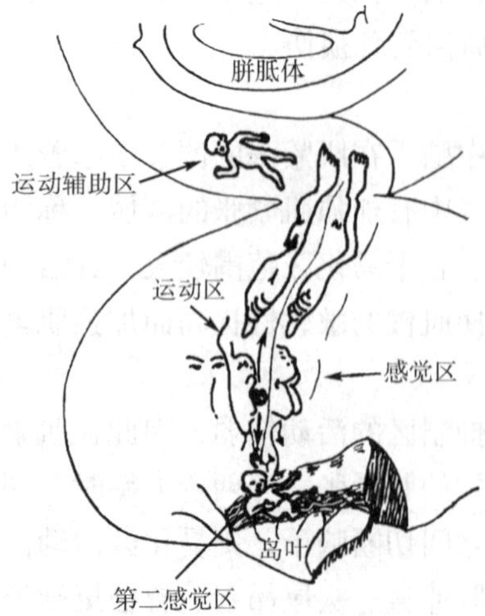

图 6-9 大脑皮质体表感觉区与躯体运动区示意图

（五）大脑皮质是躯体运动的最高级中枢

大脑皮质是调节、控制躯体运动的最高级中枢。在人类，如果大脑皮质运动区损伤，随意运动将出现严重障碍。

1. 大脑皮质运动区 人类的**大脑皮质运动区**主要在中央前回，其对躯体运动的控制具有以下特点：①交叉性支配，即一侧皮质运动区支配对侧躯体的骨骼肌，但头面部骨骼肌的支配多数是双侧性的（眼裂以下面肌及舌肌主要受对侧皮质控制）；②功能定位精细，呈倒置安排，但头面部代表区的内部安排是正立的；③运动代表区的大小与运动的精细程度有关，运动越精细、越复杂的部位，在皮质运动区所占的范围越大（图 6-9）。

除中央前回外，在皮质内侧面还有运动辅助区，它对躯体运动的支配是双侧性的。

2. 运动传导通路　大脑皮质对躯体运动的调节，是通过其下行的运动传导通路实现的。下行的运动传导通路主要包括皮质脊髓束和皮质脑干束。此外，上述两个通路发出的侧支和一些直接起源于运动皮质的纤维，经脑干某些核团接替后，形成顶盖脊髓束、网状脊髓束、前庭脊髓束和红核脊髓束，它们也属于下行的运动传导通路。

皮质脊髓束中约80%的纤维在延脑锥体交叉到对侧，沿脊髓下行，终止于脊髓前角外侧部的运动神经元，这些纤维组成皮质脊髓侧束，其功能与四肢远端肌肉精细的、技巧性的运动有关；其余约20%在同侧脊髓下行，组成皮质脊髓前束，到相应节段交叉到对侧，其功能和姿势的维持与粗大的运动有关。在人类，随意运动的指令起源于皮质联络区，而皮质脊髓束和皮质脑干束是主要的执行随意运动的下行通路。

三、神经系统对内脏活动等的调节

神经系统对内脏活动的调节是通过**自主神经系统**（autonomic nervous system，也称内脏神经系统）实现的。自主神经系统的活动也受大脑皮质和皮质下各中枢的调节，所谓“自主”是相对于明显受主观意识控制的躯体运动而言的。在生理学中，自主神经系统一般仅指支配心血管、内脏、腺体的传出神经部分。

（一）自主神经系统的特征和功能

自主神经系统按结构和功能的不同，分为交感神经系统和副交感神经系统两大部分（图6-10）。

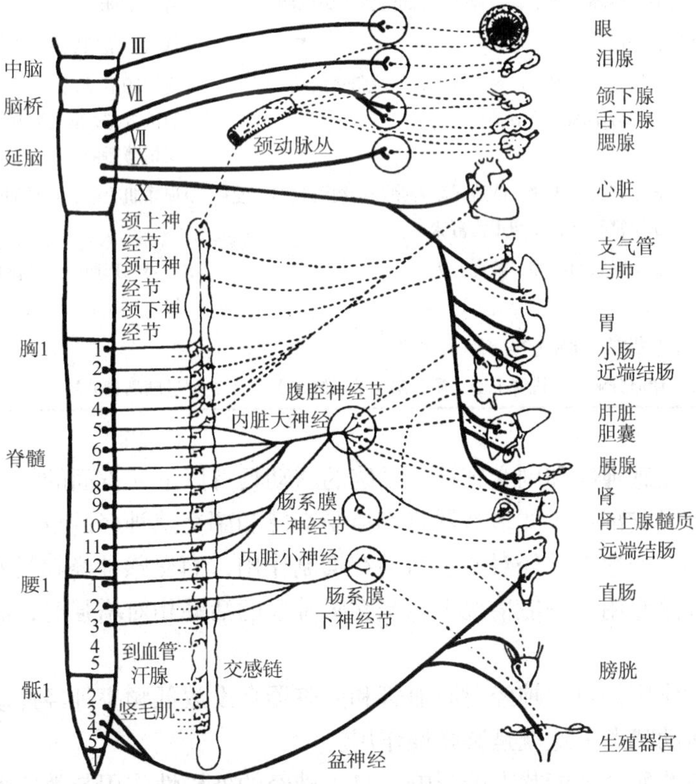

图6-10　自主神经分布示意图

细线：交感神经；粗线：副交感神经；实线：节前纤维；虚线：节后纤维

1. **自主神经系统的结构特征**

（1）起源：交感神经起源于脊髓胸腰段（T_1～L_3）侧角，副交感神经起源于脑干副交感神经核和脊髓骶段第2～4节（S_2～S_4）相当于侧角的部位。

（2）节前纤维和节后纤维：自主神经纤维从中枢发出后，绝大多数要在外周神经节内换元后再到达效应器官，故有节前纤维和节后纤维之分。交感神经节位于交感干和椎前节，故其节前纤维短，节后纤维长；而副交感神经节在效应器壁内或附近，故其节前纤维长，节后纤维短。

（3）分布：交感神经的分布广泛，几乎全身所有内脏器官都受其支配；副交感神经的分布较局限，某些器官不具有副交感神经支配，如皮肤和肌肉内的血管、一般的汗腺、竖毛肌、肾上腺髓质等都只有交感神经支配。

（4）反应范围：刺激交感神经节前纤维引起的反应比较弥散；刺激副交感神经节前纤维引起的反应则比较局限。

考点
自主神经系统的功能和特征

2. **自主神经系统的功能** 自主神经系统的功能在于调节心肌、平滑肌和腺体的活动（表6-2）。

表6-2 自主神经的主要功能

器官	交感神经	副交感神经
循环器官	心率加快、心肌收缩力加强，腹腔内脏血管、皮肤血管及分布于唾液腺与外生殖器官的血管均收缩；肌肉血管有的收缩（肾上腺素能），有的舒张（胆碱能）	心率减慢、心房收缩减弱，部分血管（如软脑膜动脉与分布于外生殖器的血管等）舒张
呼吸器官	支气管平滑肌舒张	支气管平滑肌收缩，促进黏膜腺体分泌
消化器官	抑制胃肠运动，促进括约肌收缩，抑制胆囊活动，促进唾液腺分泌黏稠唾液	促进胃肠运动，促使括约肌舒张，促进胃液、胰液分泌，促进胆囊收缩，促进唾液腺分泌稀薄唾液
泌尿生殖器官	促进肾小管的重吸收，使逼尿肌舒张，括约肌收缩；使有孕子宫收缩，无孕子宫舒张	使逼尿肌收缩，括约肌舒张
眼	使虹膜辐射状肌收缩，瞳孔开大	使虹膜环形肌收缩，瞳孔缩小，促进泪腺分泌
皮肤	竖毛肌收缩，汗腺分泌	
代谢	促进糖原分解，促进肾上腺髓质分泌（节前纤维）	促进胰岛素分泌

总体上看，交感神经和副交感神经系统的活动具有以下几方面的特点。

（1）双重神经支配：机体多数器官都接受交感和副交感神经的双重支配，其作用往往是相互**拮抗**的，如迷走神经对心脏活动有抑制作用，而交感神经则具有兴奋作用；但都有促进唾液分泌作用。一般情况下，当交感神经的活动相对增强时，副交感神经的活动则相对减弱。

（2）紧张性作用：自主神经对心血管和内脏器官发放低频率神经冲动，使效应器经常维持一定的活动状态，这就是紧张性作用。

（3）受效应器所处功能状态的影响：自主神经的外周性作用与效应器本身的功能状态有关。例如，交感神经兴奋可使有孕子宫收缩，无孕子宫舒张。

（4）对整体生理功能调节的意义：交感神经常以整个系统参加反应。在环境急剧变化（如剧烈运动、剧痛、失血或寒冷等情况）时，交感神经系统的活动明显加强，同时常伴有肾上腺髓质激素的分泌增多，这一反应称为应急反应（见第8章）。应急反应动员机体储备能量，以适应环境的急剧变化，维持机体内环境的稳态。与交感神经相比，副交感神经系统的活动比较局限，安静时活动较强，且常伴有胰岛素分泌增多。整个系统的活动主要在于保护机体、休整恢复、促进消化、积蓄能量及加强排泄和生殖功能。两者相互协调，使器官和机体的活动保持动态平衡。

（二）自主神经系统的递质及受体

考点 自主神经系统的递质及对应受体的类型、分布

自主神经系统对内脏器官的作用是通过神经末梢释放神经递质实现的，主要为乙酰胆碱（ACh）和去甲肾上腺素（NE）。递质是和相应受体结合而发挥其生理作用的。

以ACh为递质的神经纤维称为**胆碱能纤维**（cholinergic fiber）。以NE为递质的神经纤维称为**肾上腺素能纤维**（adrenergic fiber）。胆碱能纤维包括所有的自主神经节前纤维、绝大多数副交感神经节后纤维，少数交感神经节后纤维（支配汗腺的和引起骨骼肌血管舒张的）及躯体运动神经（不属于自主神经系统）。肾上腺素能纤维包括大多数交感神经节后纤维。

除上述两类主要的外周神经递质外，还发现有嘌呤类和肽类递质。在胃肠道的自主神经系统中已发现多种肽类物质。

1. 胆碱能受体 指存在于突触后膜或效应器细胞膜上，能与ACh结合而发挥生理作用的特殊蛋白质。胆碱能受体可分为以下两种类型。

毒蕈（音xùn）碱受体：这类受体主要分布于副交感神经节后纤维支配的效应器细胞膜上，因它能与毒蕈碱结合，产生与ACh结合时类似的反应，故称为毒蕈碱受体（muscarinic receptor，M受体）。ACh与M受体结合后，可产生一系列副交感神经末梢兴奋的效应，称为毒蕈碱样作用（M样作用）。阿托品是M受体阻断剂。临床上使用阿托品，可解除胃肠平滑肌痉挛，也可引起心跳加快、唾液和汗液分泌减少等反应。

烟碱受体：这类受体能与烟碱（尼古丁）结合，产生与ACh结合时类似的反应，故称为**烟碱受体**（nicotinic receptor，N受体）。N受体又分为两个亚型：N_1受体及N_2受体。N_1受体位于神经节的突触后膜上，ACh、烟碱等化学物质与N_1受体结合后，可引起自主神经节的节后神经元兴奋，六烃季铵主要阻断N_1受体的功能。N_2受体实际上是一种离子通道（N型ACh化学门控通道），它位于骨骼肌的终板膜上，十烃季铵主要阻断N_2受体的功能。筒箭毒可阻断N_1和N_2受体，故能使肌肉松弛，在临床手术中作为肌松剂使用。

2. 肾上腺素能受体 指机体内能与儿茶酚胺类物质（包括肾上腺素、NE等）相结合的受体，分布于肾上腺素能纤维所支配的效应器细胞膜上，可分为两类。

α型肾上腺素能受体（**α受体**）：可分为α_1和α_2两种。儿茶酚胺与α受体结合后产生的平滑肌效应主要是兴奋性的，包括血管收缩、子宫收缩、虹膜辐射状肌收缩等。但对小肠为抑制性效应，使小肠平滑肌舒张。酚妥拉明为α受体阻断剂。

β型肾上腺素能受体（**β受体**）：主要分为β_1、β_2两种（还有β_3受体，加强脂肪分解）。β_1受体主要分布于心脏组织中，儿茶酚胺与β_1受体结合产生的效应是兴奋性的，如心率加快、心肌收缩力增强。β_2受体分布于支气管、胃、肠、子宫及许多血管平滑肌细胞、睫状肌上，作用是抑制性的。普萘洛尔（心得安）是β受体阻断剂，对β_1、β_2受体都有

阻断作用。阿替洛尔能阻断 β_1 受体，丁氧胺主要阻断 β_2 受体。β 受体阻断剂的研究发展很快，并且 β 受体阻断剂在临床上有广泛的应用，医生可根据病情需要选择。

α、β 受体不仅对交感神经末梢释放的 NE 起反应，也能对体内分泌的或从体外注入血中的其他儿茶酚胺类物质起反应，而且不同的物质与受体结合后产生的作用强弱不一。NE 对 α 受体作用强，对 β 受体作用弱；肾上腺素对 α 和 β 受体作用都强（参见第 120 页）；异丙肾上腺素主要对 β 受体有较强的兴奋作用。

（三）各级中枢对内脏活动、本能行为和情绪的调节

考点 脊髓、低位脑干和下丘脑对内脏活动的调节

脊髓是某些内脏反射活动的初级中枢，如血管运动、排尿、排便、发汗和勃起反射等。调节这些内脏活动的交感神经及部分副交感神经节前神经元位于脊髓胸腰段或骶段。

脑干具有许多重要的内脏活动中枢。其中延脑有**基本生命中枢**之称，这是因为维系生命的呼吸运动、心血管活动、胃肠运动和消化腺分泌等基本反射中枢都位于延脑。此外，中脑有瞳孔对光反射中枢，脑桥还有呼吸调整中枢、角膜反射中枢等。

下丘脑是大脑皮质下调节内脏活动的较高级中枢。在下丘脑存在体温调节中枢，能调整机体的产热和散热过程，以保持体温恒定。下丘脑外侧区存在摄食中枢与饱中枢，共同调节摄食行为。下丘脑对水的摄入与排出均有影响，控制摄水的区域与上述摄食中枢极为靠近，两者协同调节着水平衡。下丘脑的神经内分泌细胞能合成调节腺垂体激素分泌的肽类化学物质，称为下丘脑调节性多肽，促进或抑制某种腺垂体激素的分泌（见第 7 章）。

在下丘脑内存在“假怒”中枢和防御反应区，用于调节动物的情绪反应。人类下丘脑的疾病也往往伴随着不正常的情绪反应。下丘脑视交叉上核的神经元具有日周期节律活动，这个核团是体内日周期节律活动的控制中心。

大脑皮质新皮质的某些区域和边缘系统与内脏活动有密切的关系。在动物实验中，电刺激新皮质，除可引起躯体运动外，也可引起内脏活动的改变，如引起血管收缩、汗腺分泌、呼吸运动、直肠和膀胱活动等的改变。这些表明，新皮质具有调节内脏活动的功能，其区域分布与躯体运动代表区的分布有一致的部分。

本能行为（instinctual behavior）是指动物在进化过程中形成，经遗传固定下来的对个体和种属生存具有重要意义的行为，如摄食、饮水和性行为等。情绪（emotion）是指人类和动物对环境刺激所表达的一种特殊的心理体验和某种形式固定的躯体行为表现。本能行为和情绪主要受边缘系统和下丘脑的控制，并受新皮质和意识的调控。

大脑边缘系统（limbic system）是由边缘叶的概念衍生出来的，是边缘叶、额叶的眶回、岛叶前部、颞极，以及杏仁核、下丘脑等的统称。边缘系统的主要功能大致可归纳为：调控个体保存（如寻食、防御等）和种族保存（如性行为）等本能行为，边缘系统是内脏活动的重要中枢，可以调节呼吸、胃肠、瞳孔和膀胱等活动，还与情绪、记忆、食欲、生殖和防御等活动有密切关系。这个结构是目前神经科学研究的热点之一。社会心理因素对人体健康的影响日益受到重视。

四、脑电活动、睡眠与觉醒

人的大脑除了能产生感觉、调控躯体运动和协调内脏活动外，还有睡眠及一些更为复杂的高级功能，如条件反射、语言、思维、学习与记忆、动机与行为等。这些高级功

能主要属于大脑皮质的活动。

（一）脑电活动

大脑皮质的神经元具有电活动。临床上使用脑电图机在头皮表面用双极或单极导联记录并描记到的自发脑电活动波形，称为**脑电图**（electroencephalogram，EEG）。如果将颅骨打开，直接在皮质表面引导的电位变化，称为皮质电图（electrocorticogram，ECoG）。

考点
正常脑电图的波形及其意义

正常脑电图的波形不规则，一般主要依据频率和波幅的不同，分为 4 种基本波形（图 6-11）。

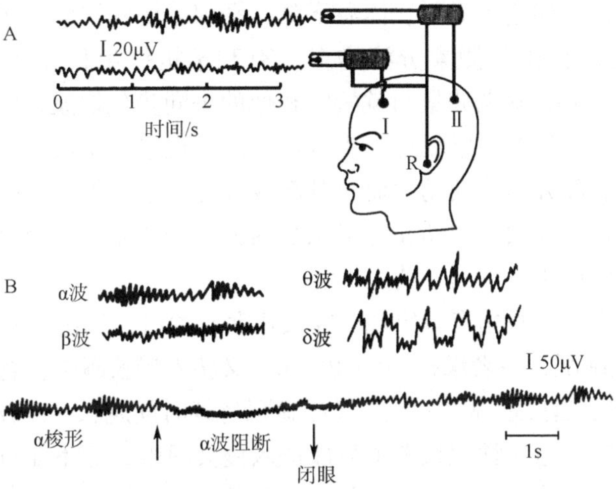

图 6-11 正常脑电图的描记和几种基本波形

A. 脑电图的描记方法：参考电极放置在耳郭（R），由额叶（Ⅰ）电极导出的脑电波振幅低，由枕叶（Ⅱ）导出的脑电波振幅高频率较慢；B. 正常脑电波的基本波形

α 波：频率为 8～13Hz，波幅为 20～100μV。人类 α 波在清醒、安静、闭眼时出现。α 波的波幅常由小逐渐变大，再由大变小，如此反复而形成梭形，每一梭形持续 1～2s。α 波在枕叶的脑电图记录中最为显著。睁开眼睛或接受其他刺激时，α 波立即消失转而出现 β 波，这一现象称为 α 波阻断。当再次安静闭眼时，α 波又重现。

β 波：频率为 14～30Hz，波幅为 5～20μV。当受试者睁眼视物或接受其他刺激时即出现 β 波。一般认为，大脑新皮质在紧张活动状态下出现 β 波，且在额叶和顶叶比较显著。

θ 波：频率为 4～7Hz，波幅为 100～150μV。成人一般在困倦时出现。

δ 波：频率为 0.5～3.0Hz，波幅为 20～200μV。成人在清醒时见不到 δ 波，但常在睡眠状态下出现，极度疲劳或麻醉状态下也可出现。婴儿常可见到 δ 波。

人类脑电图在安静时的主要波形可随年龄而发生变化。利用脑电波改变的特点，并结合临床资料，可用来诊断癫痫或探索肿瘤所在的部位。

（二）睡眠与觉醒

睡眠（sleep）和**觉醒**（wakefulness）是哺乳动物最明显的昼夜节律之一。睡眠与觉醒都是机体必不可少的生理过程。人类觉醒时可以从事各种体力和脑力劳动，睡眠时体力和精力得到休息和恢复。正常人每天睡眠所需的时间依年龄、个体而有所不同。一般成年人每天需 7～9h，新生儿 18～20h，儿童的睡眠时间（12～14h）要比成人长，老年

考点
睡眠和觉醒

人睡眠时间（5～7h）较短。午睡 0.5～1h 被认为有益。

1. 觉醒状态的维持 觉醒状态的维持与脑干网状结构上行激动系统的作用有关。觉醒状态包括脑电觉醒状态和行为觉醒状态两种。脑电觉醒状态指脑电图波形由睡眠时的同步化慢波变为觉醒时的去同步化快波，而行为上不一定呈觉醒状态；行为觉醒状态指人和动物出现觉醒时的各种行为表现。

2. 睡眠的时相 **慢波睡眠**（slow wave sleep，SWS），脑电波呈同步化慢波，α 波减弱，δ 波占优势。慢波睡眠时出现感觉功能减退、运动反射和肌紧张减弱、血压下降、心率减慢、呼吸减慢、代谢率降低、体温下降、汗腺分泌和胃液分泌增强等自主性神经功能改变。此相睡眠伴生长激素分泌增多，有利于机体生长和体力恢复。**异相睡眠**（paradoxical sleep，PS），脑电波呈与觉醒时相似的去同步化快波，又称**快波睡眠**、**快速眼球运动睡眠**。在此期间各种感觉进一步减退，肌肉近乎完全放松，伴有间断性阵发活动如眼球快速运动、部分躯体抽动、血压升高或降低、心率加快、呼吸不规则等。此相睡眠时脑内蛋白质合成加快，与幼儿神经系统的成熟和建立新的突触联系密切相关，因而能促进学习和记忆功能，有利于精力恢复。

整个睡眠过程中两个时相交替出现。成人睡眠开始后首先进入慢波睡眠，持续 80～120min 后转入异相睡眠，后者维持 20～30min，又转入慢波睡眠。整个睡眠过程中，如此反复转化 4～5 次，越接近睡眠后期，异相睡眠持续时间越长。慢波睡眠和异相睡眠均可直接转为觉醒状态，但在觉醒状态下只能进入慢波睡眠，而不能直接进入异相睡眠。在异相睡眠期间，如果将其唤醒，80%左右的人诉说正在做梦，所以做梦是异相睡眠的特征之一。异相睡眠期间会出现间断的阵发性表现，这可能与某些疾病在夜间发作有关，如心绞痛、哮喘、阻塞性肺气肿缺氧发作等。

3. 睡眠发生机制 关于睡眠的产生，较多的人认为是一个主动过程。脑干尾端存在一个睡眠中枢，这一中枢冲动向上传导可作用于大脑皮质，并与上行激动系统的作用相拮抗，从而调节睡眠与觉醒的相互转化。视前区腹外侧部（ventrolateral preoptic area，VLPO）内存在大量促睡眠神经元，促进觉醒向睡眠转化，产生慢波睡眠。脑桥头端被盖外侧区的胆碱能神经元在异相睡眠的启动中起重要作用。

五、大脑皮质语言功能

考点
大脑皮质的语言中枢

语言是人类特有的认知功能之一，是相互交流思想和传递信息的工具，语言的形成是人脑学习、思维活动的过程和结果。

临床发现，大脑皮质一定区域损伤可引致各种特殊的语言活动功能障碍。①运动性失语症：此症即由中央前回底部前方（说话语言中枢）损伤引起，患者可以看懂文字，能听懂别人的谈话，自己却不会说话；②失写症：因损伤额中回后部接近中央前回的手部代表区（书写语言中枢）所致，患者可以听懂别人说话，能看懂文字，自己也会说话，但不会书写；③感觉性失语症：由颞上回后部（听觉语言中枢）损伤所致，患者可以讲话与书写，也能看懂文字，但听不懂别人的谈话（患者并非听不到别人发音，而是听不懂谈话的含义）；④失读症：角回（视觉语言中枢）受损引起，患者的视觉和其他的语言功能均正常，但看不懂文字的含义。由此可见，人类大脑皮质的语言功能具有一定的分区，各区管理语言功能的内涵不同，但各区的活动又是紧密联系的。正常情况下，各区共同活动，以完成复杂的语言功能（图6-12）。

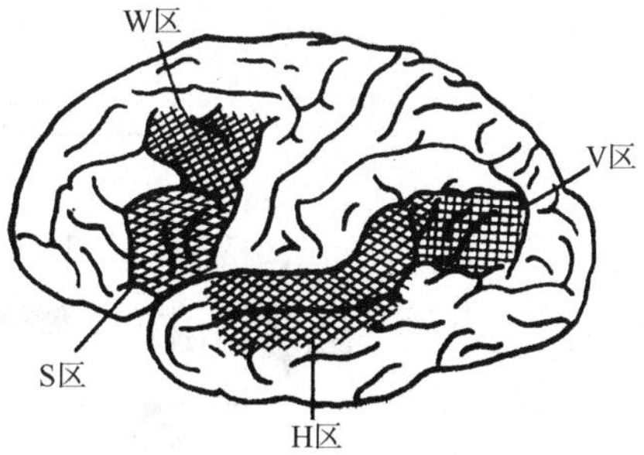

图6-12 大脑皮质与语言功能有关的主要区域

S区. 说话语言中枢；W区. 书写语言中枢；H区. 听觉语言中枢；V区. 视觉语言中枢

语言活动的中枢主要集中在一侧大脑半球，此称为语言中枢的**优势半球**（dominant hemisphere）。临床实践证明，惯用右手的人，其优势半球在左侧，因此一般称左侧半球为优势半球（主要半球），右侧半球为次要半球。人类左侧大脑皮质在语言活动功能上占优势的现象，虽然与一定的遗传因素有关，但主要是在后天生活实践中逐步形成的，这与人类习惯用右手劳动有密切的关系。在运用左手劳动为主的人中，左右两侧半球都有可能成为语言活动的中枢。

一侧优势的现象充分说明人类两侧大脑半球功能是不对称的，动物不具有一侧优势的现象。多数人左侧半球在语言活动功能上占优势，右侧半球在非语词性认识功能（如对空间的辨认、音乐的欣赏分辨等）上占优势。但是，这种优势是相对的，因为左侧半球有一定的非语词性认识功能，而右侧半球也有一定的简单的语词活动功能。

六、学习与记忆

考点
记忆形成的过程

学习（learning）是指通过神经系统接受外界环境信息而获得新行为习惯的过程。**记忆**（memory）指将学习到的信息或经验在脑内储存和提取再现的神经活动过程。两者关系密切。

外界环境中经常有大量的信息通过感觉不断地传入大脑，但只有1%的信息能较长时间地被储存起来，而大部分被遗忘了。被长期储存的信息是反复作用于大脑、对个体具有重要意义的信息。人类的记忆过程可分为4个阶段：感觉性记忆、第一级记忆、第二级记忆和第三级记忆。**感觉性记忆**是指人体获得信息后，在脑内感觉区储存的阶段，储存时间不超过1s，如果不注意和处理就会很快消失。如果经过处理，把那些不连续的、先后进入的信息整合成新的连续的印象，就可以从短暂的感觉性记忆转入第一级记忆。信息在第一级记忆中储存的时间也很短，平均几秒钟。若经过反复学习和运用（复习训练），信息储存的时间被延长并容易从第一级记忆转入第二级记忆。第二级记忆是一个大而持久的信息储存系统，信息可在这一阶段储存数分钟至数年而不被忘记。有些信息，如自己的名字和日常性的操作手艺等，永远不会被遗忘，这类记忆属于第三级记忆，被认为与建立新突触有关。感觉性记忆和第一级记忆属于**短时性记忆**，第二级记忆和第三级记忆属于**长时性记忆**（图6-13）。

遗忘（amnesia）是指部分或完全失去回忆和再认的能力。遗忘是一种正常的生理现象。遗忘在学习后就开始，最初遗忘的速率很快，以后逐渐减慢，表现为艾宾浩斯遗忘曲线。遗忘并不意味着记忆痕迹的消失，因为复习已经遗忘的材料总比学习新的材料容易。遗忘的原因，一是条件刺激久不予强化、久不复习所引起的消退抑制，二是后来信息的干扰。学习、记忆和遗忘的生理学知识是学习心理学的重要基础。

临床上将疾病状况下发生的遗忘称为记忆障碍，并分为顺行性遗忘和逆行性遗忘两类。顺行性遗忘表现为不能保留新近获得的信息，可能是由于信息不能从第一级记忆转

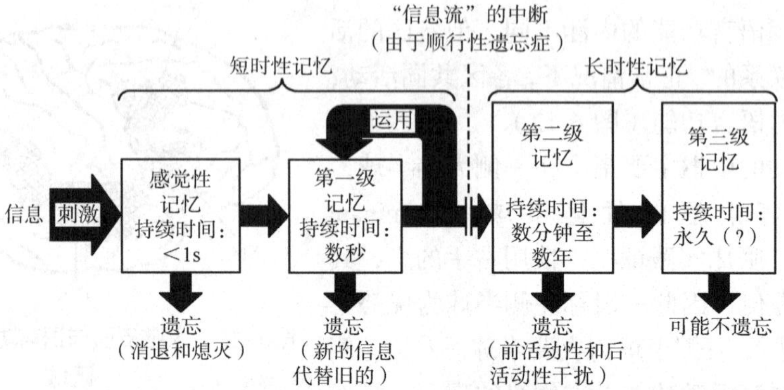

图 6-13　从感觉性记忆至第三级记忆的信息流图解

图示在第一级记忆内储存的持续时间及遗忘的可能机制。只有一部分的储存材料能够到达最稳定的记忆之中。复习（运用）使得从第一级记忆转入第二级记忆更为容易

入第二级记忆。该症多见于慢性酒精中毒。逆行性遗忘表现为不能回忆脑功能障碍发生之前一段时间内的经历，多见于脑震荡。可能是由于脑内蛋白质合成代谢受到了破坏，第二级记忆发生了紊乱，而第三级记忆却未受影响。

自测题

一、名词解释

1. 突触传递　2. 突触后电位　3. 神经递质　4. 后发放　5. 反射中枢　6. 非条件反射　7. 条件反射　8. 脊休克　9. 牵张反射　10. 肌紧张　11. 腱反射　12. 大脑皮质运动区　13. 胆碱能纤维　14. 肾上腺素能纤维　15. 基本生命中枢　16. 脑电图　17. 慢波睡眠　18. 异相睡眠　19. 语言中枢　20. 语言中枢的一侧优势　21. 学习　22. 记忆　23. 遗忘

二、选择题

A 型题

1. 神经干中各条纤维上传导的兴奋基本上互不干扰，这称为（　　）
   A. 生理完整性　B. 传导的双向性
   C. 相对不疲劳性　D. 绝缘性
   E. 解剖完整性
2. 神经系统实现其调节功能的基本方式是（　　）
   A. 兴奋和抑制
   B. 正反馈和负反馈
   C. 躯体反射和内脏反射
   D. 化学突触和电突触
   E. 条件反射和非条件反射
3. 调节心跳、呼吸的基本生命中枢位于（　　）
   A. 脊髓　B. 延脑
   C. 中脑　D. 下丘脑
   E. 大脑皮质
4. 维持躯体姿势的最基本反射是（　　）
   A. 翻正反射　B. 肌紧张
   C. 腱反射　D. 屈肌反射
   E. 搔扒反射
5. 副交感神经系统兴奋所引起的机体变化**不包括**（　　）
   A. 支气管平滑肌舒张　B. 心跳减慢
   C. 促进胃肠运动　D. 促进胰岛素分泌
   E. 瞳孔缩小
6. 交感神经节后纤维的递质是（　　）
   A. ACh　B. NE　C. NE 或 ACh
   D. 多巴胺　E. 肽类
7. 异相睡眠的生物学意义是（　　）
   A. 促进细胞增殖和成熟
   B. 促进生长和体力恢复
   C. 促进记忆和幼儿神经系统成熟
   D. 促进食欲和消化

E. 与学习记忆无关

8. 关于人类记忆过程的描述，正确的是（　　）
A. 分为第一、第二、第三级记忆 3 个阶段
B. 第一、第二级记忆均为短时程记忆
C. 第一级记忆的保留时间不超过 1s
D. 第二级记忆是永久性的
E. 第三级记忆的形成与建立新突触有关

X 型题

9. 中枢兴奋传播的特征有（　　）
A. 单向传递
B. 传出神经发出的冲动频率往往与传入神经不同
C. 中枢延搁
D. 对内环境变化敏感
E. 容易疲劳

10. 关于化学性突触传递特征的叙述，错误的有（　　）
A. 只能从突触前神经元传递到突触后神经元
B. 传递过程易受内环境因素的影响
C. 需要的时间与神经纤维传导冲动相仿
D. 在突触后膜只有 EPSP 发生总和，不包括 IPSP
E. 冲动通过突触传递节律不发生改变

11. 对牵张反射的叙述，正确的有（　　）
A. 感受器是肌梭
B. 效应器是梭外肌
C. 肌紧张是单突触反射
D. 腱反射是多突触反射
E. 基本中枢在脊髓

12. 属于自主神经系统对内脏活动调节特点的是（　　）
A. 均有双重神经支配
B. 一般有紧张性作用
C. 调节作用与效应器功能状态无关
D. 交感神经与副交感神经的作用始终是拮抗的
E. 均通过释放神经递质与靶器官相应受体结合而起作用

三、简答题

1. 简述神经元的结构与功能。
2. 神经纤维是怎样传导冲动的？有何特征？
3. 简述突触的基本结构及突触传递的基本过程。
4. 简述大脑皮质运动区定位的规律。
5. 简述自主神经系统的递质、受体类型、分布及作用。
6. 简述条件反射的形成及其意义。
7. 简述正常脑电图的波形及意义。
8. 如何理解大脑皮质功能的一侧优势现象？

（杨志宏）

第 7 章

内分泌-激素调节

内分泌系统是机体重要的信息传递系统，它通过分泌各种激素，以体液调节的方式参与机体各种生理过程的调节。内分泌系统与神经系统密切联系，相辅相成，共同调节和维持机体的内环境稳态，从而使机体能更好地适应外环境的变化。

一、内分泌生理概述

内分泌系统由内分泌腺和分散存在于某些器官组织中的内分泌细胞及激素组成。机体主要的内分泌腺有垂体、甲状腺、甲状旁腺、肾上腺和松果体等；内分泌组织有胰腺内的胰岛、卵巢内的卵泡和黄体等；散在的内分泌细胞分布更为广泛，如消化道黏膜、心、肺、肾、下丘脑、胎盘等器官组织的某些细胞均具有内分泌功能。**内分泌**（endocrine, internal secretion）是相对于外分泌而言的，指内分泌细胞将所产生的激素不经导管排出而直接进入血液或其他体液，并以体液为媒介对靶细胞产生效应的一种分泌形式。

（一）激素的一般生理功能

激素的生理功能广泛而复杂，其对机体整体的调节作用可归纳为以下几方面：①调节物质代谢和水盐代谢，维持机体内环境的稳定；②促进组织细胞的生长、增殖、分化和成熟，参与细胞凋亡过程等，确保各器官系统的正常生长发育；③促进生殖器官的发育与成熟，调控生殖活动以保证个体生命的绵延和种系的繁衍；④增强机体的抵抗和适应能力。此外，激素还能调节心血管活动、肾脏的排泄，并影响神经系统的发育和活动，还与学习、记忆和行为等有关。

（二）激素的概念和分类

1. 激素的概念 激素需经体液运输到各器官、组织、细胞而发挥作用。这些被激素作用的器官、组织、细胞分别称为靶器官、靶组织和靶细胞。激素可通过多种方式在体内细胞之间传递信息（图 7-1）：①大多数激素经血液运输到远距离的靶组织或靶细胞而发挥作用，称为**远距分泌**；②某些激素经组织液扩散作用于邻近细胞而发挥作用，称为**旁分泌**；③有的激素分泌出来后又返回作用于分泌该激素的细胞，称为**自分泌**；④神经激素由神经细胞合成，沿神经细胞轴突借轴浆运输到末梢而释放，通过体液途径作用于靶组织，称为**神经内分泌**。综上所述，**激素**（hormone）是由内分泌腺或器官组织的内分泌细胞分泌的，以体液为媒介，在细胞之间传递调节信息的高效能生物活性物质。

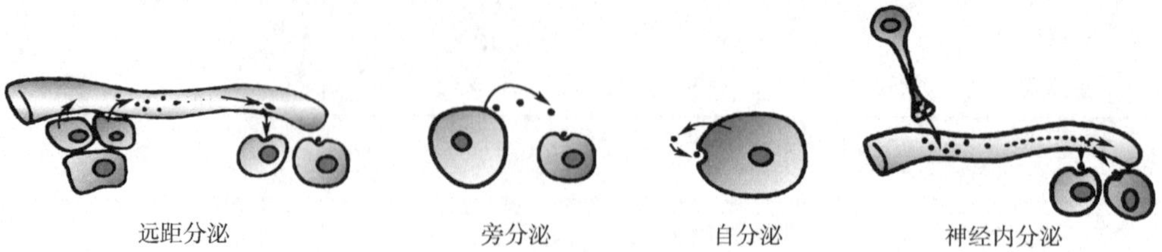

图 7-1 激素的信息传递方式

考点
激素的分类

2. 激素的分类 机体的激素种类繁多，来源和性质各异，作用途径及范围也各不相同。通常按其化学性质，分为含氮类激素和脂类激素两大类。

含氮类激素：包括蛋白质激素（如胰岛素、甲状旁腺激素、腺垂体激素等）、肽类激素（如下丘脑调节肽、神经垂体激素、降钙素、胃肠激素等）、胺类激素（即氨基酸衍生物，如肾上腺素、去甲肾上腺素、甲状腺激素等）。

脂类激素指以脂质为原料合成的激素，主要为类固醇激素和作为脂肪酸衍生物的前列腺素族。类固醇激素主要包括肾上腺皮质激素和性激素，如糖皮质激素、醛固酮、雄激素、雌激素、孕激素等。

体内多数激素属于含氮类激素，容易被胃肠道消化酶分解而破坏（甲状腺激素例外），故不宜口服，一般须注射用药；而类固醇激素不易被消化酶破坏，可口服给药。

（三）激素的作用机制

激素如何将调节信息传递给靶细胞是一个十分复杂的问题。激素的化学性质不同，其作用机制也不同。现在简要介绍含氮类激素和类固醇激素的作用机制。

1. 含氮类激素的作用机制——第二信使学说 是美国生物学家萨瑟兰（Sutherland）于1965年提出来的，第1章关于跨膜信号转导部分已有介绍。该学说认为含氮类激素是第一信使，经体液运输到靶细胞，与细胞膜上的特异性受体结合后，可激活膜上的鸟苷酸结合蛋白（简称G蛋白），继而激活位于膜内侧面的腺苷酸环化酶（AC）等膜内效应器酶，在 Mg^{2+}参与下，促使胞质内三磷酸腺苷（ATP）转变为环-磷酸腺苷（cAMP）。cAMP作为第二信使，再激活细胞内的蛋白激酶系统，激活后的蛋白激酶（PKA）催化细胞内多种蛋白质的磷酸化反应，从而引起靶细胞的各种生理效应。cAMP发挥作用后，即被细胞内磷酸二酯酶降解为5′-AMP而失活（图7-2）。

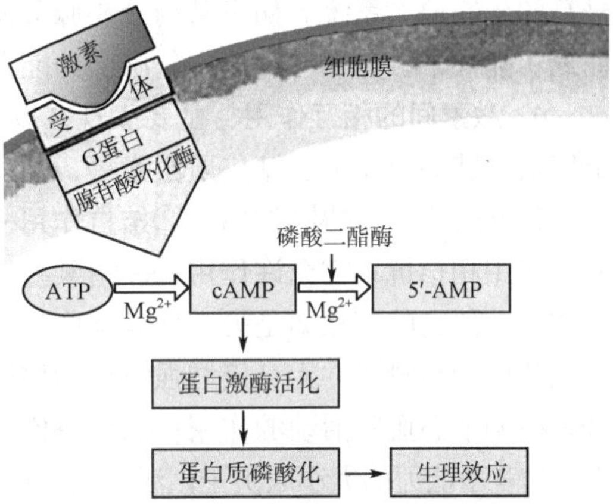

图7-2 含氮类激素的作用机制示意图
⟹变化；→催化或刺激

2. 类固醇激素的作用机制——基因表达调节学说 类固醇激素是脂溶性的小分子物质，可透过靶细胞膜进入细胞内，与胞质受体结合（如糖皮质激素受体、盐皮质激素受体），形成激素-胞质受体复合物，同时获得穿过核膜的能力，进入核内与核受体结合，形成激素-核受体复合物。另有如甲状腺激素可直接与其靶细胞受体结合（所谓“一步法”）。激素-核受体复合物再与染色质的非组蛋白的特异位点结合，启动或抑制DNA的转录过程，促进或抑制mRNA的形成，诱导或减少蛋白质的合成，加强或减弱细胞原有的生理效应（图7-3）。

上述含氮类激素与类固醇激素作用机制并不是绝对分开的。例如，胰岛素除可以作用于细胞膜受体外，也能进入细胞内发挥作用。属于含氮类激素的甲状腺激素可以通过改变膜的通透性而进入细胞核内，通过调节蛋白质合成中的转录过程而发挥作用。

（四）激素的作用特点

1. 相对特异性 指激素只选择性地对能识别它的靶细胞起作用的特性。激素作用的

考点
激素的作用特点

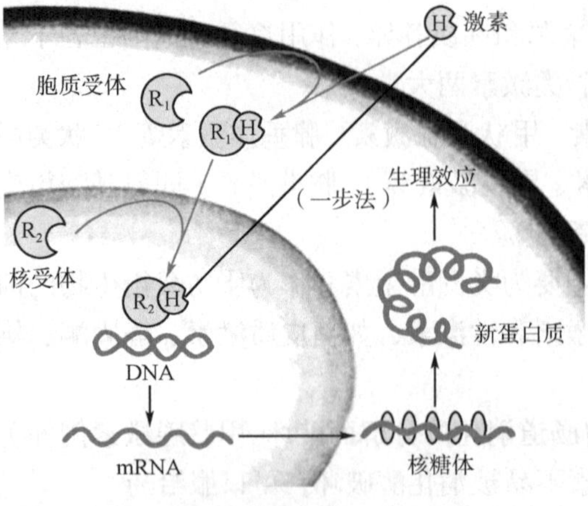

图 7-3 类固醇激素的作用机制示意图

特异性与靶细胞膜或胞内存在相应受体有关，是内分泌系统实现针对性调节功能的基础。各种激素的作用范围存在很大差异，结构相似激素间还会有交叉作用。

2. **信息传递作用** 激素所起的作用是传递信息，犹如"信使"的角色。内分泌细胞发布的调节信息以分泌激素的形式传递给靶细胞，其作用在于启动靶细胞固有的、内在的一系列生物效应，而不直接参与细胞代谢的具体环节。在激素发挥作用过程中，对靶细胞既不添加新功能，也不提供能量。完成信息传递后，激素即被分解灭活。

3. **高效能性** 生理状态下，血中激素含量甚微，一般在纳摩尔（nmol/L）、甚至皮摩尔（pmol/L）浓度水平。但其作用显著，如 1mg 的甲状腺激素可使机体增加产热量约 4200kJ。原因是激素与受体结合后，在细胞内发生一系列酶促放大作用，形成一个效能极高的生物放大系统。如果某内分泌腺分泌的激素稍有过量或不足，便可引起机体的代谢或功能异常，分别称为该内分泌腺功能亢进或减退。

4. **激素间的相互作用** 主要表现在以下 4 个方面：①**协同作用**——如生长激素、肾上腺素、胰高血糖素、糖皮质激素等，通过作用于代谢的不同环节，均可升高血糖，它们在升糖效应上有协同作用；②**拮抗作用**——如胰岛素能降低血糖，这就与上述激素的升糖作用相拮抗；③**允许作用**——指某些激素本身并不能直接对某器官、组织或细胞发生作用，但它的存在却是另一种激素产生效应的必要条件的现象，如糖皮质激素本身对心肌和血管平滑肌并无直接增强收缩的作用，但只有当它存在时儿茶酚胺类激素才能充分发挥调节心血管活动的作用；④**竞争作用**——化学结构相似的激素可竞争同一受体位点，其竞争能力的大小取决于该激素与受体的亲和性和激素的浓度，如孕酮与醛固酮受体的亲和性很小，但当孕酮浓度升高时则与醛固酮竞争同一受体而减弱醛固酮的生理作用。

（五）激素的代谢

激素在体内不断地分泌、发挥作用和失活，并不断地被排出。其作用的有效期长短不一，短的不到 1s，长的可达几天。所以，一般采用**半衰期**（即激素活性在血液中消失一半所需的时间）来衡量激素的更新率。大多数激素的半衰期为 10～30min，甲状腺激素可长达数日。激素的清除主要由组织摄取，在肝脏和肾脏灭活后随尿和粪排出。

另外，各种激素发生作用的时间也长短不同。例如，肾上腺素静脉给药迅速起作用，但维持数分钟就被分解；而甲状腺激素要经过几天才起作用。了解激素作用的这些时间特征，有助于合理采样以准确测定激素浓度和指导临床用药。

（六）激素分泌的调控

激素的分泌活动受到严密的调控，可因机体的需要适时、适量分泌，及时启动和终止。激素的分泌除有本身的合成分泌规律外，还受神经和体液调节。

1. **生物节律性分泌** 许多激素具有节律性分泌的特征，短者表现为以分钟或小时计的脉冲式分泌，长者可表现为月、季等周期性波动。例如，腺垂体一些激素表现为脉冲式分泌；糖皮质激素等表现为昼夜节律性分泌；女性月经周期中性激素表现为月周期性分泌；甲状腺激素则存在季节性周期波动。激素分泌的这种节律性受机体生物钟的控制。

2. 体液调节　反馈调控是激素分泌调节的一种普遍规律，其中主要为负反馈调控。

下丘脑-腺垂体-靶腺功能轴的反馈调控：下丘脑存在肽类神经元，其合成和释放的肽类激素经垂体门脉系统进入腺垂体，促进或抑制腺垂体激素的分泌，进而构成下丘脑-腺垂体-靶腺功能轴（图 7-4），如下丘脑-腺垂体-甲状腺功能轴等。下丘脑-腺垂体-靶腺功能轴的反馈调控是激素分泌维持稳态的基本调节方式。通常将靶腺分泌的激素对下丘脑和腺垂体产生的负反馈作用称为长反馈，将腺垂体分泌的促激素对下丘脑产生的负反馈作用称为短反馈。通过这种闭合式自动控制环路，能维持血液中各级激素水平的相对稳定，以适应机体新陈代谢的需要。

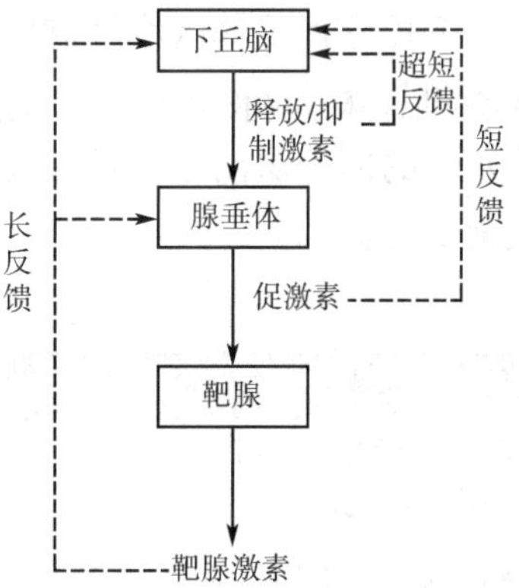

图 7-4　激素分泌的反馈调控示意图
——→ 促进作用；----→ 抑制作用

代谢物的反馈调控：很多激素都参与体内物质代谢过程的调节，而物质代谢引起血液中某些物质的变化又反过来调整相应激素的分泌水平，形成直接的反馈调控。例如，进餐后血糖水平升高，可直接刺激胰岛 B 细胞增加胰岛素分泌，结果使血糖降低；而血糖降低则反过来使胰岛素分泌减少，从而维持血糖水平的相对稳定。

3. 神经调节　下丘脑是神经系统与内分泌系统相互联络的重要枢纽。下丘脑的上行和下行神经联系通路复杂而又广泛，内、外环境各种形式的刺激都可能通过这些神经通路影响下丘脑神经内分泌细胞的分泌活动，进而影响更多激素的分泌使激素分泌与机体的功能需求更加适应。例如，胰岛受神经纤维的支配，夜间睡眠时迷走神经活动占优势，可促进胰岛 B 细胞分泌胰岛素，有助于机体积蓄能量、休养生息。

总之，体内激素水平维持相对稳定，主要是通过反馈调控实现；激素分泌随内、外环境的变化而变化，则主要是通过神经调节完成。

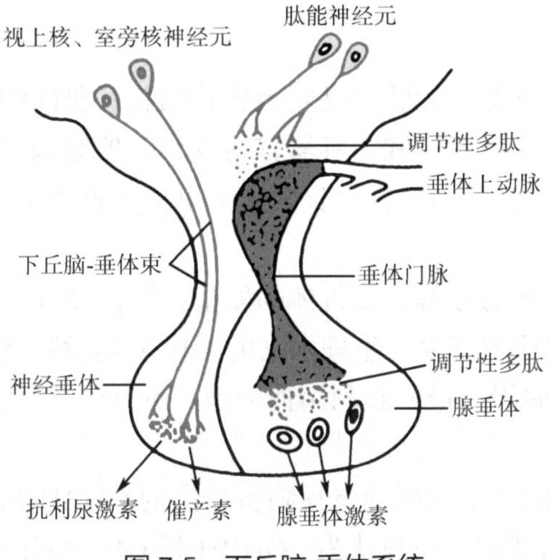

图 7-5　下丘脑-垂体系统

二、下丘脑和垂体的激素

下丘脑和垂体在结构与功能上密切联系，共同组成下丘脑-垂体系统（图 7-5）。垂体按其结构与功能可分为腺垂体和神经垂体（大致对应于解剖学中的垂体前叶和垂体后叶）。因此，下丘脑-垂体系统也分为下丘脑-腺垂体系统和下丘脑-神经垂体系统。

考点
下丘脑与垂体的内分泌功能联系

（一）下丘脑的内分泌功能

下丘脑视上核、室旁核神经元主要合成抗利尿激素和催产素，随下丘脑-垂体束纤维的轴浆运输到神经垂体储存并释放入血。

考点
下丘脑调节肽的种类和作用

下丘脑促垂体区小细胞肽能神经元合成和分泌调节腺垂体功能的肽类激素，称为**下丘脑调节肽**（hypothalamic regulatory peptides，HRP），经垂体门脉运送到腺垂体，调节腺垂体的内分泌活动。常被提及的有 9 种，其中 6 种是成对的（表 7-1），已确认结构的是前 5 种。

表 7-1 下丘脑调节肽的化学本质及主要作用

名称	英文缩写	化学结构	主要作用
促甲状腺激素释放激素	TRH	3 肽	促进 TSH、PRL 的分泌
促性腺激素释放激素	GnRH	10 肽	促进 LH、FSH 的分泌（以 LH 为主）
促肾上腺皮质激素释放激素	CRH	41 肽	促进 ACTH 的分泌
生长激素释放激素	GHRH	44 肽	促进 GH 的分泌
生长激素释放抑制激素（生长抑素）	GHIH（SS）	14 肽	抑制 GH 及 LH、FSH、TSH、PRL、ACTH 的分泌
催乳素释放因子	PRF	31 肽?	促进 PRL 的分泌
催乳素释放抑制因子	PIF	多巴胺?	抑制 PRL 的分泌
促黑（素细胞）激素释放因子	MRF	肽	促进 MSH 的分泌
促黑（素细胞）激素释放抑制因子	MIF	肽	抑制 MSH 的分泌

考点
腺垂体激素

（二）腺垂体激素的作用及其调控

腺垂体是体内最重要的内分泌腺，能分泌 7 种激素，其中生长激素、催乳素和促黑（素细胞）激素直接作用于靶组织和靶细胞；而**促甲状腺激素**（thyroid stimulating hormone，thyrotropin，TSH）、**促肾上腺皮质激素**（adrenocorticotropic hormone，corticotropin，ACTH）、**卵泡刺激素**（follicle stimulating hormone，FSH）和**黄体生成素**（luteinizing hormone，LH），分别作用于各自的**靶腺**（target gland），刺激靶腺组织增生、发育，并促进其激素的合成和分泌而发挥作用，统称为**促激素**。促激素将在各自靶腺部分再做介绍。

考点
生长激素的生理作用及其分泌调节

1. 生长激素 人生长激素（growth hormone，somatotropin，GH）是含 191 个氨基酸残基的蛋白质，半衰期为 6～20min。利用 DNA 重组技术已能人工合成生长激素，并应用于临床。

（1）生长激素的生理作用

促进生长：GH 的主要作用是促进机体生长发育，能够通过刺激软骨细胞、肌肉细胞和骨细胞蛋白质合成和细胞增生等作用促进骨骼、肌肉和内脏器官的发育，但对脑组织的生长发育并无影响。此外，GH 能诱导肝脏产生胰岛素样生长因子（也称生长介素）间接促进生长发育。

调节物质代谢：GH 促进蛋白质的合成和脂肪的分解，使机体的能量来源由糖代谢向脂肪代谢转移，也有利于生长发育和组织受损后的修复。生理水平的 GH 可刺激胰岛素的分泌，加强糖的利用；过量的 GH 则抑制外周组织摄取和利用葡萄糖，使血糖升高，可引起垂体性糖尿病。

（2）生长激素分泌的调节及影响因素：GH 的分泌主要受下丘脑所分泌的 GHRH 和 SS 的双重调节，在整体条件下，GHRH 的作用占优势。一般认为，GHRH 是 GH 分泌的经常性调节者，而 SS 则在应急情况下 GH 过多时，才显著抑制 GH 的分泌。

营养物质可改变 GH 的分泌。血中氨基酸水平的升高和葡萄糖水平的降低都可促进 GH 分泌。其中，低血糖是最有效的刺激。活动后的 GH 空腹值高于基础值，剧烈运动可引起 GH 更明显的升高。所以，在临床上快速爬楼梯运动已作为筛选儿童 GH 缺乏症的标准试验（GH 兴奋试验）。

睡眠及性别对 GH 分泌也有影响。慢波睡眠相 GH 分泌增加，转入快波睡眠相分泌减少。因此，慢波睡眠有利于生长和体力恢复。此外，青春期女性 GH 的连续分泌比男性明显，这可能与性激素水平有关。

链 接 生长激素分泌异常

人在幼年时期 GH 分泌不足，将出现生长迟缓，身材矮小，但智力正常，称为侏儒症；若分泌过多，可因生长过度而引起巨人症；成年人如 GH 分泌过多，因骨骺（hóu）已钙化闭合，长骨不再增长，但可刺激肢端短骨和面骨及软组织增生，表现为手足粗大、鼻大唇厚、下颌突出等症状，称为肢端肥大症。

2. 催乳素 人催乳素（prolactin，PRL）是含 199 个氨基酸残基的蛋白质激素，半衰期约为 20min。

PRL 的主要作用是促进乳腺生长发育，引起并维持乳腺泌乳。但在女性一生的不同时期，其作用有所不同。在女性青春期乳腺发育中，GH、雌激素、孕激素、糖皮质激素、甲状腺激素和 PRL 协同作用；在妊娠期，随着 PRL、雌激素和孕激素分泌增多，乳腺组织进一步发育，但此时血中雌激素和孕激素水平很高，可抑制 PRL 的泌乳作用，故乳腺已具备泌乳能力但不泌乳；分娩后，血中雌激素和孕激素水平明显降低，PRL 才发挥其始动和维持泌乳的作用。PRL 对性腺还有一定作用，在女性，小剂量促进排卵和黄体的生成，促进雌激素和孕激素的合成和分泌，大剂量时则有抑制作用。在男性，PRL 可以促进前列腺和精囊的生长，促进睾酮的合成，对生精过程有调节作用。PRL 可能也参与机体的应激反应。

PRL 的分泌受下丘脑释放的催乳素释放因子（PRF）和催乳素释放抑制因子（PIF）的双重调节，平时以 PIF 的抑制作用为主。授乳时，婴儿吸吮乳头，可反射性地促进催乳素的大量分泌。

3. 促黑激素 促黑（素细胞）激素（melanophore stimulating hormone，MSH）是由 22 个氨基酸残基组成的多肽激素，半衰期为 10min 左右。MSH 的主要作用是刺激黑色素细胞，使细胞内的酪氨酸转变为黑色素，导致皮肤和毛发颜色加深。MSH 的分泌主要受下丘脑释放的 MRF 和 MIF 的双重调节，平时以 MIF 的抑制作用占优势。另外，由于 MSH 和 ACTH 的部分氨基酸相同，所以糖皮质激素对 MSH 分泌有负反馈调控作用。肾上腺功能减退患者皮肤颜色会加深。

（三）神经垂体激素的作用及其调控

考点 神经垂体激素的名称及来源

神经垂体是下丘脑的延伸结构，不含腺细胞，下丘脑视上核和室旁核等部位大细胞神经元轴突延伸终止于神经垂体，形成下丘脑-垂体束。下丘脑视上核和室旁核等处合成的**血管升压素**（vasopressin，VP）和**催产素**（缩宫素，oxytocin，OXT）经长轴突运输终止于神经垂体的末梢内并储存。当下丘脑有神经冲动经下丘脑-垂体束到达神经垂体时，储存的激素释放入血，发挥生理作用。

1. **血管升压素** 是含9个氨基酸残基的环状多肽激素。生理剂量的血管升压素并没有升高血压作用，只有抗利尿作用。因此，血管升压素一般称为**抗利尿激素**（antidiuretic hormone，ADH）较为恰当。在大量失血的情况下，血中ADH浓度明显升高时，才表现出缩血管作用，这对维持血压有一定的意义。此外，ADH还具有增强记忆、加强镇痛等作用。ADH的生理作用及分泌调控详见第14章。ADH表面上看只是调节肾功能，实际上却是参与维持体液和血压的稳态。

2. **催产素** 也是一种含9个氨基酸残基的环状多肽激素。其主要作用是促进乳汁排出和刺激子宫收缩，以前者为主。

对乳腺的作用：促进乳腺腺泡周围的肌上皮细胞收缩，使具有泌乳功能的乳腺排乳。哺乳时，母体因婴儿吸吮乳头产生的感觉信息经传入神经传至下丘脑，可反射性地引起神经垂体储存的OXT释放入血，促进排乳，称为**射乳反射**。射乳反射是典型的神经-内分泌反射，在此基础上极易建立条件反射，如母亲看见婴儿或听见婴儿的哭声，即可引起射乳反射。而焦虑、恐惧等情绪变化可抑制OXT分泌，使射乳减少或停止。

对子宫的作用：促进子宫平滑肌收缩，但非孕子宫对OXT敏感性很低，妊娠晚期的子宫对OXT的敏感性明显提高。在分娩过程中，胎儿对子宫、宫颈和阴道的扩张性刺激可反射性地引起OXT分泌增加，促使子宫收缩加强，有利于分娩。OXT在临床上的应用，主要是诱导分娩（催产）及防止产后出血。

三、甲状腺激素

甲状腺是人体内最大的内分泌腺，重20g左右。甲状腺的主要结构是腺泡（也称滤泡），腺泡上皮细胞是甲状腺激素合成和释放的部位，腺泡腔是激素的储存库。**甲状腺激素**（thyroid hormone，TH）主要有两种：一种是**甲状腺素**（又称四碘甲腺原氨酸，T_4），另一种是**三碘甲腺原氨酸**（T_3）。T_4与T_3都具有生物活性，在血液中T_4含量占绝大多数，但T_3的生理活性较T_4强3～5倍。临床上可通过测定血液中T_3、T_4的含量了解甲状腺的功能。正常人血清T_4浓度为51～142nmol/L，半衰期约为7d，T_3浓度为1.3～3.4nmol/L，半衰期约为1.5d。

案例 7-1

患者，女，28岁，近段时间出现怕热多汗，食欲亢进，但是身形消瘦明显，常述心跳急快，因体重减轻来院诊治。体格检查：体温37℃，脉搏99次/分，眼球突出，双侧甲状腺弥漫性对称性肿大。

问题与思考： 为协助诊断，检测患者血液中T_3、T_4和TSH激素水平，可能会发现何种变化？为什么？

（一）甲状腺激素的合成

碘是合成甲状腺激素不可缺少的原料，主要来源于食物，人每天从食物中摄取碘100～200μg，其中约1/3被甲状腺摄取。甲状腺激素的合成过程包括3个步骤（图7-6）。

1. **腺泡聚碘** 甲状腺内I^-浓度比血液中I^-浓度高20～25倍，且甲状腺上皮细胞静息电位为−50mV，因此，甲状腺对碘的摄取是逆电-化学梯度的继发性主动转运过程，是由腺泡上皮细胞膜上的钠-碘同向转运体转运的。临床上常采用测定甲状腺摄取放射性碘的能力来检查与判断甲状腺功能。

2. I^-的活化　摄入腺泡上皮细胞内的I^-，在**甲状腺过氧化物酶**（thyroperoxidase，TPO）的催化下氧化为有活性的碘。活化的部位在腺泡上皮细胞顶端质膜与腺泡腔交界处。只有活化的碘才能与酪氨酸结合。

3. 酪氨酸碘化与甲状腺激素的合成　由腺泡上皮细胞合成的**甲状腺球蛋白**（thyroglobulin，TG）含有酪氨酸残基。

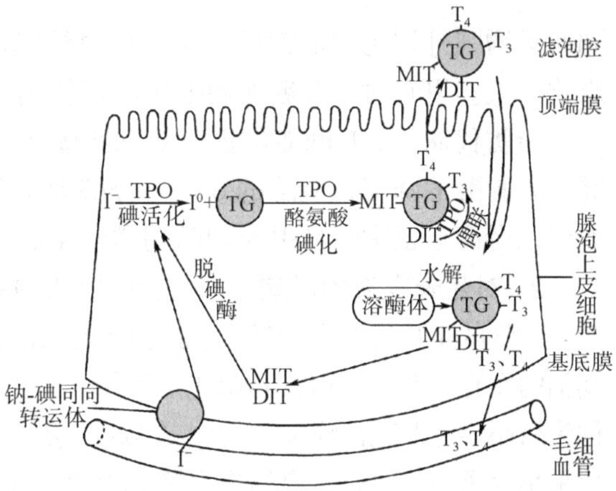

图 7-6　甲状腺激素的合成与分泌示意图

活性碘取代酪氨酸残基上氢原子的过程称为酪氨酸碘化。碘化后的酪氨酸先生成一碘酪氨酸残基（MIT）和二碘酪氨酸残基（DIT），2 分子的 DIT 偶联（也称缩合）生成 T_4，1 分子的 MIT 和 1 分子的 DIT 偶联生成 T_3 和少量无活性的反式 T_3（rT_3）。

在 TH 的合成过程中，甲状腺腺泡上皮细胞生成的 TPO 起着关键性作用，可以促使I^-的活化、酪氨酸碘化及碘化酪氨酸的偶联等。硫脲类药物可抑制 TPO 的活性，是临床上用于治疗甲状腺功能亢进（甲亢）的常用药物。

（二）甲状腺激素的分泌

合成的 T_3、T_4 以甲状腺球蛋白的形式储存于腺泡腔内。当机体受到适宜刺激时，腺泡上皮细胞通过入胞作用将甲状腺球蛋白吞入细胞内，在溶酶体蛋白水解酶的作用下，将 TH 从甲状腺球蛋白分子中水解下来，并迅速进入血液。TH 释放入血后，99%以蛋白质结合形式存在，1%呈游离状态，两者之间可以相互转换，维持动态平衡。但只有游离的 TH 可被细胞摄取而发挥其生理作用。

（三）甲状腺激素的生理作用

考点　甲状腺激素的生理作用

TH 作用广泛，几乎对全身各组织细胞均有影响。其主要作用是调节物质代谢与能量代谢，促进机体的生长发育。

1. 对新陈代谢的影响

（1）能量代谢：TH 能明显地促进能量代谢，提高大多数组织细胞的耗氧量，使产热增加，基础代谢率升高。故测定基础代谢率，有助于了解甲状腺的功能。甲亢患者，产热量增加，基础代谢率升高，表现为怕热多汗；甲状腺功能减退（甲减）患者，产热量减少，基础代谢率降低，表现为喜热怕冷。

（2）蛋白质、糖类、脂肪代谢：TH 对三大营养物质的合成与分解代谢均有影响，但可因血液中浓度的不同而效应有所差异。

蛋白质代谢：生理浓度的 TH 可促进蛋白质合成，但大剂量的 TH 则促进蛋白质分解，特别是骨骼肌蛋白质。故甲亢时骨骼肌蛋白质分解增加，可出现消瘦和肌无力；甲减时蛋白质合成减少，但组织间隙的黏蛋白增多，可结合大量的正离子和水分子，在皮下形成一种特殊的指压不凹陷的水肿，称为黏液性水肿。

糖代谢：生理浓度的 TH 促进小肠黏膜对糖的吸收，促进糖原分解而使血糖升高；

同时又增强外周组织对糖的利用，使血糖降低。因此，在正常情况下，TH 对血糖浓度影响不大。甲亢时，升糖作用强于降糖作用，使患者血糖升高，甚至出现糖尿。

脂肪代谢：TH 既能促进脂肪和胆固醇的合成，又能加速脂肪的动员、分解，促进肝外胆固醇的降解，但总的效应是分解大于合成。故甲亢患者血中胆固醇常低于正常，而甲减者高于正常，易引起动脉粥样硬化。

2. 对生长发育的影响 TH 是促进和维持机体生长发育不可缺少的激素，尤其是对婴儿脑和骨的生长发育影响最大。胚胎期若缺碘而导致 TH 合成不足或出生后甲减的婴幼儿，其脑的发育有明显障碍，且出生后数周出现生长发育停滞，表现为智力低下，身材矮小，称为呆小症（即克汀病）。所以，在缺碘的地区，应在妊娠期注意补充碘以预防呆小症；治疗呆小症须抓住时机，最迟应在婴儿出生后 3～4 个月补充甲状腺激素，过迟则难以奏效。

3. 对机体其他方面的影响

神经系统：TH 不仅能促进神经系统的发育、成熟，而且对已分化成熟的中枢神经系统也能提高其兴奋性。因此，甲亢患者常出现烦躁不安、多言多动、喜怒无常、睡眠不好、注意力不易集中等症状；甲减患者则出现言行迟钝、记忆减退、表情淡漠、少动嗜睡等症状。

心血管系统：TH 可使心跳加快加强，心输出量及心肌耗氧量增加。故甲亢患者常出现心动过速、心肌肥大，甚至因心肌过度劳累而导致心力衰竭。

消化和生殖功能：TH 可促进消化道的运动和消化腺的分泌；可维持正常性腺功能和性欲。

（四）甲状腺激素分泌的调节

考点 甲状腺激素分泌调节的几种方式

TH 的分泌主要受下丘脑-腺垂体-甲状腺功能轴调节。此外，还可进行一定程度的自身调节和神经调节。

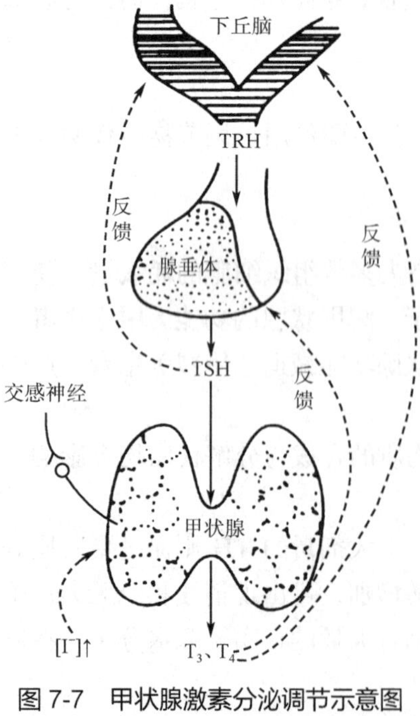

图 7-7 甲状腺激素分泌调节示意图
——→促进作用或分泌活动；- - - -→抑制作用

1. 下丘脑-腺垂体-甲状腺功能轴 腺垂体分泌的 TSH 是调节甲状腺功能的主要激素，其主要作用是促进甲状腺腺泡增生，合成并分泌 TH。腺垂体分泌的 TSH 又受下丘脑分泌的 TRH 的调节，TRH 的分泌受环境因素的影响，如寒冷刺激的信息到达中枢后，通过一定的神经联系使 TRH 分泌增多，继而通过 TSH 的作用促进 TH 的分泌（图 7-7），最终产热量增加，利于御寒。

2. 甲状腺激素的反馈调控 血中 T_3、T_4 浓度升高时，可对腺垂体和下丘脑产生抑制作用，引起下丘脑释放 TRH 和腺垂体分泌 TSH 减少，使血中 TH 的分泌也随之减少；反之则增多。这种负反馈作用是体内 T_3、T_4 浓度维持动态平衡的重要机制。

3. 甲状腺的自身调节 甲状腺可根据碘供应的变化而调节自身对碘的摄取及合成 TH 的能力，称为甲状腺的自身调节。这是一种有一定限度的缓慢的调节机制。当碘供应不足时，甲状腺的聚碘作用增强，使 TH 的合成与分泌不致因碘供应不足而减少。反之，碘供应过多时，甲状腺对碘的摄取减少，TH 的合成亦不致过多。

4. 自主神经对甲状腺活动的影响 甲状腺受自主神经的支配。交感神经兴奋时可促使 TH 合成与分泌增加；副交感神经兴奋时则使 TH 的分泌减少。

四、调节钙、磷代谢的激素

甲状旁腺激素、降钙素和钙三醇是体内调节钙、磷代谢的 3 种主要激素，它们通过对骨、肾和小肠 3 种靶组织的作用，维持血中钙和磷水平的相对稳定（图 7-8）。

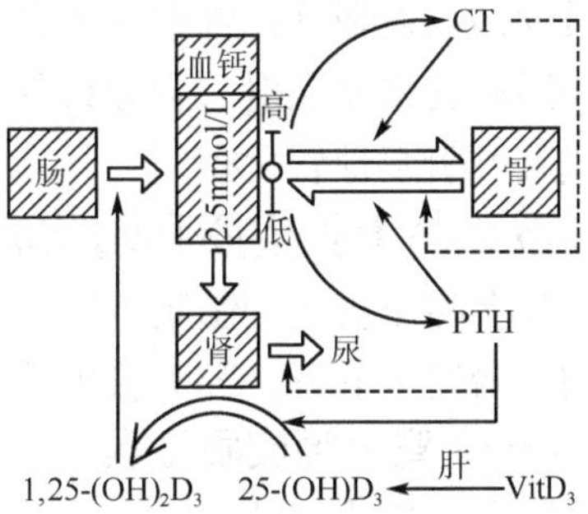

图 7-8 PTH、CT 与钙三醇对血钙的调节

——→ 促进作用；----→ 抑制作用

（一）甲状旁腺激素

甲状旁腺激素（parathyroid hormone，PTH）是由甲状旁腺主细胞合成和分泌的 84 肽蛋白质。正常人血浆中的 PTH 浓度呈昼夜节律，在 1～5ng/100ml 范围波动，6:00 最高，以后逐渐降低，至 16:00 达最低，以后又逐渐升高。PTH 的半衰期约为 4min，主要在肝灭活，经肾排出。

1. 甲状旁腺激素的生理作用 PTH 是调节血钙的最重要激素，它有升高血钙和降低血磷的作用。如外科手术时不慎将甲状旁腺切除，可引起严重的低血钙性抽搐，应用 PTH 和钙盐可暂时缓解症状。

考点 甲状旁腺激素的生理作用及其分泌调节

对骨的作用：PTH 可动员骨钙入血，使血钙升高。此作用分为快速效应和延缓效应两个时相。①快速效应：在 PTH 作用数分钟后发生，通过提高骨细胞膜对 Ca^{2+}的通透性，使骨液中的 Ca^{2+}进入骨细胞，使钙泵的活动增强，Ca^{2+}经主动转运至细胞外液中，使血钙升高；②延缓效应：在 PTH 作用后 12～14h 出现，主要通过刺激破骨细胞的活动，加速骨组织的溶解，使钙、磷释放入血。因此，PTH 分泌过多可导致骨质疏松。

对肾的作用：PTH 促进肾远曲小管和集合管对 Ca^{2+}的重吸收，减少尿钙排出，使血钙升高；同时，PTH 可抑制近曲小管对 PO_4^{3-}的重吸收，促进尿磷排出，使血磷降低。

对小肠的作用：PTH 可激活肾的 1, 25-羟化酶的活性，使维生素 D_3 转变成有活性的 1, 25-二羟维生素 D_3，[1, 25-$(OH)_2$-D_3，即钙三醇]，后者促进小肠对钙的吸收，使血钙升高。

2. 甲状旁腺激素分泌的调节 PTH 的分泌主要受血钙的负反馈调控。血钙降低时，PTH 的分泌增多，持续低血钙可导致甲状旁腺增生；反之，血钙升高时，则 PTH 分泌减少，长时间高血钙可使甲状旁腺萎缩。这种负反馈调控是机体甲状旁腺激素分泌和血钙浓度维持相对稳定的重要机制。

（二）降钙素

降钙素（calcitonin，CT）是甲状腺腺泡旁细胞（C 细胞）分泌的 32 肽激素。CT 的主要作用是降低血钙和血磷。CT 抑制骨细胞及破骨细胞的骨溶解作用，增加成骨细胞的活性而使钙磷沉积于骨；CT 也可以抑制肾小管对钙、磷、钠、氯的重吸收，使尿钙、尿磷增加。CT 的分泌主要受血钙的调节。血钙升高，CT 分泌增多，反之则分泌减少。

考点 降钙素的生理作用及其分泌调节

（三）钙三醇

维生素 D_3 是胆固醇的衍生物，也称胆钙化醇，在肝、乳、鱼肝油等食物中含量丰富。

考点
钙三醇的生理作用及其生成调节

体内的维生素 D_3 主要由皮肤中的7-脱氢胆固醇经日光中的紫外线照射转化而来。维生素 D_3 无生物活性，它需在肝内经25-羟化酶羟化为25-羟维生素 $D_3[25\text{-}(OH)D_3]$，再在肾内进一步羟化成具有活性的钙三醇。钙三醇可促进小肠上皮细胞对钙的吸收，使血钙升高；动员骨钙入血和钙在骨中的沉积，是促使骨更新重建的重要因素。若机体缺乏维生素 D_3 或长期缺乏阳光照射，会导致骨质钙化不足，使骨骼生长不良，在儿童可引起佝偻病，在成人可引起骨软化症。

五、肾上腺皮质和髓质激素

肾上腺由皮质和髓质两部分组成，它们合成、分泌的激素种类不同。因此，从功能上和胚胎发生上看，肾上腺皮质和髓质实际上是两个独立的内分泌腺。

（一）肾上腺皮质激素

考点
肾上腺皮质分泌的激素种类

肾上腺皮质由外向内大致可分3层，即球状带、束状带和网状带。球状带细胞合成和分泌**盐皮质激素**（以醛固酮为代表）；束状带细胞分泌**糖皮质激素**（以皮质醇为代表）；网状带细胞分泌少量性激素，如脱氢表雄酮。切除动物的双侧肾上腺后，如处理不适当，1～2周内动物即可死去。若仅切除肾上腺髓质，则动物可以存活较长时间。说明肾上腺皮质分泌的激素是维持生命所必需的。

醛固酮的生理作用及分泌的调节详见第14章，有关性激素的内容详见第15章，这里主要介绍糖皮质激素。

考点
糖皮质激素的主要生理作用

1. 糖皮质激素的生理作用 此类激素最早发现有生糖效应，故称为糖皮质激素。实际上它具有多方面的生理功能。

（1）对物质代谢的影响

糖代谢：糖皮质激素具有抗胰岛素样的作用，抑制周围组织对糖的摄取和利用（心脏和脑组织除外）；同时还有促进糖异生的作用。因此，糖皮质激素分泌过多（或服用此类激素药物过多），可使血糖升高，甚至出现糖尿，称肾上腺糖尿病。

蛋白质代谢：糖皮质激素促进肝外组织，特别是肌肉组织的蛋白质分解，以提供氨基酸给肝脏作为糖异生的原料。糖皮质激素分泌过多时，蛋白质分解增强，可出现肌肉消瘦、骨质疏松、皮肤变薄（以致可见皮下血管分布而呈现紫纹），创口愈合延迟等现象。

脂肪代谢：糖皮质激素促进脂肪分解，增强脂肪酸在肝内的氧化过程，有利于糖异生。但全身不同部位的脂肪组织对糖皮质激素的敏感性不同。四肢敏感性较高，而面部、肩、颈和躯干部位敏感性较低，却对胰岛素（促进脂肪合成）的敏感性较高。因此，长期大剂量使用糖皮质激素或肾上腺皮质功能亢进的患者，体内脂肪重新分配，产生以面圆、背厚、四肢消瘦、躯干发胖的向心性肥胖，临床上称为库欣综合征。

水盐代谢：糖皮质激素具有较弱的保钠排钾作用，还可通过降低肾小球入球小动脉的阻力增加肾小球血浆流量，促进水的排出。肾上腺皮质功能减退的患者常有水排出障碍，严重时可出现“水中毒”。

（2）在应激中的作用：当机体受到创伤、寒冷、饥饿、疼痛、感染、紧张、惊恐等伤害刺激时，腺垂体释放ACTH增加，导致糖皮质激素的分泌也大大增加，并产生一系列反应（详见第8章）。

大剂量糖皮质激素还有抗炎、抗毒、抗过敏和抗休克等药理作用，这是临床上使用大剂量糖皮质激素治疗多种疾病的依据。

（3）对其他器官组织的影响：糖皮质激素可刺激骨髓造血，使红细胞和血小板增多；可促使附着在小血管壁的粒细胞进入血液，使中性粒细胞增多；能抑制淋巴细胞的 DNA 合成过程，使淋巴细胞减少；促进单核-巨噬细胞系统吞噬和分解嗜酸性粒细胞，使嗜酸性粒细胞减少。

糖皮质激素能增强血管平滑肌对儿茶酚胺的敏感性，使儿茶酚胺的缩血管作用表现出来（允许作用），有利于提高血管的张力和维持血压。此外，糖皮质激素可降低毛细血管壁的通透性，减少血浆的滤出，有利于维持血容量。

糖皮质激素能增加胃酸和胃蛋白酶原的分泌，使胃黏膜的保护和修复功能减弱。因此，长期大量使用糖皮质激素，可诱发或加剧溃疡病，故消化性溃疡病患者不宜服用此类激素。

糖皮质激素有提高中枢神经系统兴奋性的作用。小剂量可引起欣快感，大剂量（如肾上腺皮质功能亢进时）则引起思维不能集中、烦躁不安和失眠等现象。

2. 糖皮质激素分泌的调节　糖皮质激素的分泌包括基础分泌和应激分泌两种形式，其分泌主要受下丘脑-腺垂体-肾上腺皮质功能轴的调节及糖皮质激素的反馈调控，维持血中糖皮质激素的相对稳定和在不同状态下的生理需求。

考点
糖皮质激素分泌的调节途径

下丘脑-腺垂体-肾上腺皮质功能轴的调节：下丘脑肽能神经元合成和释放的 CRH，通过垂体门脉系统被运送到腺垂体，促使腺垂体合成和分泌 ACTH，ACTH 可促进肾上腺皮质合成和分泌糖皮质激素（参见图 7-4）。糖皮质激素浓度升高时可通过长反馈作用于下丘脑和腺垂体，抑制 CRH 和 ACTH 的分泌，以维持糖皮质激素分泌的平衡。腺垂体分泌的 ACTH 在血中的浓度达到一定水平时，通过短反馈作用于下丘脑，抑制 CRH 的释放。但在应激状态下，可能因为下丘脑和腺垂体对反馈刺激的敏感性降低，使这些负反馈作用暂时失效，糖皮质激素的分泌大大增加。

长期大量应用外源性糖皮质激素时，通过长反馈抑制 ACTH 的合成和分泌，引起肾上腺皮质功能不足，甚至萎缩。如果这时突然停药，可因体内糖皮质激素突然减少而出现急性肾上腺皮质功能减退的严重后果，甚至危及生命。因此，在停药前应逐渐减量，使肾上腺皮质功能逐渐恢复，或用药期间间断给予 ACTH，以防止肾上腺皮质萎缩。

（二）肾上腺髓质激素

肾上腺髓质合成和分泌儿茶酚胺类激素，主要以**肾上腺素**（adrenaline，epinephrine，E）和去甲肾上腺素（noradrenaline，NA，norepinephrine，NE）为主，其中 E 约占 80%，NE 约占 20%。血中的 E 主要来自肾上腺髓质，而 NE 除由肾上腺髓质分泌外，主要来自肾上腺素能神经纤维末梢。

1. 肾上腺髓质激素的生理作用　E 与 NE 的生理作用广泛而多样，其主要生理作用将在有关章节中分别介绍，现列简表予以总结（表 7-2）。另外，肾上腺髓质激素能促进糖原分解，使血糖升高；激活脂肪酶，加速脂肪分解；还能增加组织的耗氧量，增强机体产热过程。E 和 NE 都能提高中枢神经系统的兴奋性，使机体处于警觉状态，并增加反射活动的敏感性，利于机体应付紧急情况。它们在应急反应中可发挥重要作用（参见第 8 章）。

考点
肾上腺髓质激素的生理作用

表 7-2 肾上腺素与去甲肾上腺素的主要生理作用比较

靶器官	肾上腺素	去甲肾上腺素
心脏	心率增大，收缩力增强，心输出量增加	离体心脏心率增大；在体心脏心率减小（降压反射效应）
血管	皮肤、胃肠、肾等血管收缩 冠状血管、骨骼肌血管舒张	全身血管广泛收缩
血压	升高（主要因心输出量增加）	显著升高（主要因外周阻力增大）
支气管平滑肌	舒张	稍舒张
妊娠子宫平滑肌	舒张	收缩
代谢	增加	稍增加

2. 肾上腺髓质激素分泌的调节 肾上腺髓质受交感神经节前纤维的支配。交感神经兴奋时，ACh 作用于髓质嗜铬细胞上的 N_1 受体，肾上腺髓质激素分泌增加。实验表明，ACTH 可通过糖皮质激素间接刺激肾上腺髓质，也可直接刺激肾上腺髓质，使髓质激素合成增加。当血中儿茶酚胺的浓度增加到一定量时，又可反馈抑制儿茶酚胺的某些合成酶的活性，使儿茶酚胺合成减少，浓度下降。

六、其他激素

（一）生殖激素

生殖激素是直接参与生殖活动调节的下丘脑 GnRH、垂体 GTH、性腺激素和胎盘激素的统称。性腺激素主要有睾丸分泌的雄激素，卵巢分泌的雌激素和孕激素；胎盘生殖激素主要有人绒毛膜促性腺激素（hCG）、雌激素、孕激素和人胎盘催乳素。各种生殖激素的生理作用详见第 15 章。

睾丸激素的分泌主要受下丘脑-腺垂体-睾丸功能轴的调节，以及睾丸激素对下丘脑-腺垂体的负反馈调控；卵巢激素的分泌主要受下丘脑-腺垂体-卵巢功能轴的调节，以及卵巢激素对下丘脑-腺垂体的负反馈或正反馈调控。

（二）胰岛激素

胰岛是散在于胰腺腺泡之间大小不等的内分泌细胞团，像海洋中的一个个小岛，故称胰岛。人胰岛内分泌细胞主要有 A（α）细胞、B（β）细胞、D（δ）细胞、D_1（H）细胞和 F（PP）细胞，它们分别产生胰高血糖素、胰岛素、生长抑素、血管活性肠肽（VIP）和胰多肽（图 7-9）。生长抑素通过旁分泌作用，抑制 A 细胞、B 细胞的分泌。这里只介绍胰岛素（insulin）和胰高血糖素（glucagon）。

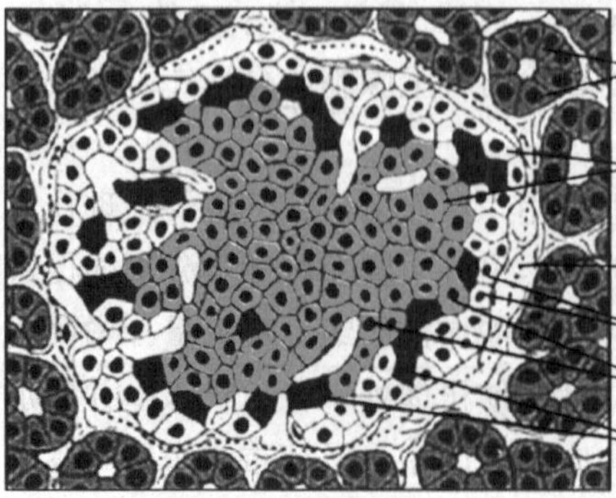

图 7-9 胰岛内的内分泌细胞

1. 胰岛素 是含 51 个氨基酸残基的小分子蛋白质，正常成年人空腹时血清浓度约 10μU/ml（或 40ng/100ml），半衰期仅 5～6min，主要在肝脏灭活，少量在肌肉和肾被灭活。1965 年，中国科学院上海生物化学研究所等三个单位的科学家首先成功地用人工方法合成了具有全生物活性的结晶牛胰岛素，为糖尿病患者带来了福音。至今还没有任何药物可以替代胰岛素的降糖作用。

（1）胰岛素的生理作用：胰岛素是促进合成代谢、维持血糖浓度稳定的主要激素。

考点 胰岛素的生理作用及分泌调节

对糖代谢：胰岛素一方面促进全身组织对葡萄糖的摄取和利用，加速肝糖原和肌糖原的合成；另一方面抑制糖原分解和糖异生，从而降低血糖。胰岛素分泌不足和（或）靶细胞对其敏感性降低时，血糖升高，超过肾糖阈时尿中将出现糖，称为糖尿病。糖尿病患者使用适量胰岛素，可使血糖维持正常浓度，但如使用过量，则可引起低血糖，乃至发生低血糖性休克。

对脂肪代谢：胰岛素促进脂肪的合成与储存，同时抑制脂肪的分解，使血中游离脂肪酸减少。胰岛素分泌不足时（如糖尿病），可出现脂肪代谢紊乱，使脂肪的储存减少，分解增强，血脂升高，可引起动脉粥样硬化，进而导致心血管和脑血管系统的严重疾病；大量脂肪酸在肝内加速氧化生成大量酮体，导致酮血症和酸中毒。

对蛋白质代谢：胰岛素一方面促进细胞对氨基酸的摄取和蛋白质合成，另一方面抑制蛋白质分解，故对机体的生长发育有促进作用，但需与 GH 共同作用时才能发挥明显的协同效应。

胰岛素还能促进 K^+进入细胞，使血钾降低。

（2）胰岛素分泌的调节

血糖的作用：血糖浓度是反馈调控胰岛素分泌的最重要因素。它可直接影响胰岛 B 细胞的分泌活动。当血糖浓度升高时，胰岛素分泌增加，从而使血糖减少；反之，血糖浓度降低时则抑制胰岛素的分泌，使血糖增加，从而维持血糖水平的相对稳定。此外，血中脂肪酸、酮体和氨基酸浓度升高也可促进胰岛素分泌。

激素的作用：胰高血糖素可直接作用于相邻的 B 细胞，刺激其分泌胰岛素，也可通过升高血糖浓度而间接刺激胰岛素分泌。胃肠激素（如促胃液素、促胰液素、缩胆囊素和抑胃肽等）对胰岛素的分泌也有一定的促进作用。GH、糖皮质激素、TH 可通过升高血糖浓度而间接促进胰岛素的分泌，E 和 NE 则抑制其分泌。

神经调节：胰岛受迷走神经和交感神经双重支配。迷走神经兴奋时，既可直接促进胰岛素分泌，又可通过刺激胃肠激素的分泌而间接促进胰岛素分泌；交感神经兴奋则抑制其分泌。

2. 胰高血糖素 是 29 肽激素，半衰期为 5～10min，主要在肝内灭活。

胰高血糖素具有很强的促进糖原分解和糖异生的作用，使血糖明显升高。胰高血糖素还可激活肝细胞内的脂肪酶，促进脂肪分解，同时又能加强脂肪酸氧化，使血中酮体生成增多。此外，胰高血糖素还能促进蛋白质分解，抑制其合成。

血糖浓度是调节胰高血糖素分泌最重要的因素。血糖浓度降低时，胰高血糖素分泌增加；反之则分泌减少。饥饿可促进胰高血糖素的分泌，对于维持血糖水平，保证脑的代谢和能量供应具有重要意义。氨基酸可促进胰高血糖素的分泌，这对防止由氨基酸引起的胰岛素分泌所致的低血糖有一定的生理意义。胰岛素可直接作用于胰岛 A 细胞，抑制胰高血糖素的分泌，也可通过降低血糖浓度间接刺激其分泌。此外，胰高血糖素的分泌还受交感神经和迷走神经的调节，前者促进其分泌，后者则抑制其分泌。

（三）松果体激素

松果体主要分泌吲哚类的**褪黑素**（melatonin，MLT）和 9 肽的 **8-精催产素**（8-arginine vasotocin，AVT）。MLT 因其能使青蛙皮肤颜色变浅而得名。MLT 对中枢神经系统影响广泛，有镇静、催眠、镇痛、抗惊厥、抗抑郁等作用。MLT 能抑制下丘脑-腺垂体-靶腺功能轴的活动，特别是对性腺轴作用更明显，具有抗生殖、防止性早熟的作用。此外，MLT 还参与机体的免疫调节、生物节律的调整等。AVT 分别可通过抑制下丘脑 GnRH 和垂体 GTH 的合成和释放，抑制生殖系统的活动等。

环境光照是调节 MLT 浓度的重要外部因素，MLT 的分泌具有极典型的“昼低夜高”的周期波动。女性血中 MLT 在月经周期的排卵前夕最低，随后在黄体期逐渐升高，月经来潮前最高，表明女性月经周期的节律与松果体活动的节律有关。

（四）胸腺素

胸腺既是一个淋巴免疫器官，又兼有内分泌功能。能分泌多种肽类物质，如胸腺素、胸腺生长素等。胸腺素的主要作用是使淋巴干细胞成熟并转变为具有免疫功能的 T 淋巴细胞。胸腺素的分泌于儿童期活跃，青春期分泌增多，以后随性腺的活动开始退化，至老年期水平最低。一般认为，免疫缺陷及老年期易患感染性疾病可能与此有关。

（五）前列腺素

前列腺素（prostaglandin，PG）最先在精液中发现，因误以为由前列腺分泌而得名。实际上，PG 广泛存在于人和动物体内各组织中。

PG 的作用广泛而复杂，因不同的组织细胞存在有不同的 PG 受体，故其发挥的作用不同。例如，由血小板产生的血栓烷 A_2（TXA_2）能使血小板聚集和血管收缩；血管内膜产生的 PGI_2 则抑制血小板聚集并使血管舒张；PGE_2 可明显抑制胃酸分泌，舒张支气管平滑肌，促进肾脏排钠利尿；$PGF_{2\alpha}$ 可收缩支气管平滑肌、溶解卵巢黄体等。

（六）外激素

动物世界中，昆虫会将某种气味物质分泌到体外，引起同类的生理和行为反应。这种物质称为外激素，又称**信息素**。例如，住在同一宿舍的女学生，或长时间工作、生活在一起的青年女子，原先各不相同的月经周期会逐渐变得“同步”起来。这些也是外激素在起作用。关于人类外激素的研究正在进行中。

链接 瘦素

1994 年 Zhang Y. 等首次成功克隆了小鼠的肥胖基因（*ob* 基因）及人类的同源序列，*ob* 基因的蛋白产物称为瘦素（leptin）。瘦素具有广泛的生物学效应，是调节能量平衡的重要激素，它可增加机体能量的消耗和降低食欲，使体重降低。瘦素与糖代谢、脂代谢、骨代谢有关，并影响人体发育、生殖及心血管系统等。人瘦素基因位于第 7 号染色体，为单拷贝基因。该基因在白色脂肪组织中有特异表达，且在不同部位脂肪组织中的表达量各不相同。当基因突变时，能引起明显肥胖和 2 型糖尿病。

自测题

一、名词解释

1. 激素 2. 激素的允许作用 3. 下丘脑调节肽 4. 促激素 5. 生长激素 6. 甲状腺激素 7. 甲状旁腺激素 8. 降钙素 9. 糖皮质激素 10. 肾上腺髓质激素 11. 生殖激素 12. 胰岛素

二、选择题

A 型题

1. 激素在血中的浓度很低，但生理效应十分明显的原因是（　　）
   A. 激素的特异性强
   B. 激素的半衰期长
   C. 激素有高效能生物放大作用
   D. 激素间有协同作用
   E. 激素间有允许作用
2. 关于第二信使学说，说法错误的是（　　）
   A. 是大多数含氮类激素的作用机制
   B. cAMP 是唯一的第二信使
   C. 激素是第一信使
   D. 腺苷酸环化酶可催化 ATP 转变为 cAMP
   E. 细胞膜中的 G 蛋白参与受体对腺苷酸环化酶活性的调节
3. 能引起射乳反射的激素是（　　）
   A. 雌激素　B. 雄激素
   C. 孕激素　D. 催产素
   E. 催乳素
4. 受腺垂体直接控制的内分泌腺是（　　）
   A. 肾上腺髓质　B. 松果体
   C. 胰岛　D. 性腺
   E. 甲状旁腺
5. 对脑和长骨的发育最为重要的激素是（　　）
   A. 生长激素　B. 性激素
   C. 甲状腺激素　D. 促甲状腺激素
   E. 胰岛素
6. 糖皮质激素本身没有缩血管效应，但能加强 NE 的缩血管作用，这称为激素的（　　）
   A. 协同作用　B. 拮抗作用
   C. 允许作用　D. 辅助作用
   E. 致敏作用
7. 调节成年人血钙浓度最主要的激素是（　　）
   A. 生长激素　B. 降钙素
   C. 甲状腺激素　D. 甲状旁腺激素
   E. 肾上腺皮质激素
8. 体内唯一能降低血糖浓度的激素是（　　）
   A. 胰岛素　B. 肾上腺素
   C. 去甲肾上腺素　D. 雄激素
   E. 雌激素

X 型题

9. 受下丘脑-腺垂体-靶腺功能轴调节的内分泌腺有（　　）
   A. 甲状腺　B. 肾上腺皮质
   C. 胰腺　D. 性腺
   E. 甲状旁腺
10. 调节体内钙、磷代谢的激素主要有（　　）
    A. 甲状腺激素　B. 甲状旁腺激素
    C. 降钙素　D. 钙三醇
    E. 生长激素

三、简答题

1. 简述激素的一般生理功能及作用特点。
2. 为什么说下丘脑-垂体在机体活动调节中发挥了非常重要的作用？
3. 通过学习甲状腺激素分泌的调节，理解饮食中长期缺碘为什么会引起甲状腺肿大？
4. 简述糖皮质激素分泌的调节，并说明长期大量使用糖皮质激素治疗的患者不能骤然停药的原因。
5. 有哪些激素参与了机体生长发育的调控？它们是如何发挥作用的？

（郭　丽）

第 8 章

机体防御功能概述

绝大多数动物能主动趋利避害、抵御其他生物的侵害并适应不断变化的环境，这有赖于机体防御系统的严密监控与防卫。免疫系统能与神经系统、内分泌系统构成神经-内分泌-免疫网络，实现对机体生理乃至病理活动的精确调节。将来可能作为机体生理功能的第 4 种调节方式。有关免疫学知识将在免疫学与病原生物学课程中学习，本章重点学习应激与应急反应，介绍神经-内分泌-免疫网络的功能，使同学们在学习掌握神经、内分泌两大调节系统活动的基础上，了解它们与免疫系统的关系，从而较全面地理解机体的感觉、控制和防御功能。

一、免疫生理初步

免疫（immunity）或称免疫性、免疫力，是机体对异体、异种或自身变性物质的各种反应性。机体免疫系统由免疫器官（骨髓、淋巴结、脾和胸腺）、免疫细胞（淋巴细胞和单核-巨噬细胞等）和免疫分子（免疫球蛋白和细胞因子等）构成。免疫系统能够识别并及时清除从外环境入侵的病原体及病原体产生的毒素和内环境中因基因突变而产生的肿瘤细胞，实现免疫防御、免疫监视和免疫自稳功能。在正常情况下，免疫应答的发生可以排除和消灭侵入机体的病原微生物等抗原，起到**免疫防御**的作用；但在异常情况下，机体对外来抗原反应过高，则出现超敏反应；若反应过低，则表现为免疫缺陷症。免疫细胞会识别和清除体内畸变的异常细胞，起到**免疫监视**的作用；一旦免疫监视功能失调，则可导致肿瘤发生。**免疫自稳**指通过自我调控机制来调节免疫应答的程度，使免疫功能在生理范围内保持相对稳定。

机体的免疫分为先天免疫（非特异性免疫）和获得性免疫（特异性免疫）两方面。获得性免疫是个体在其生命过程中主动产生或被动获得的具有特异性的免疫。

考点
机体的 3 道防线

（一）非特异性防御

机体对病原体的侵害共有 3 道防线。皮肤和消化道、呼吸道中的黏膜及其分泌物等构成了第一道防线，主要是身体表面的机械屏障（包括皮肤角质层和黑色素等）。人体的皮肤能阻止大多数细菌和病毒的通过，皮肤腺体里的脂类物质和汗液中的酸性物质也能够抑制多种微生物的生长。汗液、泪液和唾液都含有破坏细菌细胞壁的蛋白酶。与外部环境相通的消化道和呼吸道也有不同的防御机制。呼吸道黏液可吸附通过鼻腔进入的细菌和颗粒物并排出体外。胃酸和消化酶等可消灭随食物咽下的多种细菌。

部分侵入到组织或细胞内的病原体还会受到机体内特殊免疫细胞的抵御和攻击，白细胞吞噬作用、抗菌蛋白和炎症反应等内在防御部分构成了机体第二道防线。在人体及哺乳动物中最重要的一类非特异性防御细胞是白细胞，它们既可存在于血管中，又可迁移到组织液中。单核-巨噬细胞、中性粒细胞和自然杀伤细胞（NK）是 3 种具有非特异性防御作用的白细胞。自然杀伤细胞属淋巴细胞，它们并不直接攻击入侵的微生物，而是通过增加质膜的通透性来杀死受到病毒感染的细胞。在人体中还有一类非特异的抗菌蛋白（如干扰素）可以直接攻击细菌和病毒，阻碍其复制。当一个正常细胞受到病毒侵染时，可诱导细胞核中干扰素基因的表达，产生的干扰素可以活化相邻细胞表达抗病毒蛋白，这种抗病毒蛋白可阻止病毒在该细胞中的复制和增殖。

炎症反应也是一种非特异性防御现象。首先，破损细胞立即释放组胺和前列腺素等化学示警信号，引起邻近血管扩张并增加血管的渗透性，使流向伤口的血液增多；随后，中性粒细胞和单核-巨噬细胞渗出血管壁，进入到受损伤的组织部位，包围、吞噬入侵的细菌等；最后，造成了伤口局部区域的红肿发热等发炎症状。炎症反应的结果使受伤组织减弱或消除了细菌的感染，死亡的白细胞、细菌、脂肪一起形成“脓液”。在更强烈的炎症反应中，白细胞会释放白细胞介素-1（IL-1），它和一种细菌外毒素致热原经过血液输送到脑，共同刺激下丘脑中的神经元，出现发热。体温升高可调动机体的免疫系统，使外周血中白细胞增加，刺激白细胞的吞噬作用，抗体生成活跃，肝脏解毒能力加强，新陈代谢加快，从而有利于病原体的灭活和局限。但是，体温过高对机体也有伤害作用。

第一道防线和第二道防线对病原体不具有选择性或特异性，属于**非特异性防御**。

（二）特异性防御与抗原识别

考点　抗原的概念

从 1796 年英国医生詹纳（Edward Jenner）发现牛痘接种可预防天花，到 19 世纪后期著名的法国科学家巴斯德（Pasteur）实验研究证实弱化的病原体虽失去致病能力但可以使寄主获得免疫力，揭示了病原体进入机体后会引起相应特异的免疫应答。机体的第三道防线就是由 T 淋巴细胞和 B 淋巴细胞组成的**特异性免疫**（specific immunity），它与前两道防线的非特异性免疫是互相联系配合的（血脑屏障、血睾屏障、血胎屏障等属于非特异性的第三道防线）。像牛痘和弱化的病原体，这些可以引起人或动物体内免疫应答的特殊外来物质都称为**抗原**（antigen）。细菌表面通常带有抗原分子，细菌分泌的毒素（蛋白质）也具有抗原性。病毒外壳本身就是抗原。一些外来的细胞或组织器官也会引起机体对它们产生排斥性的免疫应答。例如，人对花粉过敏和器官移植引起的排斥反应等。

考点　抗体的概念

抗原进入机体刺激免疫细胞活化、增殖、分化，产生免疫物质并将抗原破坏、清除的整个过程称为**免疫应答**。免疫应答有体液免疫和细胞免疫两种类型，两者相辅相成。体液免疫是 B 淋巴细胞被抗原刺激，在骨髓等处发育成熟，活化为浆细胞，分泌**抗体**（antibody）与相应抗原特异性结合，激活血浆等处的补体系统，攻击含有相应抗原的细胞。细胞免疫以 T 淋巴细胞（胸腺中发育成熟）介导为主，通过 T 效应细胞和调节细胞及释放淋巴因子直接对抗被病原体感染的细胞和癌细胞；部分 T 细胞和 B 细胞分化成为记忆细胞。

此外，免疫细胞识别抗原后，也可形成免疫耐受，不出现应答状态；也可出现病理性应答，如变态反应。机体的免疫功能正常时，所发生的免疫应答可识别、排除异物抗原，对自身物质呈现免疫耐受，是机体的一种保护性反应。若机体的免疫功能不正常，所发生的免疫应答则可导致机体的损伤或生理功能紊乱，从而引起疾病。

（三）免疫与人体健康

艾滋病是由人类免疫缺陷病毒（HIV）引起的获得性免疫缺陷综合征（AIDS）。HIV 是一种逆转录病毒，可特异性地侵犯 $CD4^{+}T$ 细胞，使人体细胞免疫功能被破坏，最终导致人体免疫系统处于瘫痪状态，直至威胁到人的生命。艾滋病至今无法治愈，它的传播途径只有性接触、血液传播和母婴传播 3 种。人们无须恐慌，但应高度重视预防工作，并善待患者。

自身免疫病是一类最常见的免疫性疾病，它们起因于抗体或敏感的淋巴细胞失去了分辨自身与入侵者的能力。例如，风湿性心脏病、类风湿关节炎、风湿热、溶血性贫血、红斑狼疮等都属于自身免疫病。

过敏症是另一类免疫系统失调引起的疾病。一些花粉颗粒上的蛋白、青霉素、蜂毒素、蛇毒素等都可能是引起患者发生过敏反应的过敏原。过敏原导致体内与其针对性的抗体大量增加，体液中组胺等分泌物异常增加，促使毛细血管渗透性增大，体液渗出增加，出现局部红、肿、灼热及流鼻涕、流眼泪、打喷嚏等症状。一些严重的急性过敏反应还会致命，如青霉素过敏。注射抗组胺药物或使血管收缩的药物（如肾上腺素）可缓解过敏反应。

二、应激与应急反应

考点
应激的概念和标志

当机体受到一系列非特异性伤害性刺激（如创伤、饥饿、疼痛、缺氧、寒冷、惊恐及手术等）时，加强下丘脑-腺垂体-肾上腺皮质轴的活动，血液中ACTH和糖皮质激素含量升高，引起机体与适应性及耐受性有关的反应称为**应激**（stress）。以前普遍认为应激属非特异性反应，近年来认为也包括特异性反应。糖皮质激素在应激发生过程中的意义在于从多方面调整机体对应激刺激的适应能力和抵抗能力，从而保护自身。糖皮质激素对物质代谢的影响转变为以糖生成为核心，从而提高血糖。糖皮质激素和盐皮质激素具有允许作用，能增强血管平滑肌对儿茶酚胺的敏感性，保持血管紧张和维持血压。糖皮质激素可减低毛细血管壁的通透性，盐皮质激素作用于肾脏发挥保钠保水作用，利于血容量的维持。

考点
应急反应的概念和调节途径

当机体遭遇特殊紧急情况时，因交感神经-肾上腺髓质系统功能紧急动员引起的适应性反应，称为**应急反应**（emergency reaction，fight-flight reaction）。应急反应可提高中枢神经系统兴奋性，使机体反应灵敏，呼吸加深加快，心跳加快、心输出量增大、血压升高，促进分解代谢，提高基础代谢率，作好“战斗”或“逃跑”的准备。

应急反应与应激有着类似的刺激因子。应激主要是加强机体对伤害刺激的基础耐受能力，而应急反应更偏重于提高机体的警觉性和应变能力。在受到外界刺激时，两种反应往往同时发生，共同维持机体的适应能力。

在此过程中，血中儿茶酚胺含量增加，GH、PRL、胰高血糖素、β-内啡肽、ADH及醛固酮等激素含量也增加。

但是，糖皮质激素对几乎所有免疫细胞都有抑制作用；同时，交感-肾上腺髓质系统的激活，儿茶酚胺释放增加，也使吞噬细胞的趋化和吞噬功能受到抑制；外周淋巴细胞增殖能力下降，抗体生成减少。因此，遭受精神和躯体打击产生急性应激时，容易引起感染和肿瘤等疾病。

三、神经-内分泌-免疫网络

神经系统、内分泌系统和免疫系统都以各自独特的方式，在维持内环境稳态方面发挥作用。1982年，布劳（Blalock）等在大量研究的基础上，将三者交叉的领域称为神经免疫内分泌学。1997年，贝赛多夫斯基（Besedovsky）提出体内存在免疫-神经-内分泌网络（immuno-neuro-endocrine network）的假说。此后，免疫学、神经科学和分子生物学的迅猛发展开辟了研究神经、内分泌、免疫系统相互关系的新领域。

（一）神经内分泌系统对免疫系统的影响

神经系统通过释放递质的直接途径和通过改变内分泌活动的间接途径两种方式发挥

对免疫系统的调节作用。机体所有的免疫器官，包括骨髓、胸腺、脾、淋巴结等都有丰富的胆碱能、肾上腺素能和肽能神经末梢。自主神经系统不仅能调节这些器官中的血管，也能调节免疫细胞的功能。NE 能抑制免疫反应，而 ACh 和脑啡肽能增强免疫反应。下丘脑与免疫系统之间有相互调节的作用，是免疫反应的神经体液调节中枢。电损毁下丘脑前部，则胸腺、脾和淋巴结中的细胞数量减少，血清抗体浓度降低。

内分泌腺的活动在参与调节淋巴细胞的增生、转化、基因表达、蛋白质合成、抗体生成、淋巴因子合成等方面，主要是通过激素直接作用于免疫系统和内分泌细胞产生免疫调节物质作用于免疫系统这两条途径实现。垂体功能低下的动物有免疫障碍，给予外源性 GH 后，其免疫功能可部分恢复。血清中的皮质类固醇含量升高可抑制 IL-1 和肿瘤坏死因子（TNF）的合成和释放。

神经系统通过分泌神经递质和神经肽、内分泌系统通过分泌激素影响着免疫细胞的发育及其对抗原的应答。所有免疫细胞上都有不同的递质受体及激素的受体，它们是神经内分泌系统调节免疫功能的关键。至今大多数递质和激素的受体已在免疫细胞上发现。已知起码有 20 多种激素和神经递质参与免疫功能的调节。ACTH、糖皮质激素和性激素一般抑制免疫功能，而 TRH、TSH、TH、GH、PRL 均有增强免疫功能的作用，两者相拮抗调节使机体的免疫功能保持正常。

（二）免疫系统对神经内分泌系统的影响

免疫系统可通过产生免疫调质、神经活性物质及细胞因子等途径影响神经系统。神经细胞上存在免疫调质的受体，如 IL-1 受体大量分布于海马、小脑、大脑皮质和下丘脑。免疫系统和内分泌系统具有一些共同的激素和受体，免疫细胞有内分泌细胞样功能。免疫系统主要是通过下丘脑-腺垂体-肾上腺皮质对内分泌系统产生影响。给动物注射绵羊红细胞作为抗原，可使血中肾上腺皮质激素的含量升高而 TH 含量下降。这一机制可能是一种负反馈调控，使免疫反应受到抑制而不至于过度。

胸腺、淋巴细胞、单核-巨噬细胞和一些其他免疫细胞可产生 20 多种神经肽和激素，部分见表 8-1。免疫细胞产生的多肽或蛋白质免疫分子也被认为是内分泌样物质。

表 8-1　免疫系统产生的神经肽和激素

肽类	细胞或组织来源
促肾上腺皮质激素（ACTH）	淋巴细胞与巨噬细胞
脑啡肽（enkephalin）	辅助性 T 细胞
促甲状腺素（TSH）、绒毛膜促性腺激素（CG）	T 细胞
生长激素（GH）、催乳素（PRL）	淋巴细胞
血管活性肠肽（VIP）、生长抑素（SS）	单核细胞、肥大细胞、中性粒细胞
精氨酸加压素（AVP）、催产素（OXT）	胸腺

免疫细胞在功能活动过程中可产生多种细胞因子（cytokine，CK），如 IL-1、IL-2、干扰素（IFN）、TNF 等，多数是由 100 个左右氨基酸残基组成的多肽，通过与靶细胞表面的细胞因子受体特异性结合发挥其生物学效应。细胞因子不但调节免疫系统自身的活动，而且可以作用于神经内分泌系统，从而影响机体各系统的功能。例如，干扰素能

诱导黑色素合成，增强甲状腺对碘的吸收；白细胞介素可引起发热，促进慢波睡眠，促进下丘脑释放CRH、脑垂体释放ACTH及内啡肽，提高糖皮质激素水平等。

特别需要指出的是，胃肠道壁内有丰富的神经网络，也有丰富的免疫细胞（有人估计达100万个/cm^2）。它们可以释放单胺类、细胞因子、神经肽等很多相同的介导物质，通过旁分泌途径，相互作用、相互传递信息。

考点 神经-内分泌-免疫网络

免疫系统不仅是防御系统、调节系统，还能感受到神经系统无法感受到的病毒、细菌、肿瘤的刺激，向神经系统发出不同的信息，体现出免疫系统具有感觉功能，即免疫细胞可能作为机体的另一类感受器。另外，20世纪20年代后还证实免疫反应也可以形成条件反射，称条件免疫反应。

综上所述，免疫系统、神经系统、内分泌系统三大调节系统通过一些共同的介质来交换信息、相互作用，形成一个完整的神经-内分泌-免疫网络（图8-1）。该网络共同完成机体功能活动的高级整合，对机体在生理和病理条件下的免疫功能和维持稳态都有十分重要的意义。虽然它们的关系十分密切，但是通常保持各自功能的特异性。神经内分泌系统同免疫系统之间如何相互联系、相互作用已成为生命科学研究的一个热点。

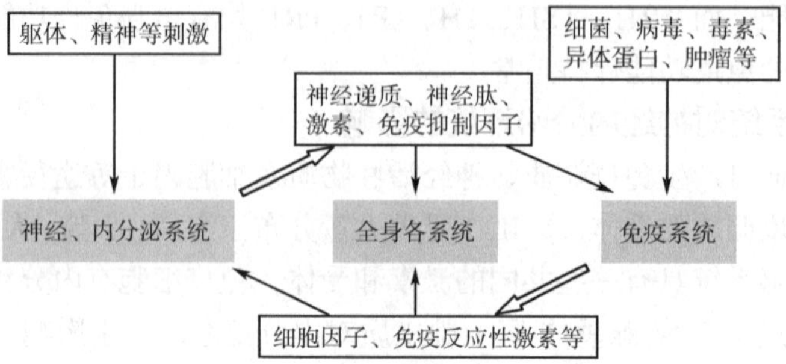

图8-1 神经内分泌系统和免疫系统之间的相互作用

→ 刺激；⇨ 分泌

自测题

一、名词解释

1. 应激 2. 应急反应 3. 神经-内分泌-免疫网络

二、选择题

A型题

1. 发生应激反应时，机体出现的特征性变化是血液中（ ）浓度明显上升。
   A. 糖皮质激素 B. 盐皮质激素
   C. 肾上腺髓质激素 D. 性激素
   E. 胰岛素

2. 下列各项不属于机体对抗病原体三道防线的是（ ）
   A. 皮肤屏障 B. 消化道屏障
   C. 炎症反应 D. 应急反应
   E. 抗原-抗体反应

三、简答题

1. 机体应激与应急反应的区别与联系是什么？
2. 简述免疫系统是如何配合神经系统、内分泌系统维持机体稳态的。

（马恒东）

第三篇　系统器官生理学

第9章

血 液 生 理

血液（blood）是心血管中的流体组织，起着沟通机体各部分之间及机体与外环境之间的媒介作用。血液的功能较多，包括运输物质、缓冲酸碱物质维持 pH 稳定、运送热量参与体温恒定维持、参与体液调节和防御保护功能等，在维持内环境稳态中起着非常重要的作用。

一、血液的组成和理化特性

血液各组成成分的质和量的改变常常引起机体的代谢失常、器官功能紊乱、组织损伤等后果，严重时甚至危及生命。另外，很多疾病可导致血液的成分或理化性质发生改变，所以血液检查在临床诊断和治疗过程中具有重要的意义。

（一）血液的组成

血液由血浆（plasma）和悬浮其中的血细胞（blood cells）组成。

考点
血液的组成及血细胞比容的概念

1. 血细胞　可分为红细胞、白细胞和血小板 3 类。其中红细胞的数量最多，约占血细胞总数的 99%；白细胞数量最少，约占血细胞总数的 0.1%。通常将一定量的血液与抗凝剂混匀后，置于比容管中，以 3000r/min 的速度离心 30min，可以观察到管内的血液分为上下两层，上层浅黄色的液体为血浆，下层红色不透明的沉淀是红细胞，在血浆和红细胞之间有一薄层呈灰白色的沉淀是白细胞和血小板（见第 202 页）。血细胞在全血中所占的容积百分比称为**血细胞比容**（hematocrit）。正常成年男性的血细胞比容为 40%～50%，女性为 37%～48%，新生儿约 55%。血细胞比容反映了血细胞（主要是红细胞）数量的相对值，贫血患者血细胞比容降低，而烧伤患者、红细胞增多症患者血细胞比容增高。

考点
血浆的概念和作用

2. 血浆　是一种含有多种溶质的水溶液，其中水分占 91%～92%，蛋白质占 6%～8%，其余约 2%为小分子物质，包括多种电解质、非蛋白含氮化合物（NPN）、葡萄糖、脂类、酮体、乳酸、酶、激素、维生素及 O_2 和 CO_2 等。血浆因含少量胆红素，呈淡黄色。

（1）血浆蛋白：用盐析法可将血浆蛋白（plasma protein）分为白蛋白（A）、球蛋白（G）和纤维蛋白原 3 类。正常成人的血浆蛋白含量为 65～85g/L，其中白蛋白为 40～48g/L，球蛋白为 15～30g/L，纤维蛋白原为 2～4g/L，白蛋白与球蛋白的比值（A/G）为 1.5～2.5。由于血浆中全部的白蛋白、纤维蛋白原和大多数的球蛋白是在肝脏内合成，所以肝功能异常时 A/G 值可能出现倒置现象。血浆蛋白能形成血浆胶体渗透压，调节血管内外的水分布；白蛋白、球蛋白可作为载体运输激素、脂质等一些小分子物质；纤维蛋白原等能参与血液凝固、抗凝和纤溶等生理过程；球蛋白等能参与机体的免疫功能；血浆蛋白还有营养功能等。

（2）电解质：血浆中电解质含量约占血浆总量的 0.9%，其中大部分以离子状态存在。正离子以 Na^+为主，还有 K^+、Ca^{2+}、Mg^{2+}等；负离子以 Cl^-为主，还有 HCO_3^-、HPO_4^{2-}、

SO_4^{2-}等。电解质能参与血浆晶体渗透压的形成，维持酸碱平衡和神经、肌肉的正常兴奋性。

（二）血液的理化特性

考点
血液的理化特性

1. 血液的相对密度 正常人全血的相对密度为 1.050～1.060，血浆的相对密度为 1.025～1.030，其高低分别主要取决于红细胞数量和血浆蛋白的含量。

2. 血液的黏度 黏度是由于液体内部分子或颗粒之间的摩擦而产生的。以水的黏度为 1，全血的相对黏度则为 4～5，血浆的相对黏度为 1.6～2.4。全血的相对黏度主要取决于红细胞的数量，血浆的相对黏度主要取决于血浆蛋白的含量。血液的黏度是影响血流阻力的重要因素之一。

3. 血液的酸碱度 正常人血浆的 pH 为 7.35～7.45。血浆 pH 的相对稳定，主要依靠血浆中缓冲对的作用。血浆中的缓冲对主要有 $NaHCO_3/H_2CO_3$、蛋白质钠盐/蛋白质和 Na_2HPO_4/NaH_2PO_4，其中最重要的是 $NaHCO_3/H_2CO_3$，两者通常比值为 20/1。一般酸碱物质进入血液后，由于这些缓冲对的作用，可使酸碱物质对血浆 pH 的影响大大减小。$NaHCO_3$ 是血液中缓冲酸性物质的主要成分，因此把 100ml 血液中 $NaHCO_3$ 的含量称为**碱储**。此外，肺和肾也不断地排出体内过多的酸和碱，从而使血浆 pH 保持相对稳定。

4. 血浆渗透压 血浆渗透压约为 300mmol/L（770kPa，5790mmHg）。渗透压是指溶液中溶质具有的吸引和保留水分子的能力。溶液渗透压的高低取决于溶液中溶质颗粒的数量，而与溶质的种类和颗粒的大小无关。

血浆渗透压由**血浆晶体渗透压**和**血浆胶体渗透压**两部分组成。血浆晶体渗透压由小分子晶体物质形成，其数值约 298.5mmol/L，占血浆渗透压的绝大部分。其中，Na^+和 Cl^-所形成的渗透压占血浆晶体渗透压的 80%以上。血浆胶体渗透压数值很小，仅为 1.3mmol/L（3.3kPa，25mmHg），不足血浆总渗透压的 1%，主要是由血浆蛋白特别是颗粒数目多的小分子白蛋白形成。

正常情况下，血浆渗透压与血细胞内的渗透压相等。如果细胞外液晶体渗透压升高，细胞内的水分在渗透压差的作用下就会渗出，使细胞皱缩、功能丧失；相反，如果细胞外液晶体渗透压降低，细胞就会吸水肿胀，甚至破裂。所以血浆晶体渗透压的相对稳定，对于维持血细胞内外的水平衡，保持血细胞的正常形态和功能具有重要作用。

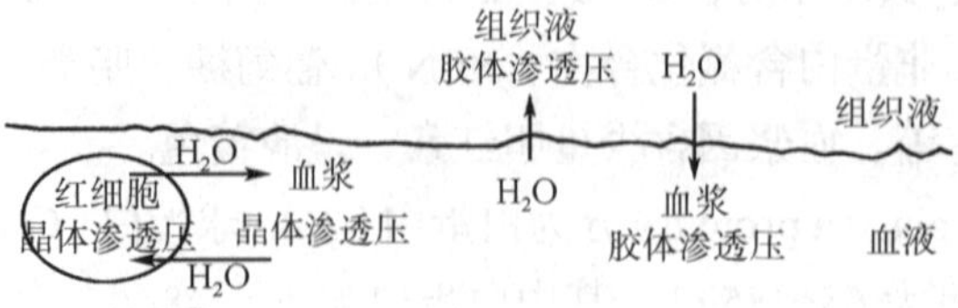

图 9-1 血浆渗透压作用示意图

由于毛细血管通透性较大，允许小分子晶体物质自由通过，所以血浆晶体渗透压和组织液晶体渗透压相等，而血浆胶体渗透压（1.3mmol/L）高于组织液胶体渗透压（0.8mmol/L）。如果血浆胶体渗透压降低，那么组织液中的水分返回血管的量将减少，引起水肿。因此，血浆胶体渗透压在调节血管内外的水平衡和维持正常血容量中起重要的作用（图 9-1）。

渗透压与血浆渗透压相等的溶液称为**等渗溶液**，临床上常用的 0.9% NaCl 溶液和 5% 葡萄糖溶液都是等渗溶液。渗透压高于或低于血浆渗透压的溶液分别称为高渗溶液或低渗溶液。

二、血细胞生理

（一）红细胞生理

1. 红细胞的形态和数量 红细胞（erythrocyte，red blood cell，RBC）是血液中数量最多的细胞。人类成熟的红细胞无核，呈双凹圆碟形，直径7～8μm，周边最厚处为2.5μm。我国成年男性红细胞的数量为（4.0～5.5）$\times 10^{12}$/L，女性为（3.5～5.0）$\times 10^{12}$/L。新生儿的红细胞数可达（6.0～7.0）$\times 10^{12}$/L。红细胞内的蛋白质主要是血红蛋白（hemoglobin，Hb）。我国成年男性Hb值为120～160g/L，女性为110～150g/L。生理情况下，红细胞数量和血红蛋白含量，随年龄、性别、体质条件和生活环境的不同而有一定的差异。若血液中红细胞数量和（或）血红蛋白浓度低于正常，称为贫血。

考点 红细胞的数量和形态

2. 红细胞的生理特性

考点 红细胞的生理特性和功能

（1）可塑变形性：正常血液循环中的红细胞在外力（血流推力）作用下发生变形通过比它直径小得多的毛细血管，然后恢复其正常形态。红细胞的表面积与体积的比值越大，则变形能力越大。衰老的红细胞变形能力降低。

（2）渗透脆性：指红细胞在低渗溶液中发生吸水膨胀、破裂的特性。渗透脆性可用来表示红细胞对低渗溶液的抵抗力。渗透脆性大表示红细胞对低渗溶液的抵抗力小。如果把红细胞置于一系列浓度递减的低渗NaCl溶液中，水分将渗入红细胞中，引起红细胞膨胀，当NaCl溶液的浓度降低至0.42%时，部分红细胞开始破裂而发生溶血（图9-2），称为最小抵抗；当NaCl溶液的浓度降低至0.35%时，全部红细胞破裂溶血，称为最大抵抗（见实验4）。生理情况下，衰老红细胞对低渗溶液的抵抗力降低，即脆性大；而初成熟的红细胞对低渗溶液的抵抗力大，即脆性小。

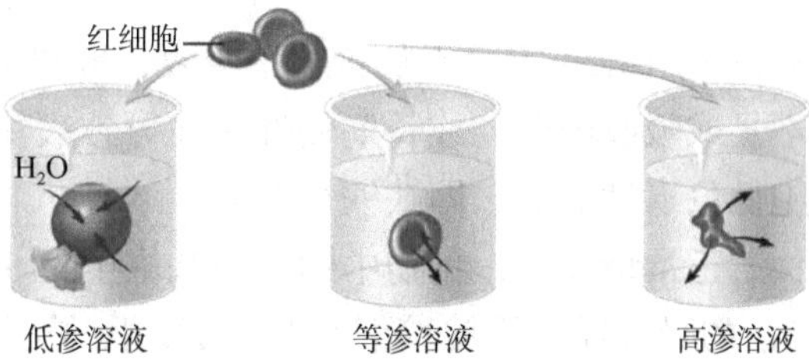

图9-2 红细胞的渗透脆性

链 接 等渗溶液与等张溶液

不同溶质的等渗溶液不一定都能保持红细胞的正常体积和形态，能使悬浮于其中的红细胞保持正常体积和形态的盐溶液称为等张溶液。这里的“等张”是指由溶液中不能通过红细胞膜的溶质颗粒所产生的渗透压。例如，NaCl不能自由通过细胞膜，所以0.9%NaCl溶液既是等渗溶液，也是等张溶液；但尿素能自由通过红细胞膜，故1.9%尿素溶液是等渗溶液，但不是等张溶液，当红细胞置于其中后最终会发生溶血。

（3）悬浮稳定性：指红细胞能较稳定地悬浮于血浆中不易下沉的特性。通常以红细胞在第1h末下沉的距离来表示红细胞的沉降速度，称为**红细胞沉降率**（erythrocyte sedimentation rate，ESR），简称**血沉**。用魏氏法检测红细胞沉降率的正常值，男性为0～15mm/h，女性为0～20mm/h。血沉越快，表示红细胞的悬浮稳定性越小。红细胞能够稳定地悬浮于血浆中，是由于双凹圆碟形的红细胞具有较大的表面积与体积之比，与血浆产生的摩擦力较大，阻碍红细胞的下沉。ESR加快，主要是由于血浆成分变化，红细胞彼此之间能较快地以凹面相贴，形成**红细胞叠连**。叠连的红细胞总表面积与总体积之比减小，摩擦力相对减小。

3. 红细胞的生理功能 红细胞的主要功能是运输 O_2 和 CO_2，并能缓冲血液 pH。红细胞的这两项功能都是由红细胞内的血红蛋白完成的。当红细胞破裂，血红蛋白逸出，则其携带 O_2 和 CO_2 的功能丧失。

4. 红细胞的生成及其调节 成年人各类血细胞均起源于骨髓造血干细胞。造血过程一般包括造血干细胞、定向祖细胞和前体细胞 3 个阶段。

（1）血细胞生成的部位：胚胎时期肝、脾和骨髓均能造血。出生后，红骨髓是主要的造血场所。大剂量放射线和某些药物（如氯霉素、抗癌药）等理化因素可导致红骨髓造血功能障碍，使全血细胞生成减少而引起贫血，称为再生障碍性贫血。

考点 红细胞生成的原料及辅助因子

（2）红细胞生成的原料：在红细胞生成过程中，需要有足够的蛋白质、铁、叶酸和维生素 B_{12}。蛋白质和铁是合成血红蛋白的基本原料，而叶酸和维生素 B_{12} 是促使红细胞成熟的辅助因子。

正常成人每天需要 20～30mg 铁用于红细胞生成，其中 95%来自体内的铁再利用，5%（约 1mg）需每天从食物中吸收，再利用的铁主要来自破坏的红细胞。因此铁的摄入不足或吸收障碍，或长期慢性失血导致人体缺铁时，血红蛋白的合成减少，可引起小细胞低色素性贫血，即缺铁性贫血。

正常情况下，食物中的叶酸和维生素 B_{12} 的含量能满足红细胞生成的需要。维生素 B_{12} 的吸收需要胃腺壁细胞产生的内因子参与。叶酸和维生素 B_{12} 缺乏可引起造血细胞 DNA 的合成减少，幼红细胞分裂增殖减慢，红细胞体积增大，导致巨幼红细胞性贫血，即大细胞性贫血。

考点 红细胞生成的调节

（3）红细胞生成的调节：正常情况下，体内红细胞的数量能保持相对稳定，这主要是受**促红细胞生成素**（erythropoietin，EPO）和雄激素的调节。EPO 是一种糖蛋白，主要由肾脏及肝脏产生。EPO 能加强骨髓的造血功能，使血液中成熟的红细胞数量增加。缺氧可促进 EPO 的合成与分泌，使血浆 EPO 含量增加。正常人从平原进入高原低氧环境后，由于肾脏分泌 EPO 增多，可使外周血液的红细胞数量、血红蛋白含量增多。临床上已经将重组的人 EPO 应用于促进贫血患者的红细胞生成。雄激素主要作用于肾，促进 EPO 的合成，使骨髓造血功能增强，血液中红细胞数量增多；雄激素还可直接作用于骨髓，使红细胞生成增多。这也可能是成年男性红细胞数多于女性的重要原因之一。

5. 红细胞的破坏 正常成人红细胞的平均寿命为 120d。每天约有 0.8%的衰老红细胞被破坏，其中 90%是被巨噬细胞吞噬。巨噬细胞吞噬红细胞后，将血红蛋白分解释放出铁、氨基酸和胆红素，其中铁和氨基酸可被再利用，胆红素在肝脏转化后经粪和尿排出。还有 10%的衰老红细胞在血管内受机械冲击而破损。

考点 白细胞的数量、生理特性及其功能

（二）白细胞生理

1. 白细胞的数量和分类计数 白细胞（leukocyte，white blood cell，WBC）是一类无色有核的血细胞，体积比红细胞大，在血液中一般呈球形。白细胞按其形态差异分为粒细胞和无粒细胞两大类。根据粒细胞胞质中嗜色颗粒特性，可将粒细胞进一步分为中性粒细胞、嗜酸性粒细胞和嗜碱性粒细胞。无粒细胞包括单核细胞和淋巴细胞。白细胞

数量男女无明显差异。安静状态下，正常成人血液中白细胞总量为（4.0～10.0）$\times 10^9$/L，其中中性粒细胞占 50%～70%，嗜酸性粒细胞占 0.5%～5%，嗜碱性粒细胞占 0～1%，单核细胞占 3%～8%，淋巴细胞占 20%～40%。

2. 白细胞的生理特性 白细胞具有变形、游走、趋化、吞噬等生理特性，这是白细胞执行防御功能的基础。除淋巴细胞外，所有白细胞都能伸出伪足做变形运动。凭借变形运动，白细胞可以穿过毛细血管壁进入组织中，这一过程称为**白细胞渗出**。白细胞具有向某些化学物质游走的特性，称为**趋化性**。能吸引白细胞发生定向运动的化学物质称为趋化因子，如机体细胞的降解产物、抗原-抗体复合物、细菌、毒素等。白细胞游走到细菌等异物周围，能把异物包围起来并吞入细胞内，进而将其消化、杀灭，称为**吞噬作用**。

3. 白细胞的生理功能 白细胞在机体的防御反应中起重要作用，是机体防御和免疫系统中的重要组成部分。

（1）中性粒细胞：是血液中主要的吞噬细胞，它处于机体抵抗微生物病原体，特别是化脓性细菌入侵的第一线。细菌入侵时，中性粒细胞在趋化因子作用下被吸引到炎症部位，把入侵的细菌包围在局部并吞噬消灭，防止细菌在体内扩散。中性粒细胞内含有大量溶酶体酶，能将吞噬的细菌和组织碎片分解。当中性粒细胞吞噬数十个细菌后，其本身即解体，释放出各种溶酶体酶，能溶解周围组织而形成脓液。它能释放出吸引其他中性粒细胞的物质，引起滚动在小血管内皮细胞上和骨髓中储备的中性粒细胞集聚。故当体内发生细菌感染时，血液中的白细胞特别是中性粒细胞数量会增多。此外，中性粒细胞还可吞噬和清除衰老的红细胞及抗原-抗体复合物。

（2）单核细胞：在血液中停留 2～3d 后迁入组织中，继续发育成为巨噬细胞，其细胞的体积增大，细胞内溶酶体颗粒增多，具有比中性粒细胞更强的吞噬能力。巨噬细胞能吞噬并杀灭入侵的病原微生物，如病毒、疟原虫、真菌、结核杆菌等；能清除变性的血浆蛋白、衰老和损伤的红细胞、血小板等；能加工和处理抗原，激活淋巴细胞的特异性免疫功能；能识别和杀伤肿瘤细胞；还能分泌多种生物活性物质如补体、干扰素、白细胞介素等，参与体内的防御机制。

（3）嗜碱性粒细胞：胞质中存在许多较大的嗜碱性颗粒，颗粒内含肝素、组胺、嗜酸性粒细胞趋化因子 A 和过敏性慢反应物质等多种生物活性物质。在速发型过敏反应中，嗜碱性粒细胞释放组胺、过敏性慢反应物质，使毛细血管壁通透性增高、支气管平滑肌收缩，引起荨麻疹、支气管哮喘等过敏反应症状。

（4）嗜酸性粒细胞：只有微弱的吞噬能力，对某些抗原-抗体复合物有吞噬作用。因其缺乏蛋白水解酶，基本上无杀菌作用。但嗜酸性粒细胞能限制肥大细胞和嗜碱性粒细胞在过敏反应中的作用；还参与对蠕虫的免疫反应。因此，在机体发生过敏反应和蠕虫感染时，常伴有嗜酸性粒细胞数增多。

（5）淋巴细胞：在免疫应答过程中起核心作用。根据细胞生长发育的过程、细胞表面标志物和功能的不同，主要将淋巴细胞分为 T 淋巴细胞和 B 淋巴细胞两大类。在功能上，T 淋巴细胞主要参与细胞免疫，B 淋巴细胞主要参与体液免疫。

4. 白细胞的生成及其调节 白细胞和红细胞一样，也起源于骨髓中的造血干细胞，在骨髓中分化发育成熟后进入血液。但淋巴细胞例外，胚胎时期的淋巴干细胞在中枢淋巴器官内发育成T淋巴细胞和B淋巴细胞。白细胞在血液中停留时间较短，主要在组织中发挥作用。白细胞的分化和增殖受淋巴细胞、单核-巨噬细胞、内皮细胞等合成和分泌的**造血生长因子调节**。

5. 白细胞的破坏 各种白细胞的寿命长短不一，有些也较难判断。一般中性粒细胞在循环血液中停留6～8h即进入组织，4～5d后即衰老死亡，或经消化道黏膜从胃肠道排出；若有细菌入侵，粒细胞在吞噬活动中可因释放出的溶酶体酶过多而发生“自我溶解”。单核细胞在血液停留2～3d，然后进入组织发育成巨噬细胞，可生存3个月左右。嗜酸性粒细胞和嗜碱性粒细胞在组织中分别可生存8～12d和12～15d。

（三）血小板生理

考点 血小板的数量、生理特性及基本功能

1. 血小板的形态和数量 血小板（thrombocyte，platelet）是骨髓中巨核细胞胞质脱落形成的无核细胞，体积小，呈双面微凸的圆盘状，直径2～3μm。我国健康成年人，血液中血小板的数量为（100～300）×10^9/L。正常人血小板计数可有6%～8%变动范围，通常午后较清晨高，冬季较春季高，剧烈运动后及妊娠中、晚期升高，静脉血的血小板数量较毛细血管血的高。

血小板进入血液后，其寿命可达7～14d，但只在开始2d具有生理功能。衰老的血小板在脾、肝、肺等器官被吞噬。

2. 血小板的生理特性 血小板具有黏附、聚集、吸附、释放和收缩等生理特性。

（1）黏附：血小板黏着于其他物质表面的过程称为**血小板黏附**。当血管内皮细胞受损暴露内膜下的胶原组织时，血小板立即黏附于胶原组织上。在黏附发生过程中，血浆内的血管性血友病因子（vWF）起着中心作用。

（2）聚集：血小板之间相互黏着的过程称为**血小板聚集**。血小板聚集可分为两个时相：第一时相发生迅速，由受损组织释放的二磷酸腺苷（ADP）引起，有可逆性，聚集后还可解聚；第二时相发生较缓慢，由血小板释放的内源性ADP引起，一旦发生后就不能再解聚。

（3）吸附：血小板能吸附血浆中多种凝血因子于其磷脂表面，使损伤部位的凝血因子浓度增高，有利于血液凝固和生理性止血。

（4）释放：血小板受刺激后，排出细胞内储存物质的过程称为**血小板释放**或血小板分泌。血小板释放的物质主要有ADP、ATP、5-羟色胺、Ca^{2+}、儿茶酚胺、vWF、血小板因子等活性物质。这些物质可参与凝血和止血的过程。

（5）收缩：血小板中存在着类似肌肉的收缩蛋白系统，在血凝块中血小板通过收缩蛋白的收缩作用，可使血块回缩形成牢固的止血栓。

3. 血小板的生理功能 主要是维持血管内皮的完整性和参与生理性止血、纤维蛋白溶解，还能分泌生长因子，有利于受损血管的修复。

（1）维持血管内皮的完整性：血小板对毛细血管内皮细胞有支持和营养作用。血小板可融入血管内皮细胞，并沉着于血管壁，以填补内皮细胞脱落。当血小板数量减少到50×10^9/L时，毛细血管的脆性增大，会出现皮下瘀点或紫癜，称为血小板减少性紫癜。

考点 生理性止血

（2）参与生理性止血：**生理性止血**（physiological hemostasis）是指当小血管受到损伤，血液从血管内流出，数分钟后出血自行停止的现象。从出血到停止出血的间隔时间称为**出血时间**（bleeding time），正常值为1～3min。

生理性止血过程主要包括血管收缩、血小板止血栓形成和血液凝固3个过程（图9-3）。①当血管受到损伤时，损伤性刺激使血管反射性收缩；另外胶原纤维的暴露激活血小板释放出缩血管物质，如儿茶酚胺、5-羟色胺等使受损伤的血管进一步收缩，血管口径变小，血流速度减慢，有助于止血。如果损伤不大，可使血管破口封闭。②损伤的血管暴露内膜下的胶原纤维，激活血小板引起黏附、聚集，在血管破损处形成血小板血栓，堵塞破口起到暂时止血作用。③血浆中的凝血系统被激活，迅速出现血液凝固。激活后的血小板通过提供血小板磷脂（platelet phospholipid，PL）表面、吸附凝血因子，参与和加速血液凝固过程。并且因血小板内收缩蛋白的收缩作用，使止血栓更加坚固。这3个过程既相继发生，又相互重叠。

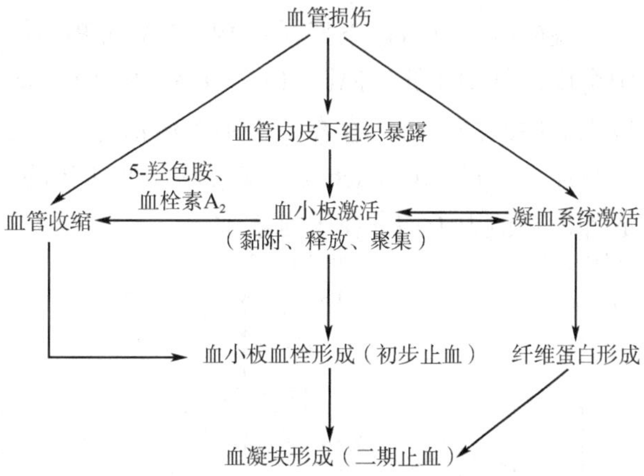

图9-3 生理性止血过程示意图

三、血液凝固与纤维蛋白溶解

（一）血液凝固

血液由流体状态转变为不能流动的胶冻状凝块的过程称为血液凝固（blood coagulation），简称**凝血**。血液凝固的实质是血浆中的可溶性纤维蛋白原转变为不溶性的纤维蛋白的过程。血液从血管中抽出后，如不加抗凝剂会自行凝固。在血液凝固后1～2h，血凝块会发生收缩，并析出淡黄色的液体，即**血清**（serum）。血清和血浆的主要区别是血清中缺乏纤维蛋白原和被消耗的某些凝血因子等，但添加了少量在血液凝固过程中由血管内皮细胞和血小板释放的化学物质。

考点 血液凝固、血清和凝血因子的概念

1. 凝血因子 血浆与组织中直接参与血液凝固的物质统称为凝血因子（coagulation factor）。其中按国际命名法根据发现的先后顺序用罗马数字编号的有12种（表9-1），即凝血因子Ⅰ～ⅩⅢ（FⅥ是血清中活化的FⅤa，已不再视为一个独立的凝血因子）。凝血因子Ⅰ～Ⅳ习惯称呼名称。此外，还包括前激肽释放酶（PK）、高分子激肽原（HK）和PL等。

表9-1 按国际命名法编号的凝血因子

编号	同义名	编号	同义名
因子Ⅰ	纤维蛋白原	因子Ⅷ	抗血友病因子（AHF）
因子Ⅱ	凝血酶原	因子Ⅸ	血浆凝血激酶（PTC）
因子Ⅲ	组织因子（TF）	因子Ⅹ	Stuart-Prower因子
因子Ⅳ	钙离子（Ca^{2+}）	因子Ⅺ	血浆凝血激酶前质（PTA）
因子Ⅴ	前加速素	因子Ⅻ	接触因子
因子Ⅶ	前转变素	因子ⅩⅢ	纤维蛋白稳定因子

考点 血液凝固的基本步骤

凝血因子具有以下特征：①除FⅣ和PL外，其余的都是蛋白质，而且多数是在肝脏中合成，其中FⅡ、FⅦ、FⅨ、FⅩ的合成需要维生素K的参与；②大部分凝血因子都以无活性的酶原形式存在，必须被激活才具有活性；被激活的因子习惯上在该因子的右下角加一字母“a”（active）来表示，如活化的FⅡ表示为FⅡa；③除FⅢ由损伤组织释放外，其他因子均存在于血浆中。

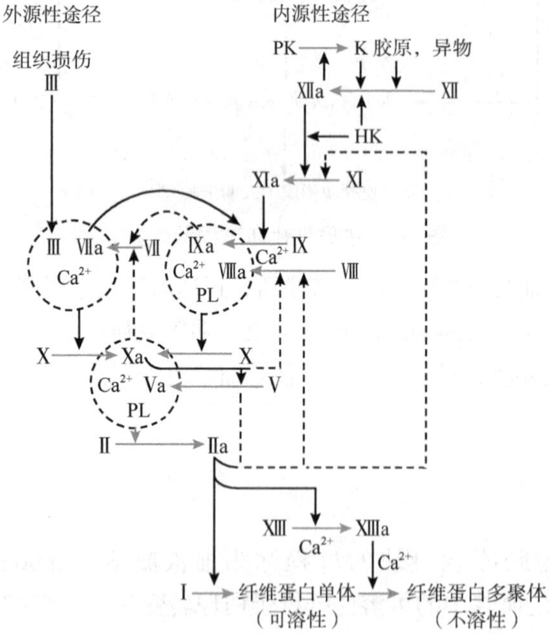

图9-4 凝血过程示意图

→ 催化作用；→ 变化方向；- - → 正反馈促进

PL：磷脂；PK：前激肽释放酶；K：激肽释放酶；HK：高分子激肽原；罗马数字表示相应的凝血因子

2. **血液凝固过程** 凝血过程是一系列凝血因子被有限水解、逐个激活的过程，形成“瀑布”样连锁反应，最终形成纤维蛋白。凝血过程基本可以分为3个阶段：①凝血酶原激活物的形成；②凝血酶原被激活成凝血酶；③纤维蛋白原转变为纤维蛋白。

根据启动方式和参与的凝血因子的不同，凝血酶原激活物可通过两个途径形成，分别称为内源性凝血途径和组织因子凝血途径（又称外源性凝血途径）（图9-4）。

（1）内源性凝血途径：参与凝血的凝血因子全部来自于血浆，是由FⅫ与带负电荷的异物表面接触活化而启动的。当FⅫ接触血管内膜受到损伤暴露的胶原纤维，或实验用玻璃、棉纱、白陶土等异物时，即被激活。FⅫa随即激活FⅪ和PK，生成FⅪa和激肽释放酶（K）。K又可正反馈地再激活FⅫ，使FⅫa大量形成。接下来FⅫa激活更多的FⅪ。此前的表面激活阶段还需要HK作为辅助因子的加速作用。FⅪa形成后在Ca^{2+}存在的条件下，将FⅨ激活。FⅨa即与Ca^{2+}、FⅧa和PL结合成复合物，此复合物中FⅨa是一种蛋白水解酶，能使FⅩ激活成FⅩa；FⅧa是一个辅助因子，对FⅩ的激活起加速作用，使反应速度提高20万倍。缺乏了FⅧ、FⅨ和FⅪ的患者凝血过程非常缓慢，微小的创伤就可能导致出血不止，分别称为甲、乙、丙型血友病。

（2）组织因子凝血途径：指血管外的组织因子（tissue factor，TF）与血液接触启动的凝血过程。TF存在于大多数组织细胞中。在组织损伤、血管破裂的情况下，TF释放，与血浆中的FⅦa和Ca^{2+}结合形成FⅦa-组织因子复合物，可迅速激活FⅩ、FⅨ生成FⅩa、FⅨa。

由内源性凝血途径和组织因子凝血途径所生成的FⅩa，与FⅤa、PL及Ca^{2+}组成的复合物，称为**凝血酶原激活物**。

凝血酶原在凝血酶原激活物的作用下激活生成凝血酶。凝血酶是一种多功能的凝血因子，其主要作用是使纤维蛋白原转变为纤维蛋白，还能激活FⅤ、FⅧ、FⅪ和FⅩⅢ。

纤维蛋白原在凝血酶的催化下，转变成为纤维蛋白单体。同时，凝血酶也激活FⅩⅢ。

纤维蛋白单体在FXⅢa的作用下转变为多聚体，即不溶性的血纤维。血纤维交织成网，网罗血细胞形成血凝块，堵塞血管破损处，使出血停止。

瀑布理论的修正：现在认为组织因子凝血途径在体内生理凝血反应的启动中起关键作用，但因为组织因子途径抑制物（TFPI）的存在，仅能产生少量凝血酶；然后正反馈作用通过"截短的"内源性凝血途径产生大量的凝血酶，完成凝血过程。组织因子被认为是凝血过程的启动因子。

3. 体内抗凝系统 正常情况下，血液在血管内总是保持流体状态，不会发生凝血。即使出血，血液凝固反应也只是在血管的破损处发生。原因其一在于血管内皮细胞表面光滑，不能激活 FⅫ和血小板，因而不会触发凝血过程；其二是血流速度很快，即使血浆中有少量凝血因子被激活，也会被血流冲走而稀释，当这些激活的凝血因子被带到肝、脾时，可被巨噬细胞吞噬清除；最重要的是血液中还存在着抑制凝血的抗凝物质。血液中主要的抗凝物质有抗凝血酶Ⅲ、肝素、TFPI和蛋白质C系统等。肝素（heparin）是一种酸性黏多糖，主要由肥大细胞和嗜碱性粒细胞产生，尤以心、肝、肺、肌肉等组织中含量最为丰富，生理情况下，血浆中含量甚微。肝素在体内体外均具有很强的抗凝作用。临床上肝素钠被广泛作为抗凝药使用。

考点
主要抗凝物质的作用

4. 血液凝固的加速与延缓 临床工作中常需要采取各种措施保持血液不发生凝固或加速血液凝固。

（1）延缓血液凝固或抗凝的方法：①将血液置于温度较低和管壁光滑的容器中（如玻璃器皿表面涂硅胶或石蜡），可延缓凝血过程；②去除血浆中 Ca^{2+}，通常可用草酸盐、枸橼酸钠作为体外抗凝剂，它们分别可与血浆中 Ca^{2+}结合成草酸钙沉淀或不易解离的可溶性络合物而发挥抗凝作用。由于少量的枸橼酸钠进入血液循环不会产生毒性作用，所以临床输血时常用它作抗凝剂来处理血液。

（2）加速血液凝固的方法：如外科手术时常用温热生理盐水纱布等进行压迫止血，因为纱布是粗糙的异物，可促进血小板黏着，激活血小板及 FⅫ；而适当加温可提高酶促反应速度，加快凝血过程。此外，为了预防手术中患者大出血，常在术前注射维生素K，以促进肝脏大量合成凝血酶原等凝血因子，从而起到加速凝血的作用。

（二）纤维蛋白溶解

纤维蛋白或纤维蛋白原被纤维蛋白溶解酶溶解的过程，称为**纤维蛋白溶解**（fibrinolysis），简称**纤溶**。纤溶可使止血过程中形成的止血栓在完成使命后被逐步溶解，从而恢复血管畅通，也有利于受损组织的再生和修复。参与这个活动的有关物质统称为**纤维蛋白溶解系统**，简称纤溶系统，该系统包括纤维蛋白溶解酶原（简称纤溶酶原）、纤维蛋白溶解酶（简称纤溶酶）、纤溶酶原激活物和纤溶抑制物。

考点
纤溶系统的概念及其功能

纤溶过程可分为纤溶酶原的激活和纤维蛋白（或纤维蛋白原）的降解两个阶段。

1. 纤溶酶原的激活 纤溶酶原是一种血浆球蛋白，主要由肝脏产生，必须被激活后才能发挥作用。纤溶酶原的激活物包括由小血管内皮细胞合成和释放的血管激活物、广泛存在于各种组织中的组织激活物和血浆激活物3种。组织激活物尤以甲状腺、肺、子宫、前列腺等组织含量较高，因此这些器官在手术时容易发生渗血。月经血也因为组织激活物含量较多不易发生凝固。肾脏产生的尿激酶活性很强，有助于防止肾小管中纤维蛋白的沉积，已提取用于临床治疗脑血管血栓。组织激活物的作用主要是在血管外进行纤溶，以利于组织修复和创伤愈合。血浆激活物（如 FⅫa 和激肽释放酶）就可激活纤溶酶原。这类激活物的作用可能是使凝血与纤溶互相配合并保持平衡状态。

2. 纤维蛋白和纤维蛋白原的降解 **纤溶酶**是一种活性很强的蛋白水解酶，可使纤维蛋白和纤维蛋白原中的赖氨酸-精氨酸键断开，分解为许多可溶性的小肽，总称为纤维蛋白降解产物，从而使血凝块逐渐溶解消失，被堵塞的血管重新开放。此外，部分纤维蛋白降解产物还有抗凝血的作用。

生理情况下，血液中总有少量纤溶酶生成，但其活性受到某些抑制物的抑制，这些抑制物称为**纤溶抑制物**。纤溶抑制物大体上可分为两类：一类为纤溶酶原激活物的抑制剂，主要由血管内皮细胞产生，对组织激活物有抑制作用；另一类是抗纤溶酶，主要由肝脏产生，和纤溶酶结合后可抑制纤溶酶的活性。

正常情况下，凝血、抗凝和纤溶保持着动态平衡，一方面使血管内流动的血液不易发生凝固，另一方面则使机体在损伤出血时既能局部有效止血，又不至于扩散发生血栓，从而保持血管的通畅。若此平衡关系被打破，将导致血栓形成或有出血倾向，给机体带来严重的危害。

四、血型与输血原则

考点
血型的概念和红细胞凝集反应

（一）血型

血型（blood group）通常是指红细胞膜上特异性抗原的类型。许多血型抗原不但存在于红细胞上，也存在于白细胞、血小板和一般组织细胞上。因此，广义上的血型包括红细胞血型、白细胞血型和血小板血型。人类已发现了 35 个不同的红细胞血型系统，与临床输血关系最为密切的是 **ABO 血型系统**和 **Rh 血型系统**。

1. ABO 血型系统 兰斯坦纳（Landsteiner）在 1901 年发现了人类第一个血型系统——ABO 血型系统，从此揭开了血型的奥秘，使输血成为临床上一种安全有效的治疗手段。后来他还发现了 Rh、MN 等血型系统，被誉为“血型之父”，并因此获得了 1930 年的诺贝尔生理学或医学奖。2001 年 WHO 和国际红十字会等决定将他的生日——6 月 14 日定为“世界献血日”。

（1）ABO 血型系统的抗原和抗体：ABO 血型系统的抗原（**凝集原**）存在于红细胞膜的外表面，有 A 抗原和 B 抗原两种。ABO 血型系统的抗体（**凝集素**）存在于血清中，有抗 A 和抗 B 两种。ABO 血型系统的抗体是一种天然抗体，人出生几个月后出现并一生存在，多为 IgM，其分子量大，不能通过胎盘。当抗原和相应的抗体相遇时，例如，A 抗原和抗 A 抗体相遇时，红细胞彼此就会聚集成一簇簇不规则的细胞团，这种现象称为**红细胞凝集反应**（见实验图 12）。凝集的红细胞可以堵塞小血管，在补体的作用下破裂溶血。

考点
ABO 血型系统的分型原则

（2）ABO 血型的分型：依据红细胞膜上 A、B 抗原有无，可将血液分为 A、B、AB、O 4 种类型。红细胞膜上只含有 A 抗原者称 A 型血，以此类推。ABO 血型系统中各血型抗原和抗体的分布见表 9-2。

表 9-2 ABO 血型系统的抗原和抗体

血型	亚型	红细胞膜上的抗原	血清中的抗体
A	A_1	$A+A_1$	抗 B
	A_2	A	抗 B+抗 A_1
B		B	抗 A
AB	A_1B	$A+A_1+B$	无抗 A，无抗 B
	A_2B	A+B	抗 A_1
O		无 A，无 B	抗 A 和抗 B

ABO 血型系统还有亚型，其中最重要的亚型是 A 型中的 A_1 亚型和 A_2 亚型。A_1 亚型红细胞膜上含有 A 抗原和 A_1 抗原，A_2 亚型血的血清中含有抗 B 抗体和抗 A_1 抗体。A_1 抗原和抗 A_1 抗体相遇会发生凝集反应。同样，AB 型血型中也有 A_1B 和 A_2B 两种亚型。我国汉族人口中，A_2 亚型和 A_2B 亚型只占 A 型和 AB 型人群的 1%以下，且其 A 抗原的抗原性弱得多，易被误定为 O 型和 B 型。

（3）ABO 血型鉴定：正确鉴定血型是确保输血安全的首要步骤。其鉴定方法见实验 6。

2. Rh 血型系统 Rh 血型的抗原物质最初发现于恒河猴（Rhesus monkey）的红细胞上，于是取其学名的前两个字母，命名为 Rh 抗原。后来研究发现大多数人的红细胞上也存在 Rh 抗原，因此将此种血型命名为 Rh 血型。

（1）Rh 血型系统的抗原与分型：Rh 血型系统比较复杂，目前已发现 50 多种 Rh 抗原，与临床关系密切的是 D、E、C、c、e 5 种，其中 D 抗原的抗原性最强。医学上通常将红细胞上含有 D 抗原者称为 Rh 阳性；而红细胞上缺乏 D 抗原者称为 Rh 阴性。在我国各族人群中，汉族和其他大部分民族的人 Rh 阳性者约占 99%，阴性者只占 1%左右。但在有些少数民族中，Rh 阴性者的比例较高，如塔塔尔族为 15.8%，苗族为 12.3%，布依族和乌孜别克族为 8.7%。在这些民族居住的地区，Rh 血型的问题应受到特别重视。

考点 Rh 血型系统的分型原则

（2）Rh 血型系统的特点及其临床意义：与 ABO 血型不同，人的血清中不存在 Rh 抗原的天然抗体，只有当 Rh 阴性者接受 Rh 阳性的血液后，通过体液免疫才会产生 Rh 抗体。Rh 抗体是一种后天获得的免疫性抗体，主要是 IgG，分子量较小，能通过胎盘。

由于人的血清中不存在天然的 Rh 抗体，Rh 阴性者第一次接受 Rh 阳性的血液后，一般不会发生明显的输血反应，但再次输入 Rh 阳性的血液时，就会发生抗原-抗体的凝集反应，输入的 Rh 阳性红细胞将被破坏而出现溶血。另外，Rh 阴性的母亲第一次怀有 Rh 阳性的胎儿，分娩时胎盘剥离可使胎儿的红细胞进入母体的血液循环中，刺激母体产生 Rh 抗体。当再次怀有 Rh 阳性的胎儿时，母体的 Rh 抗体可透过胎盘进入胎儿血液循环，使胎儿红细胞发生凝集而溶血，致胎儿死亡或新生儿溶血性贫血。若在头产后及时输注特异性抗 D 免疫球蛋白，可防止 Rh 阴性母亲致敏，预防第二次妊娠时新生儿溶血的发生。

（二）血量与输血原则

考点 血量的概念及正常值

血量（blood volume）是指机体内血液总量。正常成人的血量相当于自身体重的 7%～8%，即每千克体重 70～80ml 血液；男性高于女性，幼儿高于成人，强壮者高于体弱者。一个体重 60kg 的人，血量为 4.2～4.8L。全身血液的大部分在心血管系统中快速循环流动，称为**循环血量**，小部分血液滞留在肝、脾、肺、腹腔静脉及皮下静脉丛中，流动很慢，称为**储存血量**。储存血量所在处称为**储血库**。在剧烈运动、情绪激动或大量失血等情况下，储存血量可释放出来，补充循环血量，以满足机体的需要。血量的相对恒定，对于维持正常血压和器官血流量是必需的。

失血的危害取决于失血量和失血速度。一般认为，健康人失血量在总血量 10%以内（约 500ml），机体可通过代偿活动进行补偿，无明显临床症状；还可促进血液更新，激活机体造血功能。这也是国家鼓励一定年龄段健康成人无偿献血的科学依据（《中华人民共和国献血法》1998 年 10 月 1 日起施行）。当机体失血量超过 20%时，机体将难以补偿，出现血压下降。若失血量超过 30%，如不及时进行输血治疗，将危及生命。临床上，输血已经成为治疗某些疾病、抢救伤员生命、保证大手术顺利进行的重要手段。

考点
输血原则

为了保证输血的安全，避免输血反应，必须遵守输血原则，即必要性原则和在输血过程中必须避免出现红细胞凝集反应。在准备输血时首先要鉴定 ABO 血型，保证供血者的血型和受血者的血型相合。对于生育年龄的妇女或需要反复输血的患者，还应要求 Rh 血型相合。同型输血安全可靠，而且不受输血量的限制。以往所谓“万能供血者”和“万能受血者”的说法是不可取的。

输血时可因血型不合产生溶血反应，导致休克、弥散性血管内凝血和急性肾衰竭，所以临床上输血前，即使已知供血者和受血者是同型血，由于 ABO 血型系统存在着亚型及 Rh 血型等因素，也必须进行交叉配血试验。**交叉配血试验**（cross-match test）是将供血者的红细胞和血清分别与受血者的血清和红细胞混合，观察有无凝集反应的试验。交叉配血试验中供血者的红细胞和受血者的血清相混合的称主侧；受血者的红细胞和供血者的血清相混合的称次侧（图 9-5）。这样既可检验血型鉴定是否有误，又能发现他们的红细胞与血清是否还存在其他的凝集原或凝集素。在进行交叉配血试验时，应在 37℃下进行，以保证可能有的凝集反应得以充分显示。

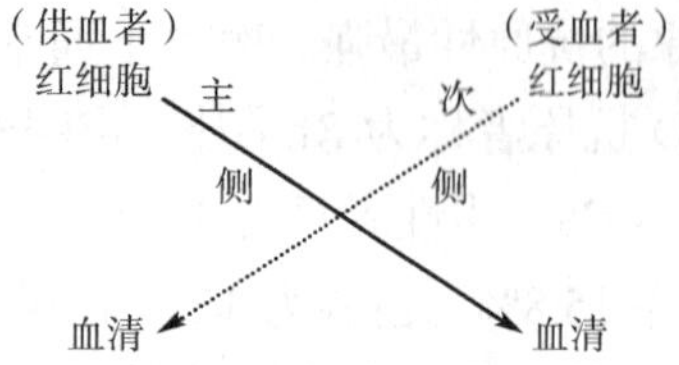

图 9-5 交叉配血试验

如果交叉配血试验的两侧都没有发生凝集反应，即为配血相合，可以输血；如果主侧发生了凝集反应，无论次侧是否发生凝集反应，即为配血不合，不能进行输血；如果主侧没有发生凝集反应，而次侧发生了凝集反应，则为配血基本相合，一般不宜输血，但在紧急情况下必须进行输血时，应慎重处理，少量（＜300ml）、缓慢地进行输血，并密切注意观察患者输血过程中的表现，如发现输血反应，立即停止输血。

链 接 输血疗法的发展趋势

随着医学和科学技术的进步，输血疗法已经从原来的输全血发展到成分输血。成分输血针对性强，可以提高疗效，减少不良反应，并节约血源。此外，自身输血疗法和人造血液研究也在不断发展中。

自测题

一、名词解释

1. 血细胞比容 2. 血浆 3. 等渗溶液
4. 血液凝固 5. 凝血因子 6. 血清
7. 血沉 8. 血型

二、选择题

A 型题

1. 下列哪项不是血浆蛋白的主要功能（ ）
   A. 运输物质
   B. 参与机体的免疫
   C. 缓冲血液 pH
   D. 参与生理性止血
   E. 维持血浆晶体渗透压
2. 血浆的 pH 主要取决于下列哪个缓冲对（ ）
   A. $KHCO_3/H_2CO_3$ B. K_2HPO_4/KH_2PO_4
   C. $NaHCO_3/H_2CO_3$ D. Na_2HPO_4/NaH_2PO_4
   E. 蛋白质-Na/蛋白质
3. 正常人红细胞在 0.5%NaCl 溶液中的形态是（ ）
   A. 正常 B. 膨胀 C. 缩小
   D. 破裂 E. 先缩小后破裂
4. 小血管损伤后止血栓正确定位于损伤部位是由于血小板的哪种生理特性（ ）
   A. 吸附 B. 黏附 C. 聚集
   D. 收缩 E. 释放
5. 巨幼红细胞性贫血是由于缺少（ ）
   A. Fe^{2+} B. 蛋白质
   C. 维生素 B_{12} 和叶酸 D. 促红细胞生成素
   E. 钙三醇
6. 甲状腺或肺手术后易发生渗血，主要是由于这些组织（ ）
   A. 肝素含量多 B. 血管丰富
   C. 血流量大 D. 凝血酶原激活物多
   E. 纤溶酶原激活物多
7. A 型血人的红细胞与 B 型血人的血清相遇时，红细胞发生的变化是（ ）
   A. 聚集 B. 黏着 C. 叠连
   D. 凝集 E. 凝固

三、简答题

1. 简述血浆晶体渗透压与血浆胶体渗透压的主要形成物质及其生理意义。
2. 简述生理性止血的基本过程。
3. 简述血液凝固的基本过程，说出内源性凝血和组织因子途径凝血的区别与联系。
4. 简述输血原则与交叉配血试验方法。为什么对主侧次侧结果不同对待？

（赵敏敏）

第10章

血液循环

考点
血液循环的概念和功能

循环系统包括起主要作用的心血管系统和起辅助作用的淋巴系统，以及脑脊液循环等。血液在心脏舒缩活动等的推动下，沿着心血管系统在全身按一定方向流动，周而复始，称为**血液循环**（blood circulation）。血液循环的主要功能是运输营养物质、O_2和代谢产物，使机体新陈代谢能不断进行，实现体液调节，维持内环境稳态和实现对机体的防御保护功能。全身或局部的血液循环一旦停止，将导致严重的甚至是不可逆转的损害（大脑皮质为4～6min，心、肾为10～20min），直至危及生命。因此，在临床抢救复苏时迅速建立有效的循环是首要的。

生理学中，通常把心脏及其附近的主动脉、大动脉和腔静脉视为循环系统的中心，把其余部分视为循环系统的外周，因此有了“中心静脉压”和“外周阻力”等说法。血管的走向也用向心端、离心端（即外周端）描述。

一、心脏泵血

心脏是由心肌组织构成的并具有瓣膜结构的空腔器官（图 10-1），是血液循环的动力装置，通过其节律性的收缩和舒张，以及由此而引起瓣膜的规律性开启和关闭推动血液沿单一方向循环流动，这是其主要功能。除此之外，心脏还是一个重要的内分泌器官，心房肌细胞分泌的心房钠尿肽具有利尿、利钠、舒张血管和降血压作用，并且参与机体水盐平衡、体液容量和血压的调节。

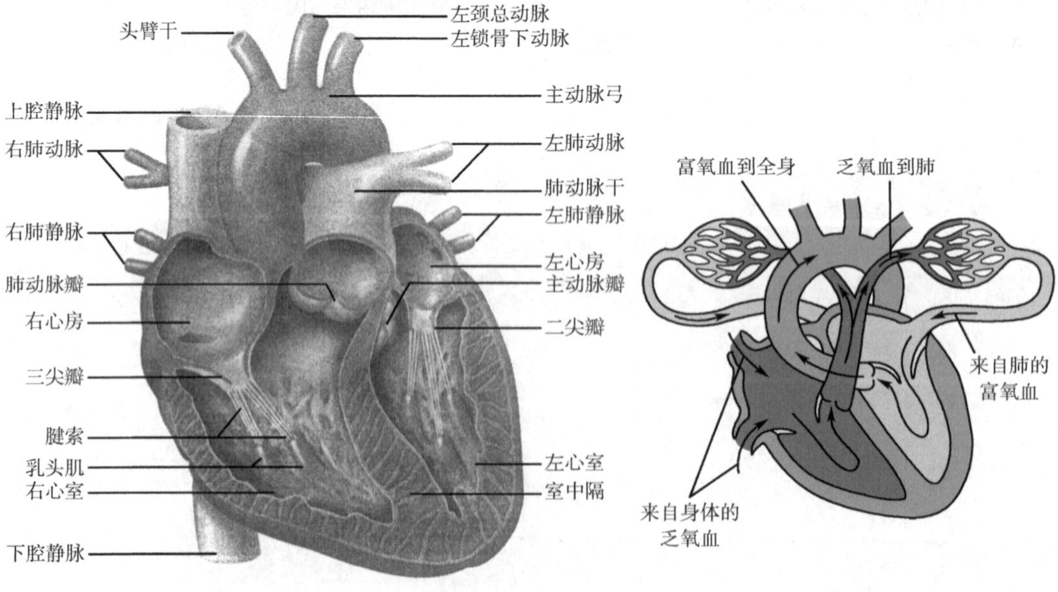

图 10-1　心脏矢状面示意图

A. 心房、心室及瓣膜位置；B. 血液在心腔内的流动路径

（引自 Sylvia S. Mader，2002）

右心房接受上下腔静脉及冠状静脉缺乏 O_2 而富含 CO_2 的血液，通过右房室口进入右心室。在右心室壁上有从心肌延伸出来的乳头肌，乳头肌发出的腱索附在三尖瓣（右房室瓣）的瓣尖，可避免三尖瓣翻向右心房。肺动脉开口于右心室，开口处有 3 片半月瓣，称肺动脉瓣。肺动脉瓣允许右心室血液射入肺动脉，而避免血液倒流回右心室。乏氧的静脉血通过肺部的气体交换转变为富含 O_2 的动脉血，由肺静脉运回左心房。左房室瓣称二尖瓣或僧帽瓣，二尖瓣由更加粗壮的腱索和发达的乳头肌牵引在左心室壁上。左心室到主动脉的开口也有 3 片半月瓣，称主动脉瓣，它比肺动脉瓣更大更厚。左心室把富含 O_2 的血液射入主动脉，供应全身（图 10-1B）。为心脏提供营养的冠状动脉开口刚好位于主动脉瓣之上。心脏可以被看作是一个双泵，右心活动推动**肺循环**（pulmonary circulation），左心活动推动**体循环**（systemic circulation）。肺循环和体循环是先后串联关系。据测算，人体安静状态下血液 25s 可循环全身 1 周。

（一）心动周期与心率

考点
心动周期和心率的概念

心房或心室每收缩和舒张 1 次，构成 1 个机械活动周期，称为**心动周期**（cardiac cycle）。心房与心室的活动周期均包括收缩期和舒张期。由于心室在心脏泵血活动中起主要作用，故心动周期通常是指心室的活动周期而言。

心动周期持续的时间与心率有关，**心率**（heart rate，HR）是指每分钟心跳的次数。正常成年人安静时心率为 60～100 次/分，平均 75 次/分，即每个心动周期持续 0.8s。心率随年龄、性别和生理状态不同而异。成年女性稍快于男性。一个心动周期中，两心房首先收缩，持续 0.1s，继而心房舒张，持续 0.7s。当心房收缩时，心室处于舒张期，心房进入舒张期后不久，心室开始收缩，持续 0.3s，随后进入舒张期，持续 0.5s。心室舒张的前 0.4s 期间，心房也处于舒张期，这一时期称为**全心舒张期**（图 10-2）。可见，1 个心动周期中，心房和心室各自按一定时程进行舒张与收缩交替的活动，而心房和心室两者的活动又依一定的次序先后进行，左右两侧心房或心室的活动则几乎是同步的。另一方面，无论心房或心室，收缩期均短于舒张期，这有利于静脉血回心及心肌细胞恢复做功能力。如果心率增快，心动周期缩短，收缩期和舒张期均相应缩短，但舒张期缩短比例更大；心肌工作时间相对延长，这对心脏的充盈和持久活动是不利的。

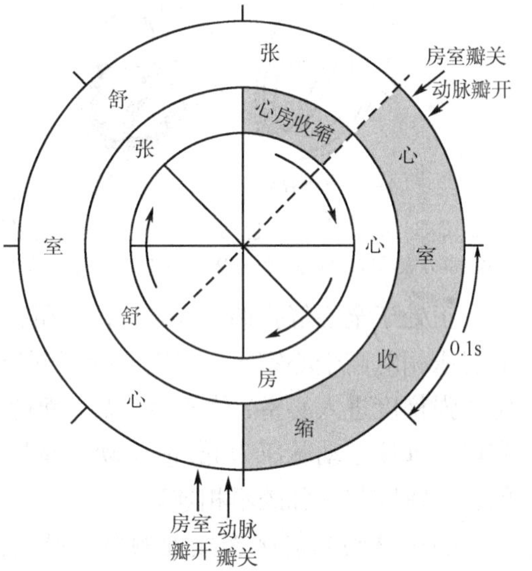

图 10-2 心动周期中心房和心室的活动

（二）心脏的泵血过程与机制

了解心脏的泵血功能，需要弄清以下 3 个问题：①血液在心脏内的单方向流动是怎样实现的；②动脉内压强比较高，心脏是怎样将血液射入动脉的；③压强很低的静脉血液是怎样返回心脏的。

链 接 心功能不全

心功能不全是指在有适量静脉血回流的情况下，心脏排出的血液不足以维持组织代谢需要的一种病理状态。临床上以心输出量不足、组织血流量减少和肺循环和（或）体循环静脉淤血为特征，又称充血性心力衰竭。各种心血管疾病由于心脏长时间负荷过重、心肌病损及收缩力减弱，都可导致心功能不全。按发生过程可分为急性和慢性两种，按症状和体征可分为左心、右心或全心衰竭。

考点
心脏的泵血过程和机制

左心与右心的泵血过程相似，而且几乎是同时进行。现以左心为例说明心室射血和充盈的过程，以便了解心脏泵血的机制。重点从心室压强容积的变化情况、瓣膜的启闭及血流变化情况等 3 方面来探讨（图 10-3，图 10-4）。

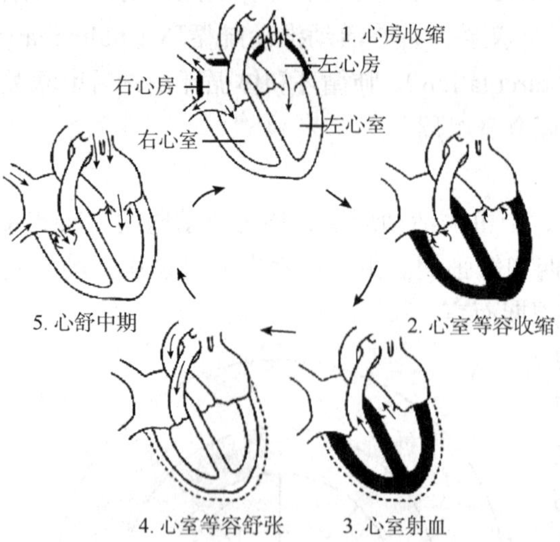

图 10-3 心动周期中心房、心室收缩变化图解
黑色部分表示收缩状态（引自 William F. Ganong，2001）

左心室的一个心动周期，包括收缩期和舒张期两个时期，每个时期又可分为若干时相，即心室收缩期的等容收缩期、快速射血期和减慢射血期，心室舒张期的等容舒张期、快速充盈期、减慢充盈期和下一个心房收缩期。通常以心房开始收缩作为描述一个心动周期的起点。

1. 心房收缩期 心房开始收缩之前，心脏正处于全心舒张期。这时，心房和心室内压强都比较低，由于静脉血不断流入心房，心房压相对高于心室压，房室瓣处于开启状态，心房腔与心室腔相通，血液由心房顺房-室压强梯度进入心室，使心室充盈。而此时心室内压远比主动脉压为低，故主动脉瓣是关闭的，心室腔与动脉腔不相连通。

心房从与腔静脉连接处的窦房结附近开始收缩，心房容积缩小，内压升高，心房内血液被挤入已经充盈了血液但仍然处于舒张状态的心室，使心室的血液充盈量进一步增加。心房收缩持续约 0.1s，随后进入舒张期。

2. 等容收缩期 心室收缩，心室内压强开始升高；当超过房内压时，心室内血液出现由心室向心房反流的倾向，推动房室瓣并使之关闭。这时，室内压尚低于主动脉压，主动脉瓣仍然处于关闭状态，心室成为一个封闭腔。因血液是不可压缩的流体，这时心室肌的强烈

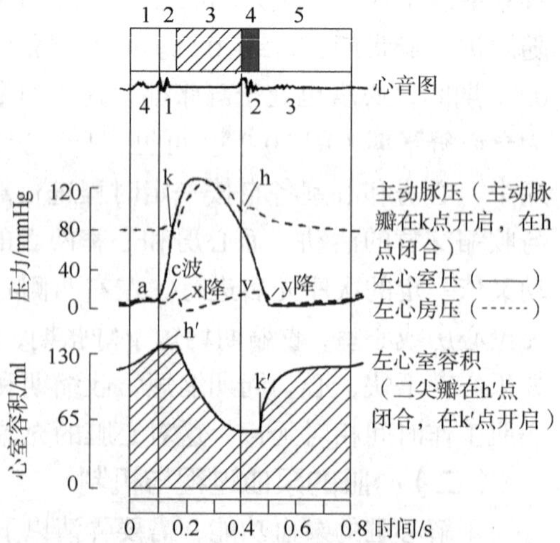

图 10-4 心脏射血与充盈过程中压强、容积、瓣膜等的变化
1mmHg≈0.133kPa（引自 William F. Ganong，2001）

收缩导致室内压在 0.05s 内急剧升高，直至超过主动脉压致主动脉瓣开启，这段时期称为等容收缩期。

3. 射血期 等容收缩期末室内压升高超过主动脉压时，高压血流冲开主动脉瓣，射入主动脉。射血期最初的 0.1s 内，心室肌仍在强烈收缩，由心室射入主动脉的血液量很大（约占总射血量的 2/3），流速也很快。此时，心室容积明显缩小，室内压继续上升并达峰值，这段时期称**快速射血期**。射血期的后 0.15s，由于心室肌收缩强度减弱，射血速度逐渐减慢，故称为**减慢射血期**，这一时期内，心室内压和主动脉压都相应由峰值逐步下降。

应用精确的压强测量方法观察到，在射血期的中期或稍后，心室内压已经低于主动脉压，不过此时由于血流惯性作用可以继续射入主动脉。

4. 等容舒张期 心室肌开始舒张后，室内压下降，主动脉内血液向心室方向反流，推动主动脉瓣关闭；这时室内压仍明显高于心房压，房室瓣仍处于关闭状态，心室又成为封闭腔。心室肌舒张，室心压快速大幅度下降，但容积不变。从主动脉瓣关闭直到室内压下降到低于心房压、房室瓣开启时为止，称为等容舒张期，持续 0.06～0.08s。

5. 心舒中期 等容舒张期后，心室继续舒张。当室内压下降到低于心房压时，房室瓣被血液冲开，心房内血液顺着房-室压强梯度被“抽吸”快速进入心室，心室容积增大，这一时期称为**快速充盈期**，历时 0.11s。由于心房、心室同时处于舒张状态，房内压低于静脉压，静脉血也将经心房流入心室参与快速充盈。其间进入心室的血液约为总充盈量的 2/3。随后，血液以较慢的速度继续流入心室，心室容积进一步增大，称**减慢充盈期**，历时约 0.22s。

此后进入下一个心动周期，心房开始收缩并向心室射血，称**房缩充盈期**，历时 0.1s。由心房收缩增加的充盈量只占总充盈量的 25%左右。

从以上对心室充盈和射血过程的描述中，不难理解左心室泵血的机制：心室肌的收缩和舒张造成室内压变化，是导致心房和心室之间及心室和主动脉之间产生压强梯度的根本原因；而压强梯度是推动血液在相应腔室之间流动的主要动力，血液的单方向流动则是在瓣膜活动的配合下实现的。反过来，瓣膜的启闭对于室内压的变化起着重要作用，没有瓣膜的配合，等容收缩期和等容舒张期的室内压大幅度升降是不能圆满实现的。

还应注意，一方面，虽然心室充盈主要依靠心室舒张（快速充盈期）来完成，但心房收缩进一步增加心室充盈，使心室舒张末期容积和压强都有一定程度的增加；另一方面，如果心房缩舒缺乏，将会导致房内压增加，不利于静脉回流，从而间接影响心室射血。因此可以认为，心房收缩起着初级泵的作用，它对于心脏泵血和血液回流都是有利的。房泵的缺失在静息条件下对心脏泵血功能影响不大；但机体在运动和应急状态下，就可能出现心输出量不足等泵功能的严重损害。故当发生心房纤颤时，一般不至于严重影响心室充盈和心室的射血功能；如果发生心室颤动，心脏泵血活动立即终止，后果将十分严重。

右侧心脏活动的过程和机制与左侧相同，但肺循环路径短、阻力小，肺动脉压仅为主动脉压的 1/6，故右心室开始射血时所面临的对抗压力较低。因此，一个心动周期中，右心室内压变化的幅度比左心室要小得多。

心脏泵血的进一步机制所涉及的心肌细胞生物电现象和生理特性已在第 3 章介绍。

（三）心音

心动周期中，心肌收缩、瓣膜启闭、血液加速度和减速度对心血管壁的加压和减压作用，以及形成的涡流等因素引起的机械振动，可通过周围组织传递到胸壁；如将听诊器放在胸壁某些部位，就可以听到声音，称为**心音**（heart sound）。若用换能器将这些机械振动转换为电信号记录下来，便得到**心音图**（phonocardiogram，PCG）。心音图上一般可观察到 4 个心音波（图 10-4 上）。

考点 第一及第二心音的特点及产生机制

第一心音发生在心室收缩期，是心室开始收缩的标志，在心尖搏动处（左第 5 肋间隙锁骨中线）听得最清楚。其特点是音调较低，持续时间相对较长，为 0.12～0.14s。产生第一心音的因素包括房室瓣关闭、主动脉瓣开放、心室射出的血液冲击主动脉根部及大血管扩张形成的血液涡流等产生的振动。第一心音可以反映心室收缩力量的强弱和房室瓣的功能状态。

第二心音发生在心室舒张期，是心室开始舒张的标志，分别在主动脉瓣区和肺动脉瓣区听得最清楚。其特点是音调较高，持续时间较短，为 0.08～0.10s。它的产生主要是由于心室舒张时引起主动脉瓣和肺动脉瓣关闭的振动。第二心音可以反映动脉血压的高低和动脉瓣的功能状态。

第三心音发生在快速充盈期末，也称舒张早期音。其特点是音调低、时间短，持续 0.06～0.08s。它可能是由于心室充盈减慢而引起的心室壁和瓣膜振动产生的。

第四心音是心房收缩时产生的声音，所以又称心房音。在异常有力的心房收缩和左室壁变硬的情况下，当心房收缩时，血液流入心室引起室壁的振动，则可产生第四心音。

多数情况下只能听到第一和第二心音，在某些健康儿童和青年人可听到第三心音，40 岁以上的健康人也有可能出现第四心音。心脏某些异常活动可以产生杂音（murmur）或其他异常心音。因此，听取心音对于心脏疾病的诊断有一定的意义。

（四）心电图

考点 正常心电图的波形及其生理意义

在正常人体，由窦房结发出的一次兴奋，按一定的途径和进程，依次传向心房和心室，引起整个心脏的兴奋。这种生物电变化通过心脏周围的导电组织和体液，反映到身体表面，将测量电极放置在体表的一定部位记录出来的心脏电变化曲线，就是临床上使用的**心电图**（electrocardiogram，ECG）。心电图反映心脏兴奋的产生、传导和恢复过程中的生物电变化，与心脏的机械收缩活动无直接关系。

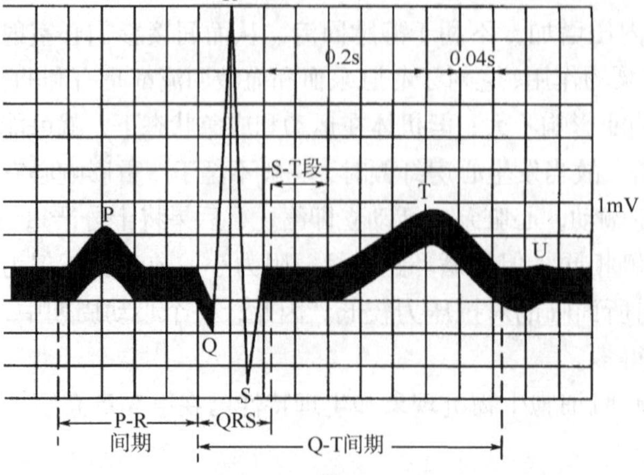

图 10-5 正常人心电模式图

测量电极安放位置和连线方式（称导联方式）不同，所记录到的心电图在波形上有所不同。但基本上都包括一个 P 波，一个 QRS 波群和一个 T 波，有时在 T 波后还出现一个小的 U 波（图 10-5）。

P 波反映两心房的去极化过程，波形小而圆钝，历时 0.08～0.11s，波幅不超过 0.25mV。

P-R 间期是指从 P 波起点到 QRS 波起点之间的时程，历时 0.12～0.20s。P-R 间期代表由窦房结产生的兴奋经由心房、房室交界和房室束到达心室所需要的时间，该时间延长表示房室传导阻滞。

QRS 波群代表两心室去极化过程，也包含了心房复极化过程。正常 QRS 波群历时 0.06～0.10s，代表心室肌兴奋扩布所需的时间；各波波幅在不同导联中变化较大。

Q-T 间期指从 QRS 波起点到 T 波终点的时程，代表心室动作电位去极与复极的总时间。

S-T 段指从 QRS 波群终点到 T 波起点之间的与基线平齐的线段，它代表心室各部分都处于去极化状态（如动作电位平台期），各部分之间没有电位差存在。

T 波由心室复极化产生，波幅为 0.1～0.8mV。一般不低于 R 波的 1/10。T 波历时 0.05～0.25s。T 波的方向与 QRS 波群的主波方向相同。

有时在 T 波后 0.02～0.04s 还会出现一个低而宽的 U 波。一般推测与浦肯野纤维网的复极化有关，因为它们的动作电位时程比心室肌长，复极化更迟。也有人认为是乳头肌缓慢的复极化作用所产生。

（五）心脏泵功能的评价

心脏泵功能正常或不正常、增强或减弱，这是医疗实践及实验研究工作中经常遇到的问题。因此，用什么样的方法和指标来测量和评定心脏功能，在理论和实践上都十分重要。

心脏在循环系统中所起的主要作用就是泵出血液以适应机体新陈代谢的需要，不言而喻，心脏输出的血液量是衡量心脏功能的基本指标。

考点 搏出量与射血分数、心输出量与心指数的概念及正常值

1. 搏出量和射血分数 1 次心跳单侧心室射出的血液量，称为**每搏输出量**（stroke volume），简称搏出量。心室舒张末期充盈量最大，称为舒张末期容积。舒张末期容积与收缩末期容积之差，即为搏出量。正常成年人，左心室舒张末期容积约为 125ml，收缩末期容积约为 55ml，搏出量约 70ml（60～80ml）。可见，每次心跳，心室内血液并没有全部射出。搏出量占心室舒张末期容积的百分比，称为射血分数（ejection fraction）。健康成年人安静时射血分数为 55%～65%。在心室功能减退、心室异常扩大的情况下，虽然搏出量与正常人无明显差别，但此时的射血分数已明显下降。因此，射血分数是评价心泵功能较为客观的指标。

2. 心输出量和心指数 单侧心室每分钟射出的血液量，称为**每分输出量**，又称心输出量（cardiac output）或**心排血量**，等于心率与搏出量的乘积。左右两心室的心输出量基本相等。与心率相似，心输出量与机体新陈代谢水平相适应，可因性别、年龄及其他生理情况而不同。例如，健康成年男性静息状态下，心输出量为 5L/min（4.5～6.0L/min）。女性比同体重男性的心输出量约低 10%，青年时期心输出量高于老年时期。心输出量在剧烈运动时可高达 25～35L/min，麻醉情况下则可降低到 2.5L/min。

心输出量是以个体为单位计算的。身体矮小的人和高大的人新陈代谢总量不相等，因此用心输出量的绝对值作为指标进行不同个体之间心功能的比较是不全面的。群体调查资料表明，人体静息时的心输出量，并不与体重成正比，而是与体表面积成正比的。以单位体表面积（m^2）计算的心输出量，称为心指数（cardiac index）；中等身材的成年人体表面积为 1.6～1.7m^2，安静和空腹情况下心输出量 5～6L/min，故静息心指数为 3.0～3.5L/（min · m^2），它可作为比较不同个体心功能的评定指标。年龄在 10 岁左右时，静息心指数最大，可达 4L/（min · m^2）以上，以后随年龄增长而逐渐下降，到 80 岁时静息心指数接近于 2L/（min · m^2）。心指数随运动强度的增加大致成比例地增高。妊娠、

情绪激动和进食时，心指数均有不同程度的增高。

考点 心脏做功量的概念及计算

3. **心脏做功量** 心脏收缩射血一次所做的功，称为**每搏功**（stroke work）。每搏功与心率的乘积，称为**每分功**。心室收缩射血时，其心肌张力与缩短距离的变化可以转为室内压强与容积的变化。以左心室搏出功为例，由于心室收缩射血中室内压是一个动态变化的过程，计算比较困难，故在实际工作中常用平均动脉血压代替左心室收缩期内压平均值，用平均心房压代替左心室舒张末期充盈压，因此，每搏功可以用下式计算：

左心室每搏功（J）=搏出量（L）×（平均动脉血压-左心房平均压）（mmHg）×13.6（kg/L）×9.807×（1/1000）

左右心室搏出量基本相等，但肺动脉的平均血压仅为主动脉平均血压的1/6，故右心室做功量只有左心室做功量的1/6。

考点 心力储备的概念及方式

4. **心力储备** 健康人心脏泵血功能有相当大的储备力量，心输出量随机体代谢的需要而增加的能力，称为心脏泵血功能储备或心力储备（cardiac reserve）。心力储备来自心率变化和搏出量变化两个方面。

心率储备是增加心力储备的主要方式，健康成人剧烈运动时心率可达180次/分。在一定范围内，心率增快可使心输出量增加2.0～2.5倍；但如果心率增加过快，超过180次/分，心室充盈时间明显缩短，充盈量减少，搏出量可减少到仅有正常时的一半左右，心输出量亦开始下降。反之，如心率太慢，低于40次/分，心输出量亦减少。这是因为心室舒张期过长，心室充盈早已接近限度，再延长心舒时间也不能相应增加充盈量和搏出量。

搏出量的增加，一是心缩期射血量的增加，一是心舒期充盈量的增加。前者称为收缩期储备，后者称为舒张期储备。一般情况下，心室射血期末心室内余血量约为55ml。当心室做最大程度收缩时可使心室内余血减少到不足20ml。一般心室舒张末期容积为125ml，最大限度可增加到160ml。

心力储备在很大程度上反映心的功能状况。经常进行体育锻炼的人，心射血能力增强。运动员的最大心输出量可增大到静息时的8倍。不从事体育锻炼或有心脏疾病的人，静息时心输出量与健康人没有明显区别，尚能够满足代谢的需要；但当代谢活动增强时，心输出量却不能相应增加，而出现心慌气短、头晕目眩等现象。慢性心力衰竭患者的心脏出现代偿性心室扩大或心肌肥厚，从而使心输出量恢复到接近正常水平。

（六）心脏泵血功能的调节

案例 10-1

患者，男，72岁，患冠心病20年。患者在进行输液治疗时，因为擅自将输液速度调至90滴/分，半小时后出现了胸闷、呼吸困难、心慌的症状。

问题与思考：分析患者出现症状的原因，提出相应对策。

考点 心肌收缩的调节

在心率恒定的情况下，心室每次收缩的搏出量取决于心肌纤维缩短的程度和速度。与骨骼肌类似，影响心肌收缩的因素包括前负荷、后负荷和肌肉收缩能力。

前负荷是指肌肉收缩前所承受的负荷，即心室舒张末期容积或压强，它决定着心室肌细胞的初长度。心室舒张末期容积是静脉回心血量和心室射血后心室内余血量之和。

在一定范围内，前负荷越大，越接近心肌细胞最适初长度，心肌收缩能力也就越强，搏出量和心输出量也就越多，使血液不会在心脏和静脉内蓄积。这种调节被称为**心肌细胞异长自身调节**，也称为斯塔林（Starling）机制或“**心的定律**”。超过一定范围后，心肌收缩力反而减弱，搏出量减少。故临床静脉输血输液应严格控制输入量和输入速度。

后负荷对心室而言指大动脉血压。若其他条件不变，动脉血压升高，心室等容收缩期室内压的峰值必然也增高，从而导致等容收缩期延长而射血期相应缩短，射血速度减慢，搏出量减少。反之，动脉血压降低则有利于射血。这是临床对心力衰竭患者使用扩血管药物的依据。在正常情况下，由于动脉血压突然升高而使搏出量减少时，射血后心室内的剩余血量增多，如果舒张期内从静脉回流的血量没有明显减少，则心室舒张末期容积必然增大。机体可通过异长自身调节使心肌收缩增强，搏出量增加，从而使心室舒张末期容积逐渐恢复正常。

心肌不依赖于负荷而能改变其力学活动的内在特性，称为**心肌收缩能力**。在同样的前负荷条件下，心肌收缩能力增强，心脏泵血功能明显增强，这种调节与心肌细胞的初长度变化无关，称为**心肌等长调节**。其能力可受内环境理化特性、神经、体液和药物等的影响。

二、动脉血压与动脉脉搏

考点
各类血管的功能特征

血管可分为动脉、毛细血管和静脉三大类。动脉系统把心脏射出的血液输送到全身各处，它的总截面积最小，流速快（大动脉中为 40～50cm/s）；毛细血管总截面积相当于主动脉的 800 倍，流速最慢（0.05～0.08cm/s），是物质交换的场所，称为**交换血管**；静脉系统把经过物质交换的血液送回心脏，被称为引流系统，静脉的总截面积相当于同水平动脉的 2～4 倍，流速中等（平均 10cm/s）。循环过程中由于能量的消耗，平均血压呈顺序性递降。血压下降并不均匀，在小动脉（口径＜1mm）和微动脉段下降最多。表明血流在此受到的阻力最大，约占总外周阻力的 47%。两者富含平滑肌，口径变化大，被称为**阻力血管**（图 10-6）。

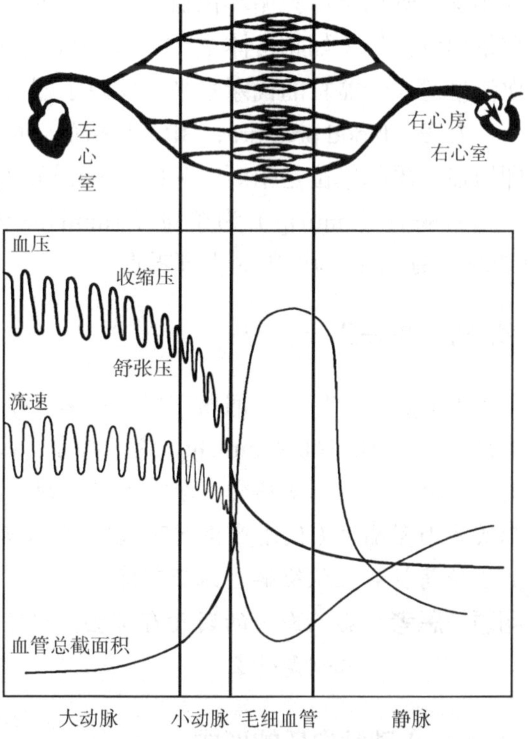

图 10-6 血管系统各段的血压、流速和血管总截面积的关系示意图

血流量（即容积速度）是血流线速度与血管截面积的乘积。血流量保持不变时，流速就会与血管截面积大小成反比。当器官动脉、静脉压强差变化不大时，其血流量取决于器官内阻力血管口径。血管中血流阻力 $R=8\eta L/(\pi r^4)$，即血流阻力与血液黏滞系数 η（音“厄塔”）、血管长度 L 成正比，而与血管半径 r 的 4 次方成反比。通常情况下，η 和 L 变化不大，机体主要通过调节血

管半径来实现各器官间血流分配。

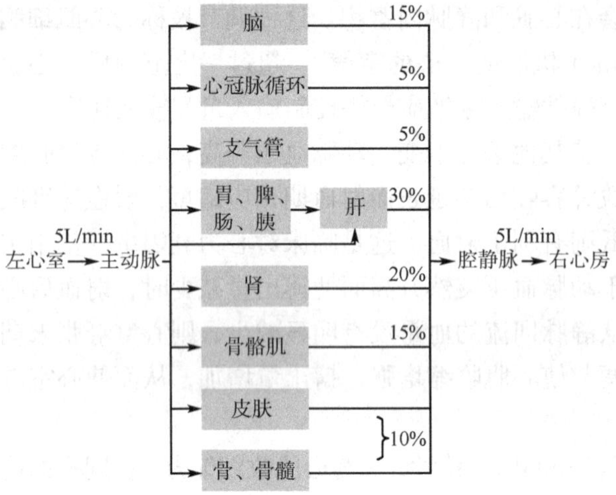

图 10-7 体循环各器官血管床并联关系示意图

图中百分数为占心输出量的比例

静息状态下，循环血量的9%处于肺循环中，7%在心脏内，体循环占84%；体循环中大、中动脉内约13%，约7%在小动脉和毛细血管中，各级静脉中的血液高达 64%左右。大静脉管壁薄，平时处于部分塌陷状态，横断面呈椭圆形，可以动态储存体循环血量的60%～70%，从而调节回心血量，被称为**容量血管**，又称**动力性储血库**。动力性储血库还包括肝、脾和肺循环等，这些器官血管收缩使流出血量增多可以弥补全身循环血量的不足。

在体循环，供应各器官的血管相互间基本上呈并联关系（图 10-7）。以安静状态下心输出量 5L/min 为例，供应心脏的冠状血管血流量占 5%，通过肝固有动脉（营养血管）和门静脉（功能血管）流经肝脏的占 30%。肺的血液供应有两条：呼吸性小支气管以上的呼吸道由体循环的支气管动脉供血，是支气管和肺的营养血管；呼吸性小支气管以下由肺循环供血，主要完成气体交换功能。如果将器官血流量相对于各自重量加以比较（如脑占体重 2%、血流量占心输出量约 15%），更表现出器官间的差异。血流量适应于器官的代谢水平，反映了器官功能的重要程度。

考点 血压的概念

血压（blood pressure，BP）是指血管内流动的血液对于单位面积血管壁的侧压力，即压强。国际单位是帕斯卡（Pa，N/m^2），常用千帕（kPa）表示；生理学和临床上习惯以毫米汞柱（mmHg）为单位（1mmHg≈0.133kPa）表示。并且将 1 个标准大气压（760mmHg）设为血压的生理零点。

案例 10-2

患者，男，70 岁。间断胸闷、头晕 4 年余，加重 3 天。体检：T 36.5℃，P 90 次/分，R 20 次/分，BP 160/90mmHg，急性病容，面色红润，气促，双下肢水肿，不能平卧位入睡。冠脉造影示三支病变。诊断为冠心病、高血压。服用美托洛尔（β_1受体阻断剂）、单硝酸异山梨酯片（代谢产生 NO，扩张冠状动脉）、卡托普利（血管紧张素转化酶抑制剂）共 3 种药物后症状缓解、血压下降。

问题与思考： 影响血压的因素有哪些？双下肢产生水肿的原因是什么？三种药物作用的机制是什么？

考点 动脉血压的形成和正常值

（一）动脉血压的形成

血压的形成需要 3 方面的条件：首先是心血管系统有血液充盈，可用**循环系统平均充盈压**来表示，反映循环血量与循环系统血容量的相对关系；其次，心脏射血为血液流动提供原始动力；最后，阻力是血压形成的必要条件。在充盈的基础上，向前流动的血液遇到阻力时对血管壁形成侧压力。一般所说的血压指体循环的**动脉血压**（arterial blood pressure），它决定了其他部位血管的血压。

左心室的射血是间断性的。在心缩期内，射血量的2/3会暂时留存在主动脉中，约1/3流至外周。主动脉、肺动脉主干及其发出的最大的分支管壁较厚，富含弹性纤维，有明显的可扩张性和弹性，能发挥**弹性储器血管**作用。它们既能在心脏射血时缓冲高压，又能在心舒期释放出弹性势能，使主动脉压仍能维持在80mmHg左右的较高水平，从而使心室的间断射血变为动脉内的连续血流，具有辅助血泵作用（图10-8），甚至可称为第二心脏。

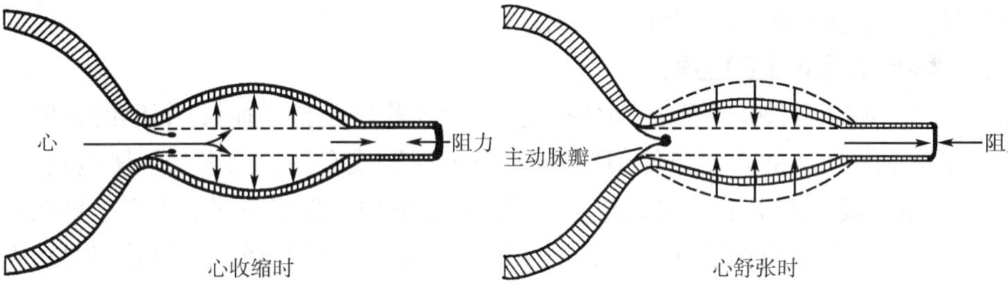

图10-8 主动脉弹性管壁维持血压与血流的作用示意图

1. 动脉血压的正常值 人通常测量肱动脉的血压。在一个心动周期中，动脉血压的最高值称为**收缩压**（systolic pressure，SP），健康青年人的收缩压生理范围是100～120mmHg，主要反映心缩力的大小；最低值称为**舒张压**（diastolic pressure，DP），生理范围是60～80mmHg，主要反映外周阻力的大小；两者的差值叫作**脉搏压**（pulse pressure，PP），简称脉压，一般为30～40mmHg，可以反映主动脉管壁的弹性。心动周期中每一瞬间血压的平均数称为**平均动脉压**，由于心缩期远短于心舒期，平均动脉压更接近于舒张压，约等于舒张压与1/3脉压之和。

血压正常值受到人种、性别、年龄及生理状态的影响。夜间会降低，女性低于男性。从新生儿经满月、长到12岁、17岁、再到60岁，动脉收缩压依次递增，分别为40mmHg、80mmHg、105mmHg、120mmHg、140mmHg。

链 接 高血压的诊断与控制

人安静时，持续表现收缩压≥140mmHg和（或）舒张压≥90mmHg为病理的高血压现象；持续表现收缩压＜90mmHg和（或）舒张压＜60mmHg则为病理的低血压现象。轻度高血压：收缩压140～159mmHg和（或）舒张压90～99mmHg；中度高血压：收缩压160～179mmHg和（或）舒张压100～109mmHg；重度高血压：收缩压≥180mmHg和（或）舒张压≥110mmHg；单纯收缩期高血压，收缩压≥140mmHg，舒张压＜90mmHg。当收缩压和舒张压水平不在一个级别时，按其中较高的级别分类。2017年美国心脏协会/美国心脏病学会共同发布了新的高血压指南，将收缩压≥130mmHg和（或）舒张压≥80mmHg定为高血压。

随着社会环境对人类生活方式和节奏的影响，工作和生活环境的紧张，高血压在我国的发病率也迅猛增长，并有低龄化趋势，成为严重威胁大众健康的重大问题。高血压对人体健康损害是缓慢、渐进而又隐匿的过程。因此，及时有效地控制血压很重要。应合理调整饮食结构，戒烟限酒，适量运动，在医生指导下规律服药，科学对待，避免过分紧张。

2. 动脉脉搏 主动脉壁随心脏舒缩产生的振动沿着动脉系统的管壁以弹性压力波的形式传播，形成动脉脉搏（arterial pulse），简称**脉搏**。这种振动的传播速度远比血流要快得多，脉搏在主动脉的传播速度最慢，为3～5m/s，在大动脉为7～10m/s，小动脉可达15～35m/s。血管硬化时脉搏的传递速度加快，老年人主动脉传播速度可达10m/s。脉搏传到小动脉和微动脉时大大减弱，到达毛细血管处已经基本消失。在心动周期中右心房的血压波动可逆向传递到大静脉，形成**静脉脉搏**，正常情况下不明显。

动脉脉搏的形成受心血管系统功能状态等影响，所以检查其节律、频率、幅度、硬度、速度等，有临床诊断价值。中医"四诊"中的"切（qiè）脉"通常是在桡动脉处检查脉搏的情况，作为诊断疾病的重要依据。

（二）影响动脉血压的因素

考点
动脉血压
影响因素

动脉血压是临床监测的重要生命体征之一。血压稳定是推进血液循环和保持各组织、器官得到足够血液灌注的重要条件。凡是与动脉血压形成有关的因素都能影响动脉血压。

1. 心脏搏出量 搏出量增加，射入主动脉血量增加，收缩压明显上升；舒张压也会升高，但升高的幅度没有收缩压明显；脉压增大。分析血压升降，主要看当时留在血管中的血量是增加还是减少。

2. 心率 当心跳加快时，心输出量增大，收缩压有所上升；射血间隔缩短，心脏舒张期血液由主动脉流向外周减少，舒张压显著增加，脉压减小。

3. 外周阻力 小血管等紧张性增强引起外周阻力增大时，血液外流受阻，血压会普遍升高；但是收缩期血压高，外流受阻不如舒张期明显，所以舒张压比收缩压上升更显著，脉压减小。

4. 主动脉和大动脉的弹性储器作用 主动脉和大动脉的弹性好、缓冲作用明显，因此脉压远小于心室内压的波动幅度，也小于小动脉的脉压。老年人血管中胶原纤维逐步替代了弹性纤维和平滑肌，弹性下降，称为动脉硬化。此时，收缩压将升高，而舒张压将下降，脉压明显增大。但若同时伴有小动脉硬化时，则外周阻力增加，此时收缩压和舒张压都会升高。

5. 循环血量与循环系统血管容量的比值 正常时两者是相适应的，循环系统平均充盈压变化不大。但当失血导致循环血量减少或某种因素引起血管容量增大时，都会造成动脉血压下降，其中尤以收缩压下降更明显。

需要说明的是，上述分析都是假定其他因素不变为前提的。实际生理条件下，相关因素可同时发生改变，血压变化往往是各种因素相互作用的综合结果。在影响动脉血压的各种因素中，心缩力、心率和血管口径三项因素易受自主神经调节和体液调节，是机体维持、调节血压的主要途径。

三、静脉血如何回心

静脉不仅作为血液流动的通道，而且可发挥动力性储血库作用。肢体静脉的内膜每隔一段就被静脉瓣皱褶隔断，静脉瓣通常存在于分支静脉入口的远心一侧，以阻止静脉血液倒流。哈维最早描述了静脉瓣的作用。非常小的静脉、大静脉、来自脑和肠道的静脉则没有静脉瓣。

（一）静脉血压

当体循环血液经过动脉和毛细血管到达微静脉时，血压下降至 15～20mmHg。右心房作为体循环的终点，血压最低，接近于生理零值。右心房和胸腔内大静脉的血压称为**中心静脉压**（central venous pressure，CVP），正常值为 4～12cmH_2O（常用来表示低压的单位，1cmH_2O=98Pa≈0.77mmHg）。CVP 的高低取决于心脏射血能力和静脉回流量之间的相互关系。临床上可用于指导输液：CVP 过低提示静脉回流受阻，血量不足；CVP 进行性升高（＞16cmH_2O），提示输液过快或心射血功能不全。

考点
中心静脉压的概念及临床应用

（二）压强很低的静脉血如何返回心脏

单位时间内的静脉回心血量取决于外周静脉压和 CVP 的差值大小，以及静脉对血流的阻力。静脉血流阻力小，只占体循环总阻力的 10%多一点，引流畅通。影响静脉回流因素有以下几点。

考点
静脉回心血量及其影响因素

1. 静脉系统的压强差 当血量增加或容量血管收缩时，体循环平均充盈压升高，外周静脉压升高，增大了与 CVP 的落差，静脉回流加快。该因素是影响静脉血回心的基础性因素。

2. 心缩力 心脏收缩时把血液射入动脉，舒张时则抽吸静脉血液回心。如果心肌收缩力增大，射血时心室排空较完全，舒张时抽吸力就更大。右心衰竭时，右心房压升高，患者可出现颈外静脉怒张、肝充血肿大、下肢水肿等症状；左心衰竭时，左心房压和肺静脉压升高，造成肺淤血和肺水肿。心缩力被认为是影响静脉血回心的最重要因素。

3. 体位 静脉管壁薄，弹性纤维和平滑肌都较少，受血管内血液重力及血管外组织压力（跨壁压）影响远比动脉要大。在人类直立时尤其表现明显，应予以重视。高温下，长久站立，重力作用可使下肢静脉多容纳 500ml 血液，容易引起头晕甚至昏厥；长期卧床患者静脉紧张性低，腹壁、下肢肌肉收缩太弱，突然站立时可因身体低垂部分静脉扩张，容量增大，回心血量过少而发生昏厥。

4. 骨骼肌的挤压作用 人静立时足底压可达 90mmHg，而步行时可降为 25mmHg 以下。肌肉的节律性收缩对于行走于其间的静脉形成挤压，加上有不同部位静脉瓣的配合，推动了血液回心。这样，骨骼肌和静脉瓣一起对静脉回流起到“泵”的作用，称为“肌肉泵”或“静脉泵”（图 10-9）。

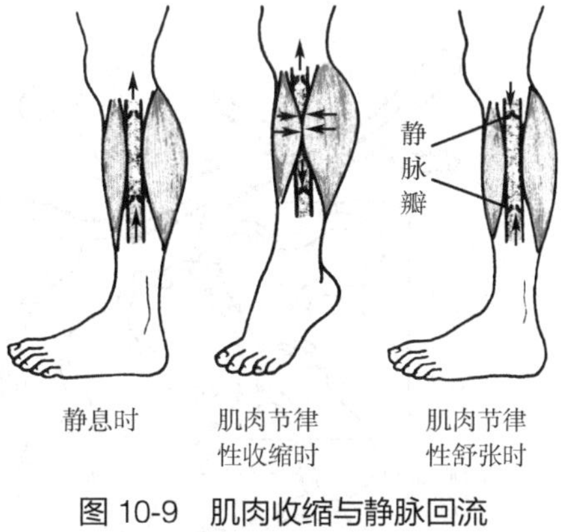

图 10-9 肌肉收缩与静脉回流
（引自冯志强，2007）

5. 呼吸运动 下一章会介绍，随着呼吸运动，胸膜腔内负压也会发生节律性的增大或减小，从而引起胸腔内的大静脉扩张和被压迫，对静脉回流也起到“呼吸泵”的作用。吸气使胸内负压降低，有利于体循环静脉血液回心；呼气则相反。但是，呼吸对于肺循环的影响不同，吸气使肺循环血管容积大，储血多，由肺静脉回流到左心房的血液减少。

静脉回流受阻时易引发静脉曲张和静脉炎。静脉曲张是浅表静脉出现畸形和无规律的扩张，多发于小腿；发生在肛门附近的叫痔疮。静脉炎是一种更严重的疾病。

四、微循环与淋巴回流

微循环（microcirculation）是指从微动脉到微静脉的一段血液循环，由肉眼无法看到的、口径小于100μm的血管构成。广义的微循环还包括淋巴微循环和组织液的生成与回流。在微循环部分实现的血液和组织间的物质和信息交换，是血液循环最根本的功能。

链 接 毛细血管的发现与微循环研究

哈维1628年推断了动脉和静脉之间微小管道的存在。17世纪显微镜被发明和改进后，1661年组织学家马尔丕基（M. Malpigi）发现了毛细血管。1929年克罗伊（Krogh）出版了专著《毛细血管的解剖与生理》，明确指出了毛细血管是血液和组织液之间物质交换的器官。1954年“微循环”一词被正式确定和使用。此后几十年，广泛开展了人体微循环的观察研究，应用于疾病的辅助诊断、病情监测和治疗效果的判断。

（一）微循环——毛细血管生理

考点 微循环的组成及作用

1. 典型的微循环由7种成分组成 微动脉是小动脉继续分支为管径20～50μm的血管，管壁有环行的平滑肌，分布有少量神经，其收缩和舒张可控制血管的血流量，为毛细血管的前阻力血管。微动脉可经动静脉吻合支通微静脉。后微动脉是微动脉的直接延伸，它的平滑肌变得薄而稀疏，但仍有收缩能力，后微动脉向一至数根真毛细血管供血。真毛细血管从后微动脉垂直分出，起始端通常有1～2个平滑肌细胞，形成一个环，即毛细血管前括约肌。它的收缩状态决定进入真毛细血管的血流量。由于毛细血管前括约肌外部结缔组织较少，因此对体液性因素的调节十分敏感。最小的微静脉管径不超过30μm，管壁没有平滑肌，可进行物质交换；较大的微静脉管壁有平滑肌，在肾上腺素能神经纤维和循环血中缩血管物质（如内皮缩血管肽等）的作用下能发生明显的收缩。微静脉是毛细血管的后阻力血管，它的舒缩状态可影响毛细血管血压，从而影响毛细血管处的液体交换和回心血量（图10-10）。

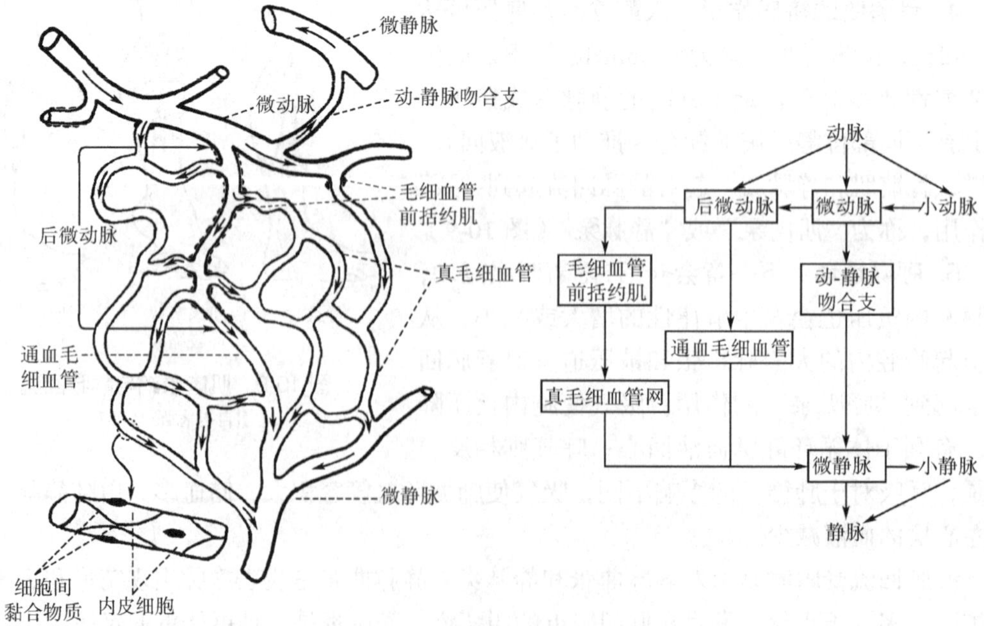

图10-10 微循环组成示意图

2. 血液通过微循环的3类路径

（1）动-静脉短路：由联通微动脉和微静脉的动-静脉吻合支构成，属非营养通路。动-静脉吻合支管壁结构类似微动脉，有较厚的平滑肌组织。人的手指、足趾、耳郭等处及肠系膜、肝、脾等处较多，平常处于关闭状态，环境温度升高时大量开放，利于散热。在某些病理状态下，如感染性和中毒性休克时，动-静脉短路开放过度，可加重组织的缺氧状况。

（2）直捷通路，也称快道，是指从微动脉经后微动脉和通血毛细血管直接延伸到微静脉的通路。它直而短，经常处于开放状态，血流速度较快，主要功能是使一部分血液快速通过微循环进入静脉，保证回心血量。骨骼肌组织的微循环中较为多见。

（3）迂回通路，又称**营养通路**、慢道，主要由真毛细血管构成，迂回曲折，吻合成网。慢道开关受控于毛细血管前括约肌，开放时可见红细胞呈队列状依次通过。它是微循环中较完整的一条营养性的微血流通道，主要功能是实现血液与组织之间的物质交换。

3. 毛细血管壁的结构和通透性 毛细血管壁由单层内皮细胞构成，外面有基膜包围，总厚度约 0.5μm，有细胞核的部分稍厚。内皮细胞之间有裂隙，是沟通毛细血管内外的孔道（图 10-11）。在不同的器官、组织，毛细血管管壁结构都不尽相同，有紧密连接内皮、连续内皮、有孔内皮和非连续内皮4种类型。脑、皮肤、骨骼肌、肺、心脏及胃肠道、肾小球和肝、脾等部位的毛细血管对各种物质的通透性依次变大。

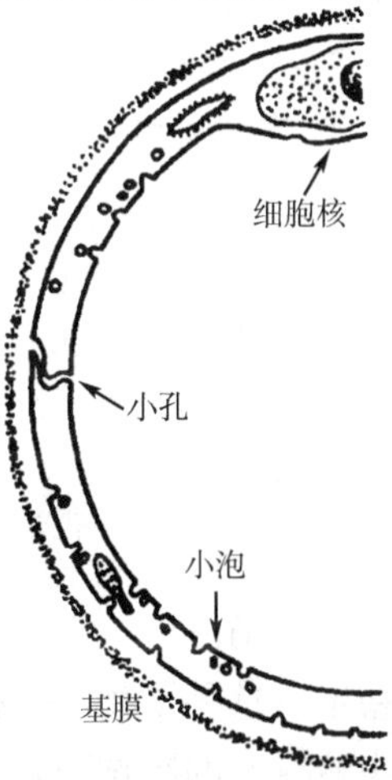

图 10-11 毛细血管壁亚显微结构示意图

4. 毛细血管的数量和交换面积 有估计称，人体全身有400亿根毛细血管，全长约 96 000km。假设毛细血管平均半径为 3μm，平均长度为 750μm，则每根毛细血管的表面积约为 14 000μm^2，加上有交换功能的微静脉，可达 22 000μm^2，总有效交换面积将近 1000m^2（也有估计超过 6300m^2）。不同器官组织中毛细血管的密度有很大差异，在心肌、脑、肝、肾等组织中为 2500～3000 根/mm^3；骨骼肌组织为 100～400 根/mm^3；而骨、脂肪、结缔组织中密度则较低。

5. 毛细血管血压 血液在流经微循环血管网时血压逐渐降低。毛细血管血压的高低取决于毛细血管前阻力和毛细血管后阻力的比值。两者为 5∶1 时，毛细血管平均血压为 20mmHg。比值增大时，血压降低；比值减小时，血压升高。这一过程主要通过微动脉肌源性自身调节来控制。儿茶酚胺类和交感神经可引起前阻力血管收缩，缺氧、酸性代谢产物可引起后阻力血管舒张。

毛细血管血压的显著特点是：搏动消失；各器官、各组织间差异较大，如在肾脏高达 45mmHg，肺部只有 6～7mmHg（组织液生成的有效滤过压为负值，所以肺组织比较“干燥”）。

（二）血浆滤出生成组织液及其回流血管

考点 组织液的生成和回流及其影响因素

组织液存在于组织、细胞的间隙中，绝大部分呈胶冻状，不能自由流动，因此不会因重力作用而流至全身的低垂部分，也不能用注射器抽出。组织液凝胶的基质是胶原纤维和透明质酸细丝，不妨碍水及溶质的自由流动。

组织液生成与回流的结构基础是毛细血管的通透性，动力是有效滤过压。

有效滤过压=（毛细血管血压+组织液胶体渗透压）–（血浆胶体渗透压+组织液静水压）

如图 10-12 所示，在微循环毛细血管动脉端，有效滤过压为正值，组织液从毛细血管滤出，人一昼夜产生约 24L；到静脉端，主要由于毛细血管血压下降的原因，有效滤过压变为负值，导致动脉端产生的组织液约 90%重吸收回血管；其余 10%进入毛细淋巴管，通过淋巴循环最终回收入血。从毛细血管动脉端组织液生成到静脉端组织液回流之间，有效滤过压是一个渐变的过程。

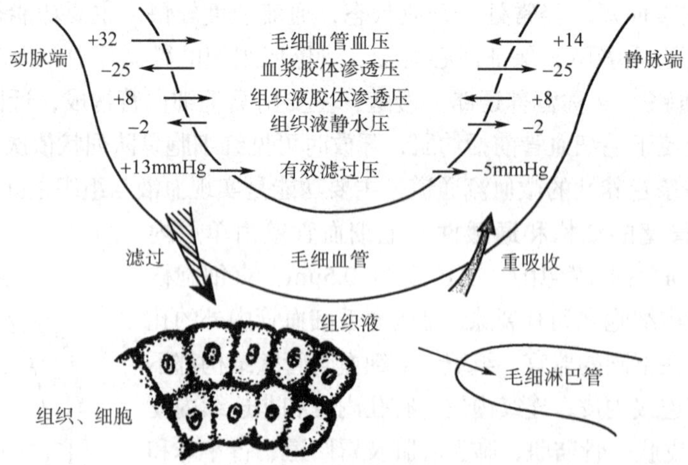

图 10-12 组织液生成与回流示意图

+代表使液体滤出毛细血管的力量；–代表使液体重吸收到毛细血管的力量

正常情况下，组织液生成和重吸收保持着动态平衡，使循环血量和组织液量能维持相对稳定。这种平衡一旦被打破，将导致组织间隙液缺少或潴留，临床上称为脱水或水肿。组织液循环的影响因素主要有 4 个方面：①毛细血管血压，肌肉运动、炎症时毛细血管血压升高，组织液生成增加；静脉压升高时，也可使组织液生成增加；②血浆胶体渗透压，当血浆蛋白生成减少（如慢性消耗疾病、肝病等）或血浆蛋白排出增加（如肾病）时，均可使血浆胶体渗透压下降，从而使组织液生成增多，甚至发生水肿或腹水；③淋巴回流，由于一部分组织液需经淋巴系统回到血液，当淋巴回流受阻（丝虫病、肿瘤压迫等）时，可导致局部水肿；④毛细血管通透性，如烧伤、变态反应等情况下，可使毛细血管通透性增大，血浆蛋白可能漏出，使血浆胶体渗透压下降，而组织液胶体渗透压上升，有效滤过压增大。

考点 微循环物质交换的方式

（三）跨毛细血管壁的物质交换

以组织液为中介，血液可以为细胞带来营养物质和 O_2，带走代谢产物和多余水分。组织液和血液则通过毛细血管壁进行物质交换。

1. 扩散 是血液和组织液之间进行物质交换的最主要方式。血液流经毛细血管时，血浆和组织液的溶质分子有足够的时间通过血管孔隙进行物质交换，而 O_2 和 CO_2 可直接通过内皮细胞进行扩散。扩散速率与血管壁有效交换面积、通透性及两侧的物质浓度差成正比，与扩散距离（即毛细血管壁厚度）成反比。

2. 滤过和重吸收 即前面讨论的组织液生成与回流。与扩散相比，滤过和重吸收完成的物质交换仅占很小部分。

3. **吞饮** 在毛细血管壁的亚显微结构内皮细胞膜上有时可以见到吞饮小泡，提示较大分子如血浆蛋白可以通过吞饮方式主动地进行物质交换。

（四）淋巴循环的路径和意义

淋巴系统是组织液向血液回流的一个重要辅助系统。毛细淋巴管以稍膨大的盲端起始于组织间隙，彼此吻合成网，并逐渐汇合成集合淋巴管。全身的淋巴液经淋巴管收集，经过淋巴结，最后由胸导管和右淋巴导管导入左右锁骨下静脉，与上腔静脉会合，进入心脏。集合淋巴管的结构类似于静脉，管壁有平滑肌，管内有瓣膜。淋巴液的回流也类似于静脉回流，肌肉收缩、吸气时胸膜腔内压下降和淋巴汇入静脉入口处高速血流的抽吸作用等都能促进淋巴回流。

1. **淋巴液的生成** 在毛细淋巴管盲端，内皮细胞外的基膜很薄，内皮细胞边缘像瓦片般互相覆盖，并可以向管腔内飘动，形成向导管腔开启的单向活瓣（图 10-13），甚至血浆蛋白都可以自由进入。组织液和毛细淋巴管内的压强差是淋巴生成的动力。

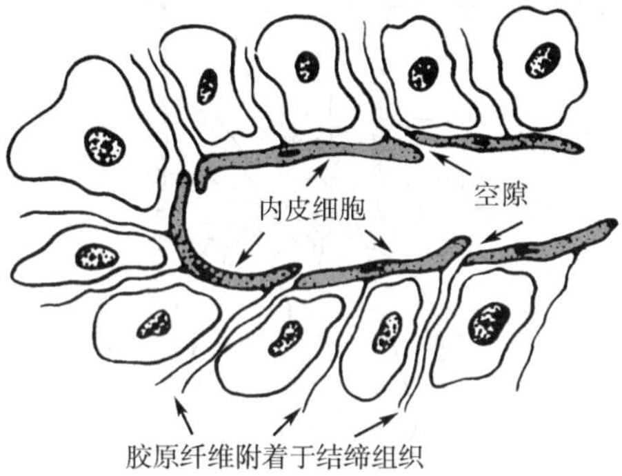

图 10-13 毛细淋巴管盲端结构示意图

2. **淋巴液回流的生理意义** 正常成人安静状态下每小时约有 120ml 淋巴液入血（其中 100ml 经胸导管，20ml 经右淋巴导管）。淋巴液回流具有重要的生理功能：①回收组织液中的蛋白质分子，能消除组织液中不能被毛细血管重吸收的较大分子及组织中的红细胞和细菌等；②对营养物质特别是脂肪的吸收起重要作用，肠道吸收脂肪的 80%～90% 是通过小肠绒毛的毛细淋巴管（称为中央乳糜管）输送入血液的；③维持循环血量，调节血浆与组织液之间的液体平衡；④发挥淋巴结的防御、屏障作用等。

考点
淋巴回流的生理意义

（五）脑脊液循环

脑脊液存在于脑室系统、脑池和蛛网膜下隙内，由脉络丛分泌，可看作是脑和脊髓的组织液和淋巴。成人脑脊液总量约 150ml，每天生成 800ml，可见脑脊液更新率较高，存在生成和吸收入血的循环过程。脑脊液的主要功能是在脑、脊髓和颅腔、椎管之间起缓冲、浮力等作用，有保护性意义；此外还作为脑与血液之间进行物质交换的中介。

血液和脑脊液之间存在物质转运的限制，仿佛某种特殊的屏障，称为**血-脑脊液屏障**。其物质基础是无孔的毛细血管和脉络丛细胞中运输各种物质的特殊载体系统。类似地，血液与脑组织之间也存在血-脑屏障，毛细血管紧密连接内皮、基膜和星状胶质细胞的血管周足等结构可能是其形态学基础。它允许葡萄糖、O_2、CO_2 和脂溶性物质透入脑组织中，而延缓或阻挡另一些物质通过。血-脑屏障和血-脑脊液屏障的存在，对于保持神经元周围稳定的化学环境和防止血液中有害物质侵入脑内、扰乱脑内神经元的正常功能活动具有重要的生理意义。

五、心血管活动的调节

如果同学野外散步时遇到蛇，会吓得心怦怦跳。体育课上，同学们跑完 1500m，加快的心跳需要一段时间才能逐渐恢复。这些都是神经、体液因素对心血管功能调节的结

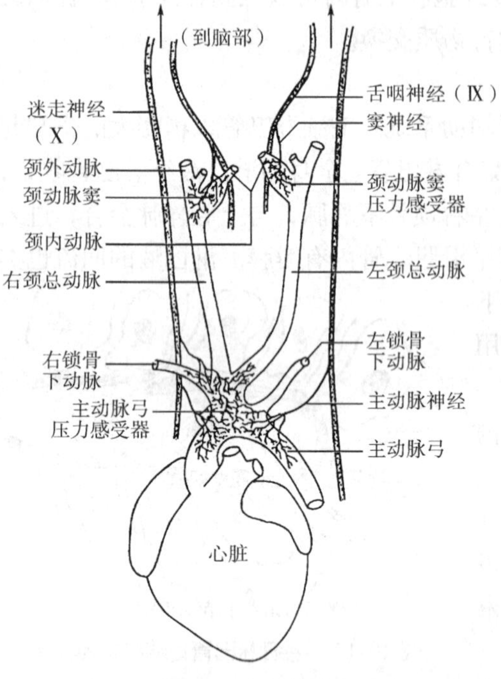

图 10-14　颈动脉窦和主动脉弓压力感受性反射弧示意图
（引自 Cumingham J. G.，1992）

果。机体的神经和体液机制可对心脏和各部分血管的活动进行调节，以适应各器官组织、特别是脑和心脏的需要，协调全身血流分配。此外，心血管活动也会受到社会心理因素的影响。

（一）神经调节

机体对心血管活动的神经调节是通过各种心血管反射实现的。心血管反射一般都能很快完成，以使循环功能快速适应机体状态和环境变化，其中最重要的是降压反射。

1. 降压反射　即**颈动脉窦和主动脉弓压力感受性反射**。该反射弧的感受器是位于颈动脉窦和主动脉弓血管壁内的压力感受器。传入神经分别是窦神经、舌咽神经和主动脉神经（又称降压神经）、迷走神经（图 10-14）。

在生理学中，将与控制心血管活动有关的神经元集中的部位称为**心血管中枢**（cardiovascular center），它是指分布在从脊髓到大脑皮质各个水平上的系列神经元及其间的复杂联系。它们的活动使整个心血管系统的活动协调一致，并与机体活动相适应。

心血管中枢的基本中枢在延脑。一般认为，延脑心血管中枢至少可包括缩血管区（含心交感紧张中枢）、舒血管区、心抑制区和位于孤束核的传入神经接替站等 4 个部位的神经核团（图 10-15）。前 3 个核团发出交感神经和副交感神经作为传出神经，支配心脏和血管平滑肌两类效应器的活动改变。这些区域受到传入冲动和所处环境的影响，存在紧张性活动，表现为心迷走神经纤维和交感神经纤维持续的低频放电活动。延脑心血管中枢完好可以完成比较简单、基本的心血管活动的调节，要实现复杂的整合作用，使得循环功能与机体其他功能相互协调则有赖于下丘脑、小脑和大脑等高位心血管中枢的参与。

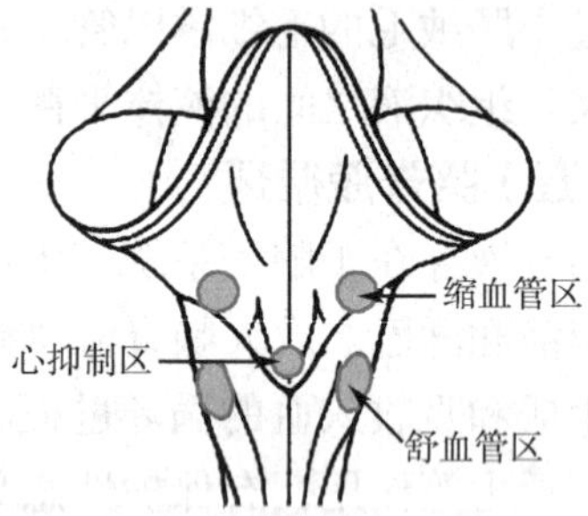

图 10-15　延脑心血管中枢示意图（腹面观）

考点
支配心脏和血管的神经及其功能

心肌和血管平滑肌接受自主神经支配。支配心脏的传出神经为心交感神经和心迷走神经。成年人的右侧迷走神经主要分布在窦房结，引起心率减慢，而左侧迷走神经主要分布在房室结，影响传导性。同样，右侧的交感神经主要分布在窦房结，而左侧主要分布在房室结、心房肌和心室肌。交感神经兴奋，节后纤维末梢释放 NE，与心肌细胞膜上的 β_1 受体结合，心脏活动增强（心率加快、传导快、心缩力增加且舒张快速有力，此为正性变时、变传导、变力作用）；迷走神经兴奋，节后纤维末梢释放 ACh，与心肌细胞膜上的 M_2

型胆碱能受体结合，心脏活动受抑制（负性变时、变传导、变力效应）；平常条件下二者均对心脏有作用，而以迷走神经支配占优势。迷走神经对心脏产生经常而持久的作用，使心脏活动的速度和强度限制在一定水平之内的情况，称**迷走紧张**（vagal tone）。长期锻炼可使迷走神经紧张性提高，心率减慢。迷走紧张可理解为心力储备的中枢机制。NE 的强心作用可以被普萘洛尔特异性地阻断。ACh 对心脏活动的抑制作用可以被阿托品特异性阻断。此外，心脏中存在多种肽类神经纤维，可能参与对心肌和冠状血管活动的调节。

除真毛细血管外，血管壁都有平滑肌分布，绝大多数血管平滑肌都受自主神经支配（毛细血管前括约肌除外）。通常把血管平滑肌的舒缩活动，称为**血管运动**。支配它们的神经则被称为血管运动神经纤维。按功能将其分为缩血管神经纤维、舒血管神经纤维两大类。贝尔纳在 1851 年通过研究颈部交感神经对同侧兔耳血管的作用时发现缩血管神经纤维，1854 年研究犬颌下腺的鼓索神经对唾液分泌影响时又首先发现舒血管神经纤维。

缩血管神经纤维都是交感神经纤维。交感神经节后纤维末梢释放 NE，与血管平滑肌的 α 受体结合引起血管收缩；与 β_2 受体结合则引起血管舒张。NE 与 α 受体结合力更强。体内几乎所有器官中的血管都受交感缩血管纤维支配，不同部位血管中缩血管纤维分布的密度不同，皮肤最密，骨骼肌和内脏次之，冠状血管、脑血管较少；同一部位动脉大于静脉，其中微动脉分布最密。这样，当全身性交感神经系统紧张时，皮肤、内脏的血管收缩强烈，器官血流量显著减少；骨骼肌血管收缩则外周阻力明显增加，血压升高。脑和心脏由于局部代谢产物的舒张血管作用，血流量不仅不减少，可能还有增加，从而保证重要器官的活动需要。这一现象称为“移缓济急”。现在解释为对于某种特定的刺激，不同部分的交感神经的反应方式和程度不同。

多数血管可以由交感神经纤维单一支配实现收缩和舒张。安静状态下，交感缩血管纤维持续发放 1～3 次/秒的低频冲动，维持血管处于一定的收缩状态，称为**交感缩血管紧张**。在此基础上冲动频率可增加至 8～10 次/秒，引起血管进一步收缩；冲动频率也可降低到不足 1 次/秒，则会引起紧张基础上的舒张。

体内有少数血管除接受缩血管纤维支配外，还接受舒血管神经纤维的支配。舒血管神经纤维主要有交感舒血管神经纤维和分布于唾液腺、外生殖器、膀胱、直肠等部位的副交感舒血管神经纤维及脊髓背根舒血管纤维、血管活性肠肽神经元几种，均属局部性作用，引起血流增加，对血液循环整体影响不大。

当动脉血压突然升高（血管壁受扩张增强）时，刺激颈动脉窦和主动脉弓的压力感受器，通过传入神经的冲动增多，作用于延脑传入神经接替站，进而兴奋心抑制区、抑制缩血管区，引起血管紧张性下降、外周阻力降低及心脏活动减弱，使得血压在升高的水平上回落。当动脉血压突然降低时，通过相似的反射过程可以引起血压回升。该反射通常情况下起调节血压回落效应，故称为降压反射。

考点
颈动脉窦和主动脉弓的压力感受性反射机制与意义

颈动脉窦和主动脉弓压力感受性反射属于双向性的负反馈调控机制，能经常、自动地纠正血压的偏差，避免动脉血压发生过分的波动，因此将窦神经和主动脉神经称为“缓冲神经”。降压反射的感受器为牵张感受器，并且只感受迅速变化，对波动性压力敏感，而对缓慢变化容易适应。感受器灵敏范围为 60～180mmHg，在正常平均压强水平 100mmHg 左右最为敏感，纠偏能力最强。当动脉血压超出此范围时，机体只能通过其他方式调节血压，如化学感受性反射。

2. 心肺感受器引起的心血管反射 心房、心室和肺循环大血管壁存在机械牵张感受器，称为低压力感受器或容量感受器；同时这些部位细胞也对前列腺素、缓激肽等化学活性物质和藜芦碱等药物敏感。当它们受到有效刺激时，产生相应反射效应：交感紧张降低，心迷走紧张加强，血压降低；肾交感紧张明显降低，肾血流量增加，排水、排 Na^+ 增多；还能抑制 ADH 的释放，使肾排水增多。这些作用共同维持血液和体液的成分和量的稳定。1915 年班布里奇最先描述了输液或输血引起的心率反射性变化，因此容量感受器反射又称为班布里奇反射（Bainbridge reflex）。

3. 颈动脉体和主动脉体化学感受性反射 颈动脉体和主动脉体属外周化学感受器，分别位于颈总动脉分叉处和主动脉弓区域。它们周围包绕以毛细血管窦，血液供应十分丰富。当血液缺氧、CO_2 分压过高、pH 降低时，可以刺激这些外周化学感受细胞，其感受信号分别由窦神经和迷走神经传入延脑孤束核，然后使延脑内呼吸神经元和心血管中枢神经元的活动发生改变。

正常情况下，化学感受性反射主要引起呼吸加深加快，只有严重缺氧、窒息、动脉血压过低和酸中毒等情况下才通过使外周血管收缩引起血压升高。

4. 其他心血管反射

（1）躯体感受器引起的心血管反射：用弱至中等强度的低频电脉冲刺激骨骼肌传入神经，常可引起降血压效应；而用高强度高频率电刺激皮肤传入神经，则常引起升血压效应。

（2）其他内脏感受器引起的心血管反射：扩张肺、胃、肠、膀胱等空腔脏器，挤压睾丸等，常可引起心率减慢和外周血管扩张等效应。

（3）脑缺血反应（brain ischemic response）：指当脑血流量减少时，可引起交感缩血管纤维紧张显著加强，外周血管强烈收缩，动脉血压升高的反应。

（二）体液调节

影响心血管活动的化学物质，有些是通过血液携带的，可广泛作用于心血管系统；有些则在组织液中形成，主要作用于局部的血管，对局部组织的血流起调节作用。肾上腺素、去甲肾上腺素是最重要的全身性体液调节因素。

考点
E、NE 的来源和作用

1. 肾上腺素和去甲肾上腺素 从化学结构上看，E 和 NE 都属于儿茶酚胺类物质。血液中的 E 和 NE 主要来源是肾上腺髓质，NE 的另一个来源是由交感神经节后纤维末梢释放后扩散入血。

E 对 α、β 受体都有强大的激动作用。兴奋心肌细胞上的 β_1 受体，使心输出量增加。对于血管上 α 受体占优势的皮肤、肾、胃肠等器官，E 引起血管收缩；而对于 β_2 受体占优势的，如骨骼肌、肝等器官和冠状血管，小剂量时引起舒张；大剂量时也能结合 α 受体，引起收缩的总效应。临床上将 E 作为强心急救药，静脉注射作用维持时间约为数分钟。

NE 主要激动 α 受体，对心肌 β_1 受体作用较弱，对血管 β_2 受体几乎无作用。NE 对心脏的直接作用是兴奋，但同时能使全身血管广泛收缩，升高动脉血压，使降压反射活动增强，反射性地使心率减慢。临床上 NE 被用作升压药。

考点
RAAS 的作用机制

2. 肾素-血管紧张素-醛固酮系统 肾素-血管紧张素-醛固酮系统（RAAS）中，肾素是由肾球旁细胞合成和分泌入血的一种酸性蛋白酶，可将肝脏合成的血管紧张素原水解成十肽的血管紧张素Ⅰ（AngⅠ）。在血浆和组织中，特别是在肺循环血管内皮表面存在有血管紧张素转换酶，它可以把 AngⅠ水解为八肽的 AngⅡ。AngⅡ在血浆和组织中的血管紧张素酶 A 的作用下，成为七肽的 AngⅢ。肾素是这一系列化学反应的限速酶。当各种原因引起肾血流灌注减少时，肾素分泌就会增多。血浆中 Na^+浓度降低时，肾素分泌也会增加（参见第 14 章）。

对体内多数组织、细胞来说，AngⅠ不具有活性。血管紧张素中最重要的是 AngⅡ（在血液中 1min 被酶解）。血管平滑肌、肾上腺皮质球状带细胞及脑、肾等器官的细胞上存在血管紧张素受体。AngⅡ作用于血管平滑肌，可使全身微动脉收缩，动脉血压升高。AngⅡ是已知最强的缩血管活性物质之一。AngⅡ还可强烈刺激肾上腺皮质合成和释放醛固酮，后者可促进肾小管对 Na^+的重吸收，并使细胞外液量增加。AngⅢ的缩血管效应仅为 AngⅡ的 10%～20%，但刺激肾上腺皮质合成和释放醛固酮的作用较强。在失血、失水时，RAAS 的活动加强，并对在这些状态下循环功能的调节起重要作用。

在动脉血压的长期调节（数小时，数天，数月或更长）中起重要作用的是肾。当体内细胞外液量增多时，血量增多，动脉血压升高，直接导致肾排水和排钠增加，从而使血压恢复到正常水平。体内细胞外液量减少时，发生相反的过程，即肾排水和排钠减少。有人将这种机制称为肾-体液机制（kidney-humoral mechanism），可能是通过 ADH 和 RAAS 实现的。

3. 抗利尿激素 正常情况下，血浆中 ADH 并无升压作用，其浓度升高首先出现抗利尿效应；只有当其浓度明显高于正常时，才引起血压升高。它是体外最强的缩血管物质之一。它可提高降压反射的敏感性，使其纠正偏离正常水平的血压能力增强。在禁水、失水、失血等情况下，ADH 释放增强，对保留体内液体量、维持动脉血压都起重要作用。

考点 抗利尿激素的调节作用

4. 局部性体液调节

（1）内皮细胞释放的活性物质：血管内皮细胞数量庞大，能释放前列环素（prostacyclin，也称前列腺素 I_2，PGI_2）、一氧化氮（NO）等舒血管物质和内皮素（endothelin，ET）等缩血管物质。在组织和血管损伤时，内皮素的释放量明显增加，能有效地减少血液流失。

考点 血管内皮生成的血管活性物质的功能

（2）心房钠尿肽（ANP）：主要为 28 肽形式，可使血管舒张，外周阻力降低；也可使搏出量减少，心率减慢，故心输出量减少。ANP 还能分别抑制肾素、AngⅡ、醛固酮和 ADH 的合成和释放，参与机体水盐平衡调节。

（3）组胺：是由组胺酸在脱羧酶的作用下产生的。许多组织，特别是皮肤、肺、肠黏膜的肥大细胞中含有大量的组胺。当组织受到损伤或发生炎症和过敏反应时，都可释放组胺。组胺有强烈的舒血管作用，并能引起局部毛细血管和微静脉管壁的通透性增大，造成局部组织水肿。

此外，九肽的缓激肽和十肽的赖氨酰缓激肽（也称胰激肽或血管舒张素）被认为是已知的最强的舒血管物质。这两种激肽类物质可使器官局部血管舒张，毛细血管通透性增加，血流量增加。体内的阿片肽有多种。垂体释放的β-内啡肽可能主要作用于脑内某些核团，使交感神经活动受到抑制，心迷走活动加强。阿片肽也可作用于外周血管壁的阿片受体，引起血管舒张，血压降低。前列腺素中 $PGF_{2\alpha}$能引起静脉收缩；PGE_2则具有强烈的舒血管效应。

（三）自身调节——局部血流调节

实验证明，将调节血管活动的外部神经和体液因素都去除，在一定的血压变动范围内，器官、组织的血流量仍能通过局部的机制保持相对恒定。组织调节自身血流量的能力称为自身调节。大流量、小波动的脑循环就是典型例子，自身调节是维持脑组织血液供应稳定的保证。一般认为包括代谢性自身调节和肌源性自身调节两类。

1. 代谢性自身调节机制 微循环中迂回通路交替开放的机制正是代谢性自身调节的过程。安静时骨骼肌中20%～35%的真毛细血管开放，以5～10次/分速率交替性收缩和舒张。血液中的NE、ADH、5-羟色胺较恒定地刺激后微动脉和毛细血管前括约肌平滑肌紧张，在血管周围组织压迫下，引起毛细血管塌陷；而血流暂停处细胞代谢产物CO_2、H^+、乳酸、腺苷、ATP、K^+和组胺等堆积，引起血管平滑肌舒张，恢复灌注。当组织代谢活动显著增强时，将产生大量的代谢产物，温度升高，引起更大比例毛细血管更长时间的开放，器官血流量显著增加，以与代谢需要相适应。

2. 肌源性自身调节机制 心肌异长自身调节就被认为是典型的肌源性自身调节机制。安静状态下心肌细胞并未达到最适初长，一定范围内增加的回心血量，扩张了心室腔，被拉长了的心肌纤维更接近最适初长，因此产生更大的心缩力，从而维持收缩末期留在心腔的血液不增多。类似的，在肾、脑、心、肝、肠系膜、骨骼肌等器官的毛细血管前阻力血管，血管平滑肌也具有这种扩张-回缩反应。灌注压升高时，管壁平滑肌紧张性增强，动脉血管口径缩小；灌注压下降时，动脉口径扩大，从而能维持器官血流量相当稳定。例如，人的体循环平均动脉压在80～180mmHg范围内变化时，肾脏血流量能保持相对恒定；在60～140mmHg时，脑部血流量能够通过自身调节维持恒定。

自测题

一、名词解释

1. 心动周期 2. 搏出量 3. 心输出量 4. 心指数 5. 射血分数 6. 外周阻力 7. 血压 8. 脉搏 9. 中心静脉压 10. 微循环 11. 心血管中枢 12. 心迷走紧张 13. 血管紧张性收缩 14. 降压反射 15. 血管紧张素

二、选择题

A型题

1. 在每一个心动周期中，左心室压强升高速度最快的是（ ）
   A. 心房收缩期 B. 等容收缩期
   C. 快速射血期 D. 减慢射血期
   E. 等容舒张期
2. 从动脉瓣关闭到下一次动脉瓣开放的时间相当于心动周期中的（ ）
   A. 心室舒张期
   B. 心室射血期
   C. 等容收缩期
   D. 心室舒张期+等容收缩期
   E. 等容舒张期+等容收缩期
3. 正常心电图描述，错误的是（ ）
   A. P波代表两心房去极化
   B. QRS波代表两心室去极化
   C. P-R间期表示兴奋从心房传到心室的时间
   D. 在S-T段期间，心室各部位间电位差小
   E. 心电图是心肌兴奋与收缩过程的反映
4. 有关心力储备，错误的说法是（ ）
   A. 健康者与某种心脏病患者若在静息时心输出量无差异，则他们的心力储备也应一致
   B. 收缩期储备大于舒张期储备
   C. 心力储备取决于心率及搏出量储备

D. 心力储备也称泵功能储备
E. 心力储备是指心输出量随机体代谢需要而增加的能力

5. 体循环中血压下降最显著阶段的阻力血管是（　　）
A. 大动脉　B. 小动脉和微动脉
C. 毛细血管　D. 小静脉
E. 大静脉

6. 作为动力性储血库的容量血管是（　　）
A. 大动脉　B. 中动脉
C. 微动脉　D. 微静脉
E. 静脉

7. 关于动脉血压的叙述，正确的是（　　）
A. 心室收缩时，血液对动脉管壁的侧压叫收缩压
B. 主动脉血压和左心室内压的变动幅度是相同的
C. 平均动脉压是收缩压和舒张压的平均值
D. 其他因素不变时，心率加快使脉压增大
E. 男女性的动脉血压均随年龄的增长而逐渐升高

8. 下列关于中心静脉压的叙述，错误的是（　　）
A. 是指胸腔大静脉和右心房的血压
B. 生理值为4～12mmHg
C. 可反映心脏的射血功能
D. 中心静脉压过低提示静脉回流受阻
E. 可作为临床控制输液速度和量的参考指标

9. 在微循环的各组成成分中，神经支配密度最大的是（　　）
A. 微动脉　B. 后微动脉
C. 毛细血管前括约肌　D. 真毛细血管
E. 微静脉

10. 迷走神经兴奋对心脏的作用是（　　）
A. 心率减慢，传导加快，心缩力减小
B. 心率减慢，传导减慢，心缩力减小
C. 心率减慢，传导减慢，心缩力增大
D. 心率加快，传导加快，心缩力减小
E. 心率加快，传导减慢，心缩力减小

11. 颈动脉窦和主动脉弓压力感受性反射（　　）
A. 在血压升高时起作用，平时不起作用
B. 在血压降低时起作用，平时不起作用
C. 平时经常起作用
D. 在高血压时不起作用
E. 在血压波动时起作用，而对稳定性血压上升也起作用

B型题

A. 等容收缩期　B. 等容舒张期
C. 快速充盈期　D. 减慢充盈期
E. 快速射血期

12. 室内压大幅度下降是在（　　）
13. 大部分血液进入心室是在（　　）
14. 室内压最低是在（　　）末

X型题

15. 心动周期中半月瓣处于关闭状态的时期在（　　）
A. 等容收缩期　B. 快速射血期
C. 等容舒张期　D. 快速充盈期
E. 减慢射血期

三、简答题

1. 在每一心动周期中，心脏的压强、容积、瓣膜开关和血流方向有何变化？
2. 简述各类血管的结构与功能特征。
3. 分析影响动脉血压及静脉回流的因素。
4. 简述淋巴液生成与回流、淋巴循环的过程与生理意义。
5. 以心率为例阐述外来神经对心脏活动的调节机制。
6. 给正常家兔耳缘静脉注射少量肾上腺素，兔动脉血压会发生什么变化？这是如何实现的？
7. 简介血管内皮生成的血管活性物质种类及其作用。
8. 自学、归纳冠脉循环的血流特点和血流量的调节。

（廖海荣　赵敏敏）

第11章

呼　吸

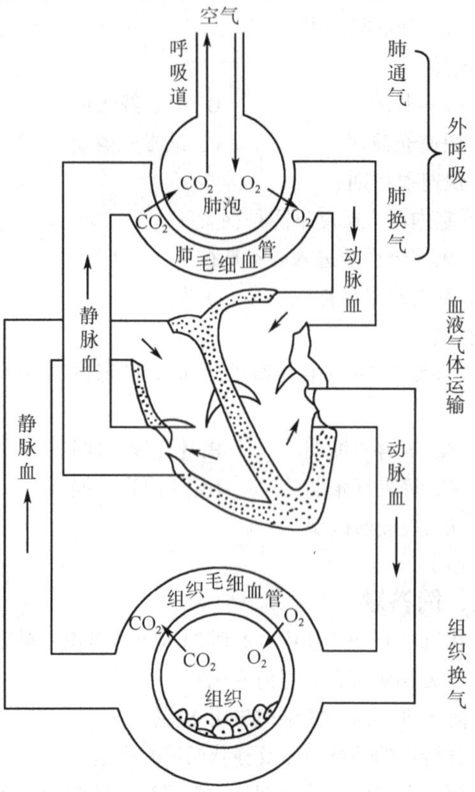

图 11-1　机体呼吸全过程示意图

考点
呼吸的 4 个环节

机体与外界环境之间的气体交换过程，称为**呼吸**（respiration）。由于体内储存的 O_2 量很少，体重为 70kg 的成年人约为 1500ml，而维持基础代谢所需的 O_2 约为 250ml/min，最多能维持机体代谢 6min 左右。可见呼吸是维持机体生命活动必需的生理功能之一。

机体呼吸过程需要通过呼吸器官并借助血液运输来完成，包括 4 个既相互衔接又同步进行的环节：①**肺通气**（pulmonary ventilation）——肺与外界环境之间的气体流通过程；②**肺换气**——肺泡与肺毛细血管血液之间的气体交换过程；③呼吸气体在血液中的运输；④**组织换气**——组织毛细血管血液与组织细胞之间的气体交换过程（图 11-1）。肺通气和肺换气合称**外呼吸**或**肺呼吸**。组织换气又称为**内呼吸**，广义的内呼吸还包括细胞内的生物氧化过程。

考点
呼吸的生理意义

机体通过呼吸摄取 O_2、排出 CO_2，以维持内环境中 O_2 和 CO_2 的含量及 pH 相对稳定，保证了新陈代谢的正常进行。

一、肺通气——肺泡气体的更新

实现肺通气的主要结构包括呼吸道、肺泡、胸廓、呼吸肌和密闭的胸膜腔。呼吸道也称气道，是沟通肺泡与外界环境的气体通道，同时还具有对吸入气体加温、加湿、过滤、清洁的作用和引起防御反射等保护功能；胸廓随呼吸肌的收缩舒张而扩大与缩小，保证了吸气和呼气的进行。狭义的呼吸仅指呼吸运动。

（一）肺通气的动力

肺通气的直接动力是肺内压与大气压之差。大气压通常是恒定的，气体能否进、出肺主要取决于肺内压的变化。肺内压可随肺容积的变化而改变。而肺的容积变化是由胸廓的扩大与缩小引起的。呼吸运动是肺通气的原动力。

1. **呼吸运动**　指在神经系统支配下，由呼吸肌的收缩与舒张引起的胸廓节律性扩大和缩小，包括**吸气运动**和**呼气运动**。主要的吸气肌有膈肌和肋间外肌；主要的呼气肌有肋间内肌和腹肌。此外，还有胸锁乳突肌、斜角肌等辅助吸气肌。机体在不同的生理状态下，参与呼吸运动的呼吸肌也不相同。

安静状态下的呼吸称为**平静呼吸**（eupnea），每分钟 12～18 次，主要由膈肌和肋间外肌有规律地收缩、舒张来完成。平静吸气时，膈肌收缩，膈顶下降，致使人胸廓上下径增大；肋间外肌收缩，使胸骨和肋骨上举，肋弓外展，造成胸廓的前后径和左右径增大。胸廓扩大，肺随之扩张，肺内压暂时低于大气压，外界气体入肺，完成吸气过程。平静呼气时，肋间外肌和膈肌舒张，膈顶、胸骨和肋骨回到原位，使胸廓和肺容积相继缩小，肺内压上升，暂时高于大气压，肺内气体被呼出，完成呼气过程（图 11-2）。平静呼吸的特点是：吸气运动是主动的，呼气运动是被动的。

考点
参与平静呼吸的呼吸肌

劳动或运动时呼吸运动加深、加快，这种呼吸运动称为**用力呼吸**（forced breathing）或**深呼吸**。用力吸气时除膈肌、肋间外肌收缩加强外，还有胸锁乳突肌、胸大肌等辅助吸气肌参加收缩，使胸廓进一步扩大，吸入气量增加；用力呼气时，除吸气肌舒张外，还有肋间内肌、腹肌等呼气肌的收缩，使胸廓和肺进一步缩小。用力呼吸的特点是吸气和呼气都是主动过程。

通过肋间外肌的收缩与舒张，以胸壁起伏为主要表现的呼吸运动称为**胸式呼吸**。通过膈肌收缩与舒张，以腹壁起伏为主要表现的呼吸运动称为**腹式呼吸**。正常成人的呼吸一般都是胸式和腹式混合式的。但在妊娠后期、腹水较多或腹腔有较大肿瘤时，常表现为明显的胸式呼吸。而胸膜炎或胸腔积液患者，常因胸廓活动受限呈现腹式呼吸。

2. 肺内压 是指肺泡内的压强。吸气开始时，肺容积扩大，肺内压下降，通常低于大气压 1～2mmHg，外界空气进入肺泡。随着肺内气体逐渐增加，肺内压也逐渐升高，当肺内压与大气压相等时，吸气停止。呼气开始后，肺内压逐步超过大气压 1～2mmHg，当肺内压与大气压相等时，呼气停止（图 11-2）。由此可见，在每一呼吸周期中，肺内压呈现周期性交替升降，形成肺内压与大气压之差，从而决定气体流动的方向。呼吸过程中，肺内压变化的程度与呼吸运动的深浅、缓急及呼吸道是否通畅有关。

链 接 人工呼吸与人工膜肺（ECMO）

呼吸是生命存在的征象。汉代张仲景已发明人工呼吸。人工呼吸是用人工方法（通过徒手或机械装置）制造压强差，使空气有节律地进出肺以代替自主呼吸，来保证机体 O_2 的供给和 CO_2 的排除。并希望最后使其恢复自主呼吸。人工呼吸的方法很多，有口对口吹气法、俯卧压背法、仰卧压胸法等，但以口对口吹气式人工呼吸最为方便和有效。如果心跳呼吸均停止时，应同时进行心脏按压术（即心肺复苏术）。

呼吸机又称通气机，能替代自主通气功能。对于心肺功能衰竭的危重患者，应用人工膜肺（extracorporeal membrane oxygenation，ECMO）完成体外氧合和辅助心脏功能，挽救了许多新冠肺炎患者的生命。

3. 胸膜腔负压 胸膜腔是由紧贴于肺表面的脏层胸膜和紧贴于胸廓的壁层胸膜所形成的密闭的潜在腔隙。胸膜腔内只有少量浆液，没有气体。浆液起润滑作用，减轻呼吸运动时两层胸膜之间的摩擦。液体分子之间产生的内聚力，使两层胸膜紧紧相贴，不易分开，从而将肺和胸廓两个弹性体偶联在一起，使自身不具主动张缩能力的肺可随胸

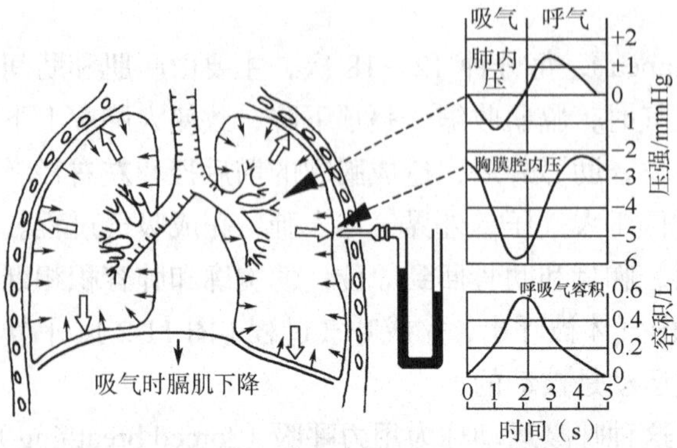

图 11-2 胸膜腔负压测定及其产生机制示意图
→ 表示肺回缩压；⇒ 表示肺内压

考点
胸膜腔负压及其生理意义

廓的运动而扩大、缩小。

胸膜腔内的压强即为胸膜腔内压，其测定方法有两种：一是直接将与检压计相连的穿刺针头刺入胸膜腔进行测定（图 11-2 中）；二是用测定食管内压来间接地表示胸膜腔内压。测量表明：正常人在平静呼气末胸膜腔内压为–5～–3mmHg，平静吸气末胸膜腔内压为–10～–5mmHg。不论吸气或呼气时，胸膜腔内压均低于大气压，习惯上称为胸膜腔负压。

胸膜腔内压与胸膜腔所承受的两种方向相反的力有关。一是促使肺泡扩张的肺内压；二是促使肺泡缩小的肺的回缩压。胸膜腔内压是这两种力的代数和，即胸膜腔内压=肺内压–肺回缩压。由于在吸气末或呼气末，肺内压等于大气压，若视大气压为生理零值，则胸膜腔内压即肺回缩压的负数。可见，胸膜腔内压是由肺回缩压形成的。在人的发育过程中，由于胸廓生长的速度比肺快，以致胸廓的自然容积大于肺的自然容积。所以从出生后第一次呼吸开始，肺便被充气而且始终处于扩张状态，即使在胸廓因呼气而缩小时，肺仍处于一定程度的扩张状态。因此，在整个平静呼吸过程中肺总是存在着回缩倾向。

胸膜腔负压有重要的生理意义：①维持肺的扩张状态，不致于因自身的回缩而萎缩，并且使肺能随胸廓的扩大而扩张；②降低中心静脉压，促进血液和淋巴液的回流；③还参与呕吐反射。因外伤或肺泡破损造成气胸（胸膜腔内进入气体）时，胸膜腔负压减小，甚至消失，肺将塌陷（肺不张）。这时尽管呼吸运动仍在进行，肺却不能随胸廓的运动而张缩，从而影响肺通气功能。严重时血液和淋巴液回流受阻，甚至危及生命。

考点
肺通气的阻力

（二）肺通气阻力

肺通气过程中所遇到的阻力称为肺通气阻力，可按来源分为弹性阻力和非弹性阻力。其中弹性阻力是平静呼吸时的主要阻力，约占总通气阻力的 70%。

1. 弹性阻力 指弹性组织受到外力作用时所产生的一种对抗变形的回位力。肺和胸廓都是弹性体，因此，呼吸的总弹性阻力是由肺弹性阻力和胸廓弹性阻力组成。

（1）肺弹性阻力：来自两个方面，一是肺泡气-液界面的表面张力所产生的回缩力；二是肺弹性纤维的弹性回缩力。其中表面张力约占肺弹性阻力的 2/3。肺弹性阻力对吸气起阻力作用，对呼气起动力作用。

在肺泡的内表面有一薄层液体，与肺泡内气体形成气-液界面，此气-液界面上的液体分子间的吸引力是使液体表面尽量缩小的力，即**肺泡表面张力**（surface tension）。对于半球形囊泡状的肺泡，表面张力的合力指向肺泡中央，使肺泡回缩。肺泡薄层液体来自血浆，形成的表面张力较大，可使肺泡难以张大。实际情况并非如此，这是因为肺泡液体层中存在着降低肺泡表面张力作用的表面活性物质。

肺泡表面活性物质（alveolar surfactant）是由肺泡Ⅱ型上皮细胞合成并释放的一种脂

蛋白混合物，主要成分是二棕榈酰卵磷脂。它以单分子形式覆盖在肺泡液体表面，其密度随肺泡的张缩而改变，具有降低肺泡表面张力的作用，并且通过此作用可产生以下 3 种生理效应：一是减小吸气阻力，有利于肺的扩张；二是防止肺泡内液体积聚而出现肺水肿；三是稳定大小肺泡的容积。在小肺泡或呼气时，表面活性物质的密度大，其降低表面张力的作用强，使回缩力不至于过大，可以防止肺泡萎缩；在大肺泡或吸气时，表面活性物质的密度减小，肺泡表面张力增加，可以防止肺泡过度膨胀。

肺泡表面活性物质不断产生，不断被灭活。在发生肺炎、肺水肿时，因肺组织缺血缺氧而影响肺泡Ⅱ型细胞的分泌功能，表面活性物质分泌减少。因此，肺泡表面张力增大，吸气阻力增大，引起呼吸困难，甚至发生肺不张、肺水肿加重。

（2）胸廓的弹性阻力：胸廓是一个双向弹性体。当胸廓处于自然位置（平静吸气末，肺容量约为肺总量的 67%）时，胸廓的弹性阻力为 0；在平静呼气末，胸廓的弹性回缩力向外，是吸气的动力，呼气的阻力；当深吸气状态时，胸廓的弹性回缩力向内，是吸气的阻力，呼气的动力。所以胸廓的弹性回缩力既可能是吸气的阻力，也可能是吸气的动力，要视其位置而定。

（3）肺和胸廓的顺应性：肺和胸廓的弹性阻力通常用顺应性来表示。**顺应性**是指在外力作用下，弹性组织扩张的难易程度，容易扩张则顺应性大，弹性阻力小。在某些病理情况下，如肺充血、肺水肿及肺纤维化等，肺的弹性阻力增大，顺应性降低，肺不易扩张，可致吸气困难；而肺气肿时，因弹性组织被破坏，弹性阻力减小，呼气阻力增大，致使呼气后肺内余气量增多，肺通气效率降低，肺顺应性增大，可致呼气困难。

2. 非弹性阻力 主要指气流通过呼吸道时的摩擦力，包括惯性阻力、黏滞阻力和气道阻力。由于它是在气体流动时产生的，故随气流速度加快而增加，为动态阻力。惯性阻力是气流在发动、变速、换向时因气流和组织的惯性所产生的阻止肺通气的力，平静呼吸时可忽略不计。黏滞阻力是呼吸时胸廓、肺等组织因相对移位发生摩擦所形成的阻力，占非弹性阻力的 10%～20%。气道阻力是指气体通过呼吸道时，气体分子间及气体分子与气道管壁之间的摩擦力，占非弹性阻力的 80%～90%。影响气道阻力的因素主要有呼吸道口径、气流速度和气流形式，其中呼吸道口径是影响呼吸道阻力的主要因素。呼吸道阻力与气道半径的 4 次方成反比，故呼吸道半径减小 1/2 时，呼吸道阻力即可增大 15 倍。

呼吸道平滑肌的舒缩受神经和体液因素的影响。副交感神经兴奋引起气道平滑肌收缩，气道管径变小，阻力增加；交感神经兴奋则相反。体液因素中儿茶酚胺可使气道平滑肌舒张，气道阻力减小；$PGF_{2\alpha}$ 及变态反应时肥大细胞释放的组胺和慢反应物质则使气道平滑肌收缩，气道阻力增加。研究发现，气道上皮细胞可合成、释放内皮素，使气道平滑肌收缩。临床上对某些严重肺通气功能障碍患者实施气管切开术，以减小气道阻力，能有效地改善肺通气功能。

（三）肺通气功能的评价

肺通气是呼吸过程的一个重要环节，用肺量计测定肺容量（pulmonary capacity）和肺通气量（ventilation volume），可对肺通气功能做出客观评价。掌握评价肺通气功能的指标可以帮助诊断疾病，并可指导人们日常活动。

考点
基本肺容积和肺容量

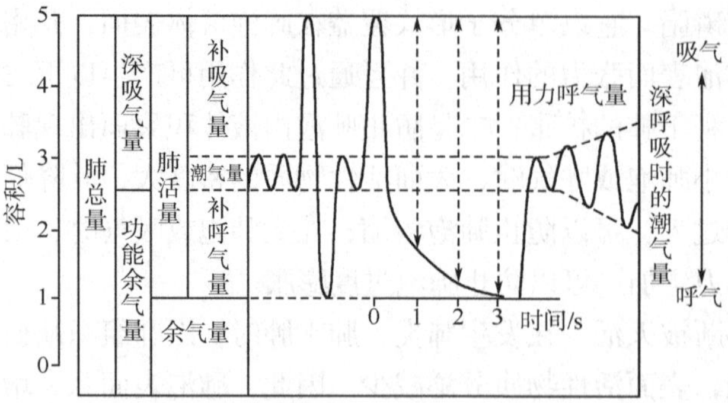

图 11-3　肺容积描记图

1. 肺容积　肺总量可以分为互不重叠的 4 种基本肺容积（图 11-3）。

潮气量（tidal volume，TV）：指每次吸入或呼出的气量。正常成人平静呼吸时潮气量为 400～600ml，平均约 500ml。潮气量的大小与呼吸深度、呼吸频率有关，最大时可达肺活量的大小。

补吸气量：指平静吸气末，再尽力吸气所能增加的吸入气量，正常成人为 1500～2000ml。补吸气量的大小表示吸气储备能力。

补呼气量：指平静呼气末，再尽力呼气所能增加的呼出气量，正常成人为 900～1200ml。补呼气量的大小表示呼气储备能力。

余气量：也称残气量，指最大呼气末仍残留于肺内不能再呼出的气量，正常成人为 1000～1500ml。余气量过大表示肺通气功能不良。支气管哮喘和肺气肿患者，余气量增大。

2. 肺容量　指不同状态下肺内容纳的气体量，由两项及两项以上的基本肺容积相加得到。肺容量可随呼吸深度发生变化。主要包括以下几个部分。

深吸气量：指潮气量和补吸气量之和，它是衡量最大通气潜力的重要指标之一。

功能余气量：指平静呼气末仍存留于肺内的气量，是余气量和补呼气量之和，正常成人约为 2500ml。肺弹性回缩力降低时（如肺气肿患者），功能余气量增加；肺弹性阻力增大（如肺纤维化）时，功能余气量减小。功能余气量的生理意义主要是缓冲呼吸过程中肺泡气 O_2 和 CO_2 分压的变化幅度，利于肺换气的正常连续进行。

肺活量（vital capacity，VC）：指深吸气后再尽力呼气，所能呼出的最大气量，是潮气量、补吸气量和补呼气量三者之和。正常成年男性平均约为 3500ml，女性约为 2500ml。肺活量反映肺一次呼吸的最大通气能力，由于其测量方法简单，重复性好，在一定程度上可作为肺通气功能的指标。由于肺活量的数值与身材大小、性别、年龄、呼吸肌强弱等因素有关，有较大的个体差异，故只宜做自身对照。

由于测定肺活量时仅测呼出的气量而不限制呼气的时间，所以它不能充分反映肺组织的弹性状态和气道的通畅程度。因此，提出了用力呼气量的概念。**用力呼气量**（forced vital capacity，FEV）是指深吸气后，再尽力尽快呼气，计算第 1、2、3s 末呼出的气量分别占其肺活量的百分比，此百分比即为用力呼气量。正常成人第 1、2、3s 末呼出的气量分别占其肺活量的 83%、96%、99%，其中第 1s 末的用力呼气量最有意义，低于 60% 为不正常。用力呼气量是一种动态指标，是评价肺通气功能的一项较理想的指标。

肺总量：指肺所能容纳的最大气量，是肺活量和余气量之和。其数值有较大的个体差异，正常成年男性平均约为 5000ml，女性约为 3500ml。

考点
肺通气量与肺泡通气量

3. 肺通气量　是指单位时间内进出肺的气体量。每分钟吸入或呼出肺的气体量，称为**每分通气量**，它等于呼吸频率与潮气量的乘积。平静呼吸时，每分通气量为 6～9L。每分通气量随性别、年龄、身材和活动量的不同而有差异。从事重体力劳动或剧烈运动时，每分通气量增大。通常将最大限度地做深而快的呼吸时，每分钟所能吸入或呼出的最大气量，称为每分最大随意通气量，或**每分最大通气量**。它是评价一个人能进行多大运动量的一项重要生理指标。在测定时，一般只测量 15s 的最深最快的呼出或吸入气量，再换算成每分钟的最大通气量，一般可达 70～120L/min。

通气功能的储备能力通常用储备量百分比表示：

$$\text{通气储备量百分比}=\frac{\text{每分最大通气量}-\text{每分平静通气量}}{\text{每分最大通气量}}\times 100\%$$

正常值大于等于 93%。若小于 70%，提示通气储备功能不良。

在呼吸过程中，每次吸入的气体，并不都能进行有效的气体交换，从鼻到终末细支气管内的气体均不参与肺泡与血液之间的气体交换，将这部分气体通道称为**解剖无效腔**（anatomical dead space），正常成人约为 150ml。进入肺泡中的气体，也可因血流在肺内分布不均匀而未能充分与血液进行气体交换，未能发生气体交换的这一部分肺泡容积称为**肺泡无效腔**（alveolar dead space）。肺泡无效腔与解剖无效腔一起合称**生理无效腔**（physiological dead space）。健康人平卧时生理无效腔等于或接近于解剖无效腔。

每分钟吸入肺泡且能与血液进行气体交换的气体总量称为**肺泡通气量**（alveolar ventilation），肺泡通气量=（潮气量–无效腔气量）×呼吸频率。平静呼吸时，潮气量为 500ml，无效腔气量是 150ml，则每次吸入肺泡的新鲜空气为 350ml。若功能余气量为 2500ml，则每次呼吸仅能使肺泡内的气体更新 1/7。由于解剖无效腔的容积相对恒定，因此肺泡通气量主要受潮气量和呼吸频率的影响。故在一定范围内，深而慢的呼吸可使肺泡通气量增加，呼吸效率提高。人们在进行长跑比赛时，采用深而慢的呼吸感觉身体轻松、耐力持久的原因也在于此。

二、气体在肺泡和组织中的交换

气体的交换包括肺换气与组织换气两个方面。虽然气体交换的部位不同，但两种换气的原理基本相同。

（一）分压差是气体交换的动力

各种气体无论是处于气体状态，还是溶解于液体的状态，气体分子总是由压强高处向压强低处移动，直到两处压强相等为止，这一过程称为**气体扩散**。在混合气体中，某种气体所占的压强称为该气体的**分压**。分压等于混合气体的总压强乘以该气体所占容积的百分比。例如，海平面上空气总压强为 760mmHg，其中 O_2 的容积百分比为 20.9%，则 O_2 的分压（PO_2）为 159mmHg。肺泡气、血液、组织液中 O_2 和 CO_2 的分压（张力）值见表 11-1。气体的分压差决定着气体扩散的方向和扩散速度。气体在肺泡和组织中的交换过程也遵循这一原理。

表 11-1 不同位置 O_2 和 CO_2 的分压（mmHg）

指标	海平面大气	肺泡气	动脉血	静脉血	组织
PO_2	159	102	100	40	30
PCO_2	0.3	40	40	46	50

液体中气体分压来自溶解在液体内的气体分子从液体中逸出的力，即张力。当气体

溶解与逸出的分子数目达到平衡时，溶解气体的张力就等于其分压值。

气体**扩散速率**（diffusion rate）是指单位时间内气体扩散的容积。它与气体分压差、气体在溶液中的溶解度、扩散面积和绝对温度成正比；而与气体分子量的平方根和扩散距离成反比。在肺部，O_2的分压差是CO_2分压差的10倍，而CO_2在血浆中的溶解度约为O_2的24倍，同时分子量的平方根值CO_2是O_2的1.17倍。综合考虑，肺部CO_2扩散速率约为O_2的2倍。故在临床上当肺换气功能发生障碍时，机体缺O_2比CO_2潴留更为常见。

（二）气体交换的过程及影响因素

1. 肺换气

考点
气体交换过程

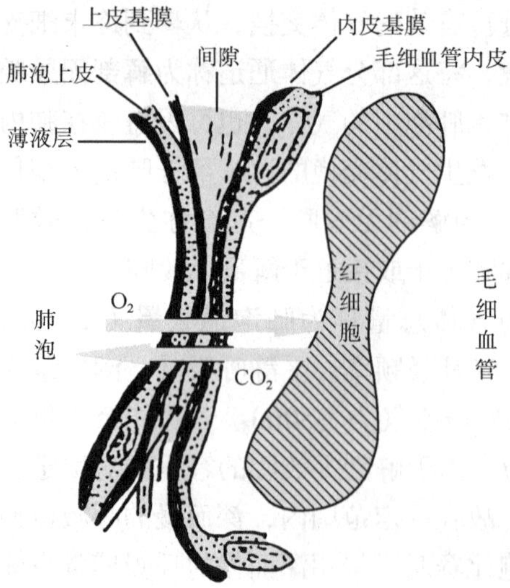

图 11-4 呼吸膜结构示意图

（1）肺换气的过程：肺动脉内的静脉血流经肺毛细血管时，静脉血的PO_2低于肺泡气的PO_2，而静脉血的PCO_2则高于肺泡气的PCO_2。因此，O_2由肺泡扩散入血液，而CO_2由血液扩散入肺泡，完成肺换气过程（图11-1上）。肺换气的结果是肺毛细血管内的静脉血变成动脉血。O_2、CO_2在此处扩散极为迅速，不到0.3s即可达到平衡。通常情况下血液流经肺毛细血管的时间约为0.7s，所以当静脉血流经肺毛细血管全长约1/3时，已经基本上完成肺换气过程。

考点
影响肺部气体交换的因素

（2）影响肺换气的因素：肺泡与毛细血管血液进行气体交换时，所经过的屏障即**呼吸膜**（respiratory membrane）由6层结构组成：含有肺泡表面活性物质的液体层、肺泡上皮细胞层、上皮基膜、肺泡上皮和毛细血管膜之间的间隙（基质层）、毛细血管的基膜和毛细血管内皮细胞层（图11-4）。正常呼吸膜非常薄，平均厚度不到1μm。平静呼吸时，双肺可供气体交换的呼吸膜面积约$40m^2$，用力呼吸时可达$70m^2$以上。呼吸膜良好的通透性及广大的面积保证了肺泡与血液间迅速地进行气体交换。在某些病理情况下，呼吸膜的厚度增加（如肺纤维化、肺水肿）或呼吸膜扩散面积减小（如肺气肿）均可导致肺换气量减少。

每分肺泡通气量和每分肺血流量的比值，称为**通气/血流比值**（ventilation/perfusion ratio），简称$\dot{V}/\dot{Q}$比值。正常成人安静时$\dot{V}/\dot{Q}$比值为0.84。此时的肺泡通气量与肺血流量比例适当，气体交换的效率最高。如果$\dot{V}/\dot{Q}$比值增大，则表明肺通气过度或肺血流量减少，意味着出现了肺泡无效腔；如果比值减小，则表明肺泡通气量不足或肺血流过剩，意味着形成了功能性动-静脉短路。以上两种情况均可使肺换气效率降低。正常人$\dot{V}/\dot{Q}$比值为0.84是就整个肺平均而言的理论值。实际上肺上区的肺泡通气量与肺血流量均较肺下区少，尤以肺泡血流量减少更为显著。

考点
组织换气的过程及影响因素

2. 组织换气 在组织中，由于细胞有氧代谢不断消耗O_2，产生CO_2，所以组织中的PO_2低于动脉血，而PCO_2则高于动脉血（表11-1）。当动脉血流经组织毛细血管时，O_2由血液经过组织液扩散入组织细胞，CO_2则从组织细胞扩散入血液，完成组织换气。组织换气的结果是使流经组织的动脉血变成静脉血（图11-1下）。

影响组织换气的因素主要有细胞代谢水平、毛细血管血流量、毛细血管通透性及其开放数量、气体扩散距离等。例如，组织细胞代谢增强时，消耗更多 O_2，产生更多 CO_2，导致组织液的 PO_2 降低，PCO_2 升高，使血液与组织液之间的 PO_2 差及 PCO_2 差加大。同时，组织代谢产物腺苷和 H^+ 增多、PCO_2 和温度升高、PO_2 降低均可导致毛细血管扩张，使毛细血管开放数量增多，有利于气体交换。组织水肿时，毛细血管与组织细胞之间的距离加大，气体扩散距离增加，以及毛细血管受到压迫时致血流量减少，均不利于气体交换。

三、呼吸气体在血液中的运输

气体在血液中的运输是实现肺换气和组织换气的重要中间环节。O_2 和 CO_2 在血液中有物理溶解和化学结合两种运输形式。由表 11-2 可以看出，两种气体在血液中物理溶解量少，化学结合量多。因此，化学结合是 O_2 和 CO_2 运输形式的主要形式，但物理溶解却是实现化学结合所必需的中间步骤，二者总处于动态平衡中。

表 11-2 血液中 O_2 和 CO_2 的含量（ml/L）

气体	动脉血			静脉血		
	物理溶解	化学结合	合计	物理溶解	化学结合	合计
O_2	3.1	200.0	203.1	1.1	152.0	153.1
CO_2	25.3	464.0	489.3	29.1	500.0	529.1

考点
O_2 在血液中运输形式

（一）O_2 的运输

动脉血的 PO_2 为 100mmHg 时，血液物理溶解 O_2 只占血液运输 O_2 总量的 1.5%，O_2 物理溶解的量与其分压成正比。O_2 的化学结合是指扩散入血液的 O_2 与红细胞内血红蛋白结合形成**氧合血红蛋白**（HbO_2）。正常成人动脉血结合的 O_2 约占 O_2 运输总量的 98.5%。

1. Hb 与 O_2 的结合 O_2 与 Hb 的结合反应快、可逆、不需要酶的催化，反应方向取决于 PO_2 的高低。当血液流经 PO_2 高的肺部时，Hb 便与 O_2 结合，形成 HbO_2；当血液流经 PO_2 低的组织时，HbO_2 迅速解离，释放出 O_2，形成去氧 Hb。Hb 由 1 个珠蛋白和 4 个血红素组成，每个血红素由 4 个吡咯基组成一个环，其中心含有 1 个 Fe^{2+}，Fe^{2+} 能与 O_2 进行可逆性结合。Hb 与 O_2 结合时，Fe^{2+} 不伴有电子的转移，仍保持二价铁形式，故反应过程不是氧化，生理学上称为**氧合**（oxygenation）。相应地，未结合 O_2 的 Hb 称为去氧 Hb，而不是还原 Hb。

HbO_2 呈鲜红色，去氧 Hb 呈蓝紫色。动脉血含 HbO_2 较多，呈鲜红色；静脉血含去氧 Hb 多，呈暗红色。当血液中去氧 Hb 含量达到 50g/L 以上时，则毛细血管丰富的浅表部位如口唇、甲床就会出现青紫色，称为**发绀**（cyanosis）。发绀一般表示人体缺氧，多见于窒息、肺炎、肺气肿、心功能不全等疾病引起的肺换气功能障碍。但如严重贫血患者，因其血液中去氧 Hb 含量不足 50g/L，虽然缺氧，但不会出现发绀。相反，某些红细胞增多的患者（如高原性红细胞增多症），因其血液中去氧 Hb 含量高达 50g/L 以上，虽无缺氧，也会出现发绀。与 Hb 的亲和力，一氧化碳（CO）远比 O_2 高，较低浓度 CO 即可引起 CO 中毒。

考点
血红蛋白与氧的运输及血氧指标

1 分子 Hb 可以结合 4 分子 O_2，1g Hb 可以结合约 1.34ml 的 O_2。每 100ml 血液中

Hb所能结合的最大O_2量，称为**Hb氧容量**（oxygen capacity）。每100ml血液中Hb实际结合的O_2量，称为**Hb氧含量**（oxygen content）。Hb氧含量占Hb氧容量的百分数，称为**Hb氧饱和度**（oxygen saturation）。通常情况下，血浆中溶解的O_2极少，可忽略不计，因此Hb氧容量、Hb氧含量和Hb氧饱和度可分别视为血氧容量、血氧含量和血氧饱和度。通常用**血氧饱和度**表示血液含O_2的多少。

考点
氧解离曲线及其影响因素

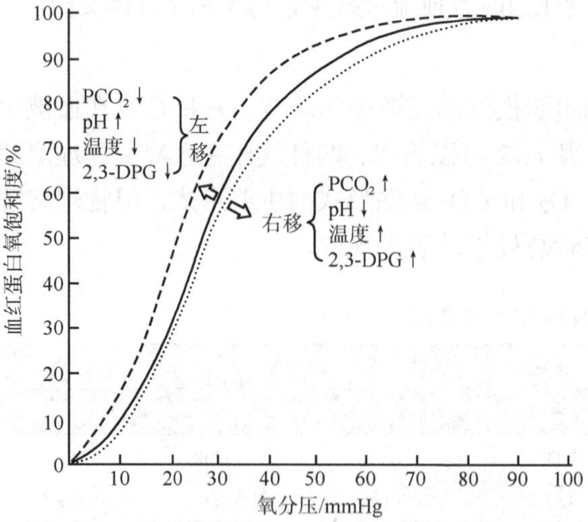

图11-5 氧解离曲线及主要影响因素

2. 氧解离曲线及其影响因素 表示血氧分压与Hb氧饱和度之间关系的曲线称为氧结合解离曲线，简称**氧解离曲线**（oxygen dissociation curve）。曲线呈近似“S”形（图11-5）。根据氧解离曲线的变化趋势及功能意义，可将曲线分为3段。氧解离曲线上段，相当于PO_2在60mmHg以上的部分。曲线较平坦，表明PO_2的变化对Hb氧饱和度的影响不大。在吸入气或肺泡气PO_2有所下降的情况下，如在高原、高空或某些呼吸系统疾病时，Hb氧饱和度仍能保持在90%以上，血液仍可携带足够的O_2，不至于发生低氧血症。氧解离曲线中段，相当于PO_2 40～60mmHg，如一般代谢水平的组织情况。该段曲线比较陡直，PO_2下降时Hb氧饱和度明显下降，有较多O_2被释放出来，供组织利用。氧解离曲线下段，相当于PO_2在40mmHg以下的部分，如代谢旺盛的组织情况。该段曲线最陡，表明PO_2稍有下降，就有大量的O_2被释放出来，可满足组织活动增强时对O_2的需求。该段曲线代表了血O_2的储备。

氧解离曲线受血液pH、PCO_2、温度和2, 3-二磷酸甘油酸（2, 3-DPG）等多种因素的影响。当组织代谢活跃时，CO_2产生量、机体产热量及酸性代谢产物增多，使血液PCO_2升高、pH降低、局部温度升高，氧解离曲线右移，即Hb与O_2的亲和力降低，Hb氧饱和度下降，O_2释放量增多，有利于组织对O_2的摄取；反之，曲线左移，表明Hb结合O_2的能力增强而O_2释放量减少。此外，在慢性缺氧、贫血、高山低氧等情况下，人体红细胞在无氧糖酵解中形成的2, 3-DPG也能使氧解离曲线右移，有利于释放更多的O_2，改善组织的缺氧状态（图11-5）。

（二）CO_2的运输

考点
CO_2在血液中运输及其影响因素

静脉血中物理溶解的CO_2占血液中CO_2运输总量的5.5%，化学结合的占血液运输CO_2总量的94.5%。化学结合的形式主要有碳酸氢盐和氨基甲酰血红蛋白两种，其中碳酸氢盐形式约占CO_2运输总量的88%。

当动脉血流经组织毛细血管时，组织细胞代谢产生的CO_2先扩散溶解于血浆中，再迅速由血浆扩散入红细胞。红细胞内有较高浓度的碳酸酐酶，在其催化下，CO_2与H_2O结合生成H_2CO_3，H_2CO_3又迅速解离成H^+和HCO_3^-。生成的HCO_3^-除小部分与红细胞内K^+结合生成$KHCO_3$外，大部分顺浓度差扩散入血浆，与Na^+结合成$NaHCO_3$。红细胞对负离子有较高的通透性，为维持红细胞内外电荷的平衡，血浆中的 Cl^-扩散入红细胞，这种现象称为 Cl^-转移。红细胞对正离子如 H^+的通透性极低，因此 H_2CO_3 解离的 H^+不能伴随 HCO_3^-外移，在红细胞内 H^+则与 Hb 结合而被缓冲。上述反应迅速、可逆，反应的方向取决于 PCO_2 的高低。当血液流经肺部时，肺泡气 PCO_2 低，反应向相反的方向进行，生成 CO_2。CO_2 经血浆扩散入肺泡，然后呼出体外。

进入红细胞内的 CO_2 还能直接与 Hb 上的自由氨基结合形成氨基甲酰血红蛋白（HHbNHCOOH）。这一反应不需酶的催化，反应迅速并且可逆。HbO_2 与 CO_2 结合生成 HHbNHCOOH 的能力比去氧 Hb 小。当动脉血流经组织时，HbO_2 解离释放出 O_2，变成去氧 Hb，与 CO_2 结合生成 HHbNHCOOH；另外，去氧 Hb 酸性较 HbO_2 弱，与 CO_2 亲和力大于 HbO_2，也促使生成 HHbNHCOOH，同时缓冲了 pH 的变化。在肺部，由于 HbO_2 生成增多，迫使 HHbNHCOOH 解离释放 CO_2，CO_2 从血浆中逸出，并扩散入肺泡。由此可见，Hb 是否与 O_2 结合是影响 CO_2 运输的主要因素。

四、呼吸运动的调节

呼吸运动是一种节律性运动，又受意识控制，其深度和频率可随机体内外环境的变化而改变，从而使肺通气量与机体的代谢水平相适应。呼吸节律的形成和这些适应性改变主要依赖于呼吸功能的调节来实现。

（一）呼吸中枢

呼吸中枢是中枢神经系统内产生呼吸节律和调节呼吸运动的神经元细胞群。它们广泛分布于大脑皮质、间脑、脑桥、延脑和脊髓等部位，形成各级呼吸中枢。它们在呼吸节律的产生和调节中发挥着不同的作用，正常呼吸运动是在各级呼吸中枢的相互配合下实现的。

我们通过动物实验观察认识到，脊髓是联系高位中枢控制呼吸肌的中继站和整合某些呼吸反射的初级中枢，延脑是产生原始呼吸节律的基本中枢，下位脑干（延脑与脑桥）是正常呼吸节律的起源部位。脑桥的呼吸神经元主要集中在脑桥上部的呼吸调整中枢，其作用是抑制吸气，促使吸气向呼气转化。正常呼吸节律的产生，有赖于延脑和脑桥这两个呼吸中枢的共同作用，有人用“吸气切断机制”解释。

呼吸还受高级中枢（如大脑皮质、边缘系统、下丘脑等）的影响。例如，大脑皮质可以随意控制呼吸，发动说话、唱歌、吹奏乐器等动作，在一定限度内可以随意进行屏气或加强加快呼吸。因此，大脑皮质控制着随意呼吸，而不随意的、自发的节律性呼吸（自主呼吸）是由下位脑干控制的。

（二）呼吸反射

中枢神经系统接受各种感受器的传入冲动，实现对呼吸运动的反射性调节，使呼吸运动的频率、深度和形式等发生相应的改变。呼吸反射包括化学感受性呼吸反射、机械感受性呼吸反射和防御性呼吸反射 3 类。

1. 化学感受性呼吸反射 指动脉血或脑脊液中某些化学物质刺激相关化学感受器（chemoreceptor），反射性地引起呼吸运动的改变。它通过调节肺通气量，以维持血液中 PO_2、PCO_2 和 H^+浓度的相对稳定。通过肺对挥发酸（血浆 H_2CO_3）的呼出实现对机体酸碱平衡的呼吸性调节（参见第 14 章）。

（1）化学感受器：按其所在部位的不同，分为外周化学感受器和中枢化学感受器。

外周化学感受器主要指颈动脉体和主动脉体，它们能感受血液中的 PCO_2、PO_2 和 H^+浓度的变化。当动脉血中 PCO_2、H^+浓度升高或 PO_2 降低时，均可以刺激外周化学感受器，产生神经冲动分别经窦神经（混入舌咽神经）和主动脉神经（混入迷走神经）传入延脑，兴奋呼吸中枢，反射性地引起呼吸加深加快和血液循环的变化。颈动脉体在呼吸调节中的作用大于主动脉体。

中枢化学感受器位于延脑腹外侧浅表部位，对脑脊液和局部细胞外液的 H^+浓度变化极为敏感。中枢化学感受器不直接与动脉血接触，而是浸浴在脑脊液中。脑脊液与血液之间隔有血-脑脊液屏障。但血液中的 CO_2 能迅速通过血-脑脊液屏障，扩散入脑脊液，与 H_2O 结合生成 H_2CO_3，继而解离出 H^+，致使脑脊液中 H^+浓度升高，从而刺激中枢化学感受器，引起呼吸中枢的兴奋。但血液中的 H^+不易通过血-脑脊液屏障，故血液 pH 的变化对中枢化学感受器的直接作用不大，也较缓慢。中枢化学感受器不感受缺 O_2 的刺激。

考点
PCO_2、$[H^+]$和低氧对呼吸运动的作用

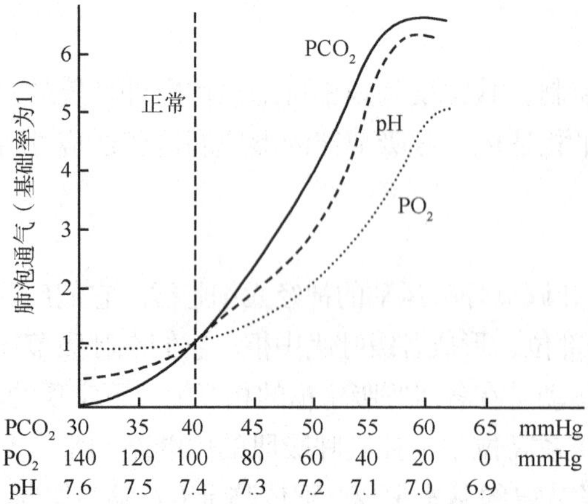

图 11-6 动脉血 PCO_2、PO_2、pH 之一改变对肺泡通气率的影响

仅改变一种因素而保持另两种因素于正常水平的情况

（2）**CO_2 是调节呼吸运动最重要的生理性体液因素**：血液中维持一定水平 PCO_2 是进行正常呼吸活动和维持呼吸中枢的兴奋性所不可缺少的必需条件。若动脉血中 PCO_2 过低，可导致呼吸减弱，甚至呼吸暂停；适当增加吸入气中 CO_2，血液 PCO_2 升高，可使呼吸加强，表现为呼吸加深加快，肺通气量增加（图 11-6）。通过肺通气量的增大可增加 CO_2 的排出，肺泡气和动脉血中 PCO_2 便可恢复到接近正常水平。但是，当吸入气中 CO_2 含量过高，致使血液中 CO_2 积聚过多，反而会使中枢神经系统（包括呼吸中枢）受到抑制，引起头痛、头昏、呼吸困难等症状，甚至昏迷，出现 CO_2 麻醉、呼吸停止。CO_2 刺激呼吸运动是通过两条途径实现的：一是通过刺激中枢化学感受器再兴奋呼吸中枢；二是刺激外周化学感受器，冲动经舌咽神经和迷走神经传入延脑，兴奋呼吸中枢，反射性地使呼吸加深、加快，肺通气量增加。两条途径中以前者为主。

吸入气 PO_2 降低（血中＜60mmHg）时，可导致呼吸加深加快，肺通气量增加（图 11-6）。其兴奋呼吸的作用完全是通过刺激外周化学感受器实现的。低 O_2 对呼吸中枢有直接抑制作用，并且这种抑制效应随着低 O_2 程度的加重而逐渐加强。在适度低 O_2 的情况下，来自外周化学感受器的传入冲动对呼吸中枢的兴奋作用在一定程度上能对抗其对中枢的直接抑制作用。但严重低 O_2（血中＜40mmHg）时则表现为呼吸减弱甚至停止。一般在动脉血 PO_2 下降到 80mmHg 以下时，肺通气量才出现可察觉的增加，因而动脉血 PO_2 的变化对正常呼吸调节作用不大，仅在特殊情况下低 O_2 刺激时才有重要意义。

动脉血中 H^+浓度升高时，血浆 pH 减小，呼吸加深、加快，肺通气量增加（图 11-6）；反之，H^+浓度降低时，血浆 pH 增大，呼吸受到抑制，肺通气量减少。血液中 H^+对呼吸运动

的调节主要是通过外周化学感受器实现的。

（3）CO_2、低 O_2 和 H^+ 在呼吸运动调节中的相互作用：当动脉血 PCO_2 适度升高、PO_2 适度降低、H^+ 浓度适度增加时，分别都有兴奋呼吸的作用，尤以 CO_2 兴奋作用显著。但整体情况下，3 种因素同时存在，对呼吸的刺激作用既可因相互总和而增强，也可因相互抵消而减弱。由图 11-7 可以看出：CO_2 对呼吸的刺激作用最强，比其单因素时更明显；H^+ 的作用次之，低 O_2 的作用最弱。这是因为，PCO_2 升高时，H^+ 浓度也随之升高，两者的作用发生总和，兴奋呼吸的作用较单因素 PCO_2 更明显。H^+ 浓度增加时，呼吸增强，肺通气量增大，使 CO_2 排出增加，血中 PCO_2 下降，H^+ 浓度也有所下降，从而抵消部分 H^+ 的兴奋呼吸作用。PO_2 下降时也因肺通气量增加，呼出较多的 CO_2，使血中 PCO_2 和 H^+ 浓度下降，使低 O_2 对呼吸的兴奋作用大为减弱。

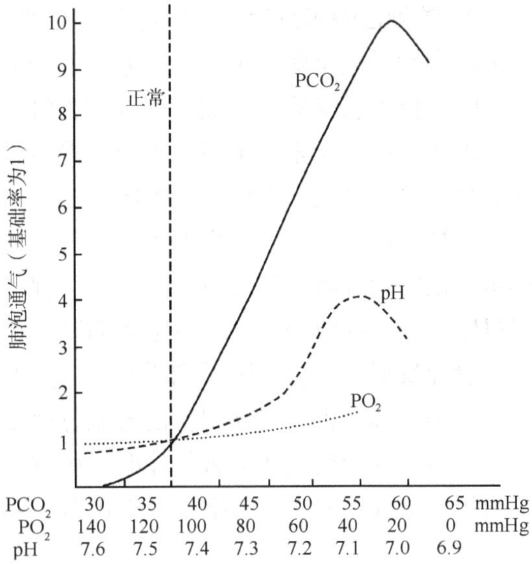

图 11-7 动脉血 PCO_2、PO_2、pH 改变对肺泡通气率的影响

2. 机械感受性呼吸反射

（1）肺牵张反射：由肺的扩大或缩小引起的反射性呼吸运动变化，称为**肺牵张反射**（pulmonary stretch reflex）或黑-伯反射（Hering-Breuer reflex），是一种负反馈调控机制。它包括肺扩张反射和肺缩小反射。

肺扩张反射是肺扩张或充气时抑制吸气的反射。其感受器主要分布于支气管和细支气管的平滑肌中，对扩张刺激敏感，故常被称为牵张感受器。其阈值低、适应慢。吸气时，牵张感受器受扩张刺激而兴奋，冲动沿迷走神经传入延脑，在延脑内通过一定的神经联系使吸气受到抑制，转为呼气。若切断两侧迷走神经，呼吸则变深、变慢。因此，肺扩张反射的生理意义是阻止吸气过深、过长，促使吸气转为呼气，与脑桥的呼吸调整中枢共同调节呼吸的频率与深度。肺扩张反射具有种属差异，兔的最强，人的最弱。正常成人潮气量增加到 800ml 以上时才会出现肺扩张反射。所以，平静呼吸时，肺扩张反射不参与人的呼吸调节。病理情况下，如肺炎、肺充血、肺水肿等，由于肺顺应性降低，不易扩张，对支气管的牵张刺激较强，可以引起该反射，呈现浅而快的呼吸。

肺缩小反射也称肺萎陷反射，是肺缩小时引起吸气的反射。该反射在平静呼吸调节中意义不大，只有在肺明显缩小时才出现，对阻止呼气过度和肺不张等可能有一定作用。

（2）呼吸肌本体感受性反射：由呼吸肌本体感受器（肌梭和腱器官）传入冲动引起的反射性呼吸变化称为**呼吸肌本体感受性反射**（参见第 56～57 页）。当呼吸肌受到牵拉时，肌梭受刺激而兴奋，冲动经背根传入脊髓中枢，反射性地引起受牵拉的呼吸肌收缩，使呼吸增强。在平静呼吸时这一反射作用不明显，当运动或气道阻力增大时，肌梭受到较强的刺激，可通过该反射加强呼吸肌的收缩力量。因此，该反射意义在于克服气道阻力，保证呼吸的深度。

3. 防御性呼吸反射 呼吸道黏膜受到机械或化学刺激时引起的一系列保护性反射，称为防御性呼吸反射。主要有咳嗽反射和喷嚏反射。

咳嗽反射感受器位于喉、气管和支气管的黏膜中。当其受到机械或化学刺激（如香烟、组胺、前列腺素等）时，兴奋经迷走神经传入延脑呼吸中枢，引起咳嗽。咳嗽时，先是短促的深吸气，继而声门紧闭，呼气肌强烈收缩，使肺内压和腹内压急剧上升，然后突然打开声门。由于气压差极大，气体快速由肺内冲出，将呼吸道内的异物或分泌物排出。正常的咳嗽反射能有效地清洁、保护和维持呼吸道的畅通。但长期而频繁的咳嗽对机体不利，胸膜腔内压升高阻碍静脉血回流，肺内压长期升高容易形成肺气肿。

喷嚏反射是当鼻黏膜受到激惹性刺激时引起的反射。传入神经为三叉神经，反射性引起腭垂下降，舌压向软腭，使气流急速由鼻腔和口腔冲出，将鼻腔中的刺激物清除。

突然吸入冷空气或有害气体时，可发生**屏气反射**，引起呼吸暂停。其主要表现为声门紧闭，支气管平滑肌收缩，以抵御有害刺激侵入呼吸器官。

自测题

一、名词解释

1. 呼吸 2. 呼吸运动 3. 肺通气 4. 胸膜腔负压 5. 潮气量 6. 肺活量 7. 用力呼气量 8. 每分通气量 9. 肺泡通气量 10. 通气/血流比值 11. 肺换气 12. 氧含量 13. 氧容量 14. 血氧饱和度 15. 氧解离曲线 16. 肺牵张反射

二、选择题

A 型题

1. 肺换气是指（ ）
   A. 肺泡与肺毛细血管间的气体交换
   B. 肺与气道间的气体交换
   C. 肺泡与组织间的气体交换
   D. 肺与外界环境间的气体交换
   E. CO_2 排出肺的过程
2. 胸膜腔负压形成的主要原因是（ ）
   A. 肺的表面活性物质的作用
   B. 肺的回缩力
   C. 胸廓的扩张力
   D. 浆液的内聚力
   E. 肺的扩张力
3. 正常成人安静时的呼吸频率为（ ）次/分。
   A. 60～100 B. 20～25
   C. 60～75 D. 30～50
   E. 12～18
4. 肺的有效通气量是（ ）
   A. 潮气量 B. 最大通气量
   C. 每分肺泡通气量 D. 肺活量
   E. 每分通气量
5. 维持呼吸中枢兴奋性的生理性刺激因素是（ ）
   A. 血中一定浓度的 CO_2
   B. 血中一定浓度的 O_2
   C. 血中 H^+浓度的改变
   D. 肺牵张感受器的传入冲动
   E. 呼吸肌本体感受器的传入冲动
6. PO_2 降低导致呼吸加强的原因是兴奋（ ）
   A. 中枢化学感受器 B. 外周化学感受器
   C. 延脑呼吸中枢 D. 呼吸调整中枢
   E. 肺牵张感受器

三、简答题

1. 说出胸膜腔负压的形成、变化及生理意义。
2. 结合临床说明肺泡表面活性物质及其作用。
3. 试述在肺通气量一致情况下，“深而慢”的呼吸比“浅而快”的呼吸对气体交换更有效。
4. 简述影响肺换气的因素。
5. 试述 O_2 和 CO_2 在血液中的运输形式、过程及影响因素。
6. 叙述 CO_2、低 O_2 和 H^+对呼吸运动的影响机制。

（刘慧博）

第12章

消化与吸收

机体为维持正常的生命活动，必须不断地从外界摄取营养物质和能量。食物中的主要营养物质有糖类、蛋白质、脂肪、维生素、无机盐和水。其中，糖类、蛋白质和脂肪是结构复杂的大分子有机物，它们必须先分解成结构简单的小分子物质，才能被机体吸收利用。消化系统的基本功能就是对食物进行消化和吸收，此外还有内分泌、排泄和免疫功能。

一、消化生理概述

> **考点** 机械性消化与化学性消化的含义及其相互关系

食物在消化道内分解为可吸收的小分子物质的过程称为**消化**（digestion）。人体对食物的消化方式主要有两种：机械性消化和化学性消化。**机械性消化**（mechanical digestion）是指通过有关骨骼肌和消化道平滑肌的运动，将食物磨碎，与消化液充分混合，并将食糜向消化道远端推送的过程。在此过程中不发生营养物质分子变化，又称**物理性消化**。在整个消化道中除口腔、咽、食管上端肌肉和肛门外括约肌为骨骼肌外，其余部分均为平滑肌。关于消化道平滑肌的结构和功能特点已在第3章叙述。**化学性消化**（chemical digestion）是指在消化酶（主要来自消化腺分泌）的作用下，将食物中的大分子物质分解成可吸收的小分子物质的过程。这两种消化方式同时进行，相互配合。此外还有**微生物消化**（microbial digestion），是指通过消化道内的共生微生物分解食物中的营养物质供机体利用的过程。消化后的小分子物质及水、无机盐、维生素等通过消化道黏膜进入血液或淋巴液的过程称为**吸收**（absorption）。未被消化和吸收的食物残渣以粪便形式被排出体外。消化和吸收是两个相辅相成、紧密联系的过程。

（一）消化道的功能结构特点

消化系统由消化道和消化腺组成（图12-1）。人的消化道是从口腔到肛门的一段粗细不等、长约9m的管道，包括口腔、咽、食管、胃、小肠和大肠。消化腺有大消化腺和小消化腺两种。大消化腺包括大唾液腺、肝和胰；小消化腺是消化道管壁内的许多小腺体，如胃腺、肠腺等。严格地说，消化道管腔不是体内而是体外。

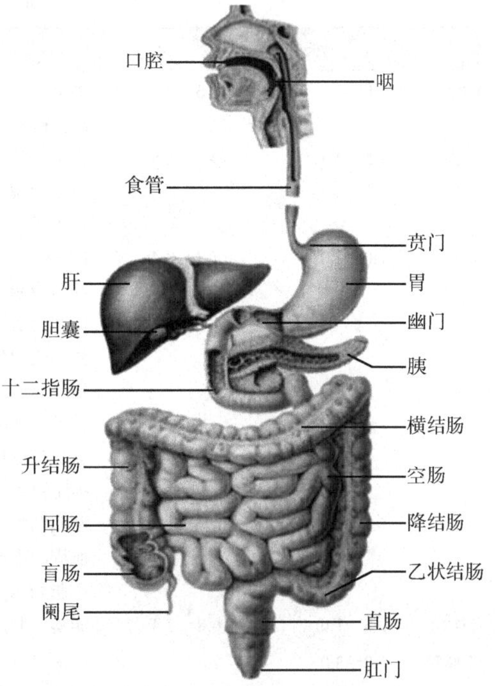

图12-1　消化系统模式图

消化道管壁具有共同结构特点，由内向外分为4层，即黏膜、黏膜下层、肌层和外膜（图12-2）。黏膜由内向外由上皮层、固有层和黏膜肌层组成。固有层内含有上皮陷入所形成的腺体，如胃腺、肠腺。腺体分泌消化液。

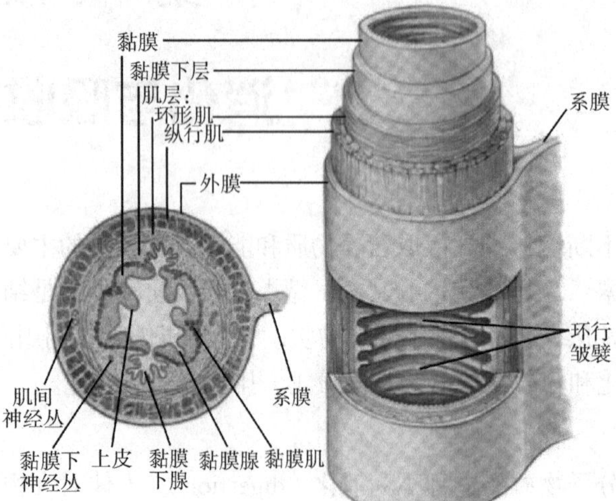

图 12-2 消化管壁的一般结构

黏膜下层内含血管、神经、淋巴管和淋巴组织。肠道肌层一般由内层环行肌、外层纵行肌两层平滑肌组成，两者共同作用可使消化道产生不同的运动形式；在胃，内环外纵肌层之内还有斜行肌层，使胃运动更加有力。外膜仅由结缔组织覆盖的为纤维膜，由结缔组织和间皮覆盖的为浆膜，延续为肠系膜。

（二）消化腺的分泌

人每日由各种消化腺分泌的消化液总量达 6～8L（表 12-1）。消化液主要由有机物、离子和水组成。消化液的主要功能是：①分解食物中的各种成分；②为各种消化酶提供适宜的 pH 环境；③稀释食物，使其渗透压与血浆渗透压接近，以利于吸收；④黏液、抗体和大量液体能保护消化道黏膜以防理化因素损伤。

消化液的分泌是消化腺腺细胞的主动活动，包括从血液中摄取原料、在细胞内合成分泌物并以酶原颗粒和囊泡等形式存储及将分泌物排出等一系列复杂过程。腺细胞膜上存在多种受体，不同的神经递质和激素等配体与相应受体结合，通过细胞内一系列的生化反应，影响分泌活动。

表 12-1 消化液的成分及其作用

消化液	分泌量（L/d）	pH	主要成分	酶的底物	酶的水解产物
唾液	1.0～1.5	6.6～7.1	黏液		
			α-淀粉酶	淀粉	麦芽糖
胃液	1.5～2.5	0.9～1.5	黏液、盐酸		
			胃蛋白酶（原）	蛋白质	胨、胨、多肽
			内因子		
胰液	1.0～2.0	7.8～8.4	HCO_3^-		
			胰蛋白酶（原）	蛋白质	胨、胨、寡肽、氨基酸
			糜蛋白酶（原）	蛋白质	胨、胨、寡肽、氨基酸
			弹性蛋白酶（原）	蛋白质	胨、胨、寡肽、氨基酸
			羧基肽酶（原）	肽	氨基酸
			核糖核酸酶（原）	RNA	单核苷酸
			脱氧核糖核酸酶（原）	DNA	单核苷酸
			α-淀粉酶	淀粉	糊精、麦芽糖、寡糖
			胰脂肪酶	甘油三酯	脂肪酸、甘油酯、甘油
			胆固醇酯酶	胆固醇酯	脂肪酸、胆固醇
			磷脂酶 A_2	磷脂酰胆碱	脂肪酸、溶血磷脂
胆汁	0.8～1.0	6.8～7.4	胆盐、胆固醇、胆色素		
小肠液	1.0～3.0	7.6	黏液		
			肠激酶	胰蛋白酶原	胰蛋白酶
大肠液	0.5	8.3	黏液、HCO_3^-		

（三）消化器官活动的调节

消化系统各器官虽然结构和功能各异，但是它们之间能够密切配合，协调完成对食物营养成分的消化和吸收活动。同时，消化系统作为机体的一部分，其功能活动始终能与循环、呼吸、代谢等机体其他系统的活动协调一致，这些都是在神经调节和体液调节下实现的。

案例　12-1

患者，女，23 岁。失恋后精神萎靡，无食欲，每日仅进少量饮食仍感腹胀不适，时有恶心现象。查体：体重减轻，生命体征正常。

问题与思考：分析此问题产生的原因。应该进行怎样的心理关怀和健康教育？

考点
消化道的神经支配及其作用

1. 神经调节　支配消化器官的神经有外来的交感神经、副交感神经和位于消化道管壁内的壁内神经丛。

（1）外来神经及其作用：除了口腔、咽、食管上端肌肉及肛门外括约肌受躯体运动神经支配外，消化器官的其他部位均受到交感神经和副交感神经的双重支配（第 59 页图 6-10）。交感神经和副交感神经对同一消化器官的调节既相互拮抗又相互协调，一般以副交感神经的作用占优势。

支配消化器官的副交感神经有迷走神经、盆神经和第Ⅶ、Ⅸ对脑神经中的副交感神经纤维。第Ⅶ、Ⅸ对脑神经中的副交感神经纤维支配唾液腺；迷走神经支配食管下段、胃、小肠、右 2/3 结肠及肝、胆、胰；盆神经支配远端结肠和直肠。支配消化器官的副交感神经的节前纤维在器官旁神经节或壁内神经丛的神经节换元，节后纤维分布至消化管壁的平滑肌、腺体和上皮细胞。副交感神经兴奋时，除少数纤维释放某些肽类物质外，大多数节后纤维末梢释放 ACh，通过激活 M 受体，通常使消化管运动增强，消化液分泌增多，消化能力加强。但对消化道的括约肌起抑制作用。

交感神经起自胸腰段脊髓侧角，在颈上神经节、腹腔神经节或肠系膜神经节换元后，节后纤维支配唾液腺、胃、小肠、肝脏、胆囊、胰腺和结肠。交感神经兴奋时，节后纤维末梢释放 NE，通常引起消化管运动减弱，消化液分泌减少，消化能力下降。

（2）壁内神经丛及其作用：从食管中段起至肛门止的消化管壁内，存在着**壁内神经丛**，或称**肠神经系统**（enteric nervous system，ENS），包括位于黏膜下层的黏膜下神经丛和环行肌与纵行肌之间的**肌间神经丛**（图 12-2）。壁内神经丛由大量的神经元和神经纤维组成，内有感觉神经元、运动神经元和大量中间神经元，释放不同的递质，形成了一个相对独立的局部回路。当食糜刺激消化管壁时，不需要中枢参与就可通过壁内神经丛完成"局部反射"，在胃肠活动调节中有重要作用。当然它们也受到交感神经和副交感神经的整体调节。

（3）消化器官活动的反射性调节：消化器官活动的反射性调节包括非条件反射和条件反射。

非条件反射：是由食糜直接刺激消化管壁的机械或化学感受器，反射性地引起消化器官的功能变化。食物进入口腔后刺激口腔内感受器，能反射性地引起唾液分泌。胃肠食糜刺激胃肠壁感受器，可反射性地促进胃肠运动和消化液分泌。并且，上部消化器官的活动，可反射性地引起下部器官的活动增强。例如，咀嚼吞咽时，可反射性地引起胃的容受性舒张及胃液、胰液和胆汁的分泌，为食糜即将在胃肠进行的消化创造条件。当食糜进入小肠后又可反射性地抑制胃的排空，使胃的排空速度能与食糜在小肠内的消化和吸收速度相适应。

条件反射：进食时或进食前，食物的形状、颜色、气味，以及进食的环境和有关语言、文字等均可成为条件刺激，分别作用于嗅、视、听等感受器，能反射性地引起消化管运动和消化腺分泌的改变。“望梅止渴”就是一个条件反射引起唾液分泌增加的典型例子。与非条件反射相比，条件反射具有更广泛的适应性调节能力。

2. 体液调节

考点 胃肠激素及其作用

（1）胃肠激素：从胃到大肠的黏膜内，有 40 多种内分泌细胞，它们散布在胃肠黏膜细胞之间，可分泌多种激素。由消化道内分泌细胞合成和释放的激素主要在消化道内发挥作用，统称为**胃肠激素**（gastrointestinal hormone）。常见的有**促胃液素**（gastrin）、**促胰液素**（secretin）、**缩胆囊素**（cholecystokinin，CCK）、**抑胃肽**（gastric inhibitory peptide，GIP）等，4 种常见胃肠激素的分泌细胞、主要作用和引起释放的因素见表 12-2。

表 12-2　4 种主要胃肠激素的分泌细胞、主要作用和引起释放的因素

激素	分泌的部位及细胞	主要作用	引起释放的因素
促胃液素	胃窦、十二指肠 G 细胞	促进胃液分泌和胃的运动，促进胰酶和胆汁的分泌	迷走神经兴奋、蛋白质的消化产物
促胰液素	十二指肠、空肠 S 细胞	促进胰液和胆汁中 HCO_3^- 的分泌，抑制胃液分泌和胃的运动	盐酸、脂肪酸
缩胆囊素	十二指肠、空肠 I 细胞	促进胰酶分泌、胆囊收缩和胆汁排放，加强促胰液素的作用	蛋白质和脂肪的消化产物、盐酸
抑胃肽	十二指肠、空肠 K 细胞	抑制胃液分泌和胃的运动，刺激胰岛素的分泌	葡萄糖、氨基酸、脂肪酸

胃肠激素大多是通过血液循环到达靶细胞发挥作用，也有的是分泌后直接扩散到邻近组织起作用。胃肠激素的主要生理作用表现为 3 个方面：①调节消化腺的分泌和消化管的运动；②调节其他激素释放，如抑胃肽在血糖升高时可刺激胰岛素的分泌；③营养作用，指一些胃肠激素能促进消化系统组织的代谢和生长，如促胃液素对胃黏膜有营养作用。

（2）其他体液因素：胃的泌酸腺区黏膜内含有大量由肥大细胞产生的组胺，它与壁细胞上的组胺Ⅱ型受体（H_2-receptor，H_2 受体）结合，促进胃酸的分泌。组胺不仅对胃酸分泌具有很强的刺激作用，还能提高壁细胞对 ACh 和促胃液素的敏感性，加强胃酸分泌。H_2 受体阻断剂西咪替丁可阻断组胺与壁细胞上 H_2 受体的结合，减少胃酸分泌，同时还可降低壁细胞对 ACh 和促胃液素的敏感性，使胃酸分泌大大减少。因此，临床上用于溃疡的治疗。

3. 社会、心理因素对消化功能的影响　社会、心理因素通过神经、内分泌和免疫系统对消化器官的功能产生广泛而明显的影响。例如，人愤怒时，可使唾液分泌量减少而黏蛋白分泌增多，故而出现口干；悲伤、失望和恐惧时，消化液分泌受到抑制，可出现厌食、恶心、甚至呕吐；忧虑、沮丧的情绪可使十二指肠-结肠反射受到抑制，因而集团运动减少，引起便秘。不良社会精神心理刺激会诱发或加重消化器官疾病，而乐观、稳定、和谐的社会、心理因素可促进消化器官的活动，提高食欲，有益健康，即所谓“心广体胖（pán）”。

以下来讨论消化道各段的消化吸收功能。

二、食物消化从口腔开始

消化过程从口腔开始。食物经咀嚼被切割、磨碎，与唾液混合形成**食团**（bolus），被吞咽入胃。食物在口腔停留时间短，唾液中的淀粉酶可使少量淀粉初步分解。

（一）咀嚼和吞咽

咀嚼（mastication）是在意识控制下的反射活动。通过咀嚼肌群协调而有序的收缩，带动下颌向上颌方向反复运动，使上牙列与下牙列紧密咬合并相互摩擦，对食物进行切割、研磨，加上舌的搅拌，使食物被磨碎并与唾液充分混合，形成食团以便吞咽。咀嚼还能反射性引起胃液、胰液、胆汁的分泌，为下一步消化和吸收做好准备。

吞咽（swallowing，deglutation）是将口腔内的食团通过咽部和食管推送到胃的过程。吞咽是一系列复杂的反射活动。可分为 3 个阶段：第一阶段由口腔至咽（口腔期），这是在大脑皮质控制下的随意动作，通过舌肌和下颌舌骨肌的顺序收缩，将食团推至咽部。第二阶段由咽至食管上端（咽期）：食团刺激咽部感受器，反射性地引起咽部肌群收缩，使软腭上升，咽后壁前压，封闭鼻咽通道；喉头上升紧贴会厌，封闭气管开口；食管上口张开，使咽与食管通道开放，食团从咽被推入食管。第三阶段由食管至胃（食管期）：食团刺激食管蠕动，同时反射性地引起食管下括约肌舒张，食团由食管上端经贲门进入胃（图 12-3）。食管下括约肌平时处于紧张状态，可防止胃内容物反流食管。

考点
吞咽的过程

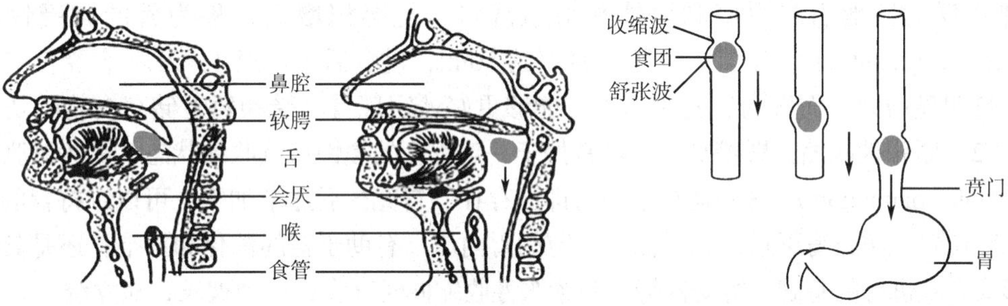

图 12-3　吞咽的过程示意图

蠕动（peristalsis）是消化道平滑肌共有的一种运动形式。它是一种由环形肌收缩为主向前推进的波形运动。表现为食团上端平滑肌收缩，下端平滑肌舒张，收缩波与舒张波形成蠕动波，依次下行，推动食团前进。

吞咽反射的基本中枢位于延脑。在昏迷、深度麻醉和某些中枢神经系统疾病引起吞咽反射障碍时，口腔、上呼吸道分泌物或食物容易误入气管引起窒息，应注意加强对这些患者的口腔护理。

（二）唾液及其作用

考点
唾液的性质、成分和作用

唾液（saliva）是腮腺、颌下腺、舌下腺及口腔内散在的许多小唾液腺分泌物的混合液。唾液是无色、无味、近中性（pH 6.6～7.1）的低渗液体。正常成人每日分泌量为 1.0～1.5L，其中水约占 99%，还有球蛋白、黏蛋白、唾液淀粉酶、溶菌酶等有机物和 Na^+、

K^+、Cl^-、Ca^{2+}等无机离子。唾液分泌的调节为神经调节，包括非条件反射和条件反射。

唾液的主要作用：①湿润和溶解食物，以利于咀嚼、吞咽，并引起味觉；②唾液淀粉酶可将淀粉水解为麦芽糖；③清除口腔残余食物，稀释与中和有害物质；④唾液中的溶菌酶有杀菌作用；⑤排泄进入体内的某些有毒重金属物质如铅、汞等，有些致病微生物如狂犬病病毒也可以从唾液排出。

三、胃对储存食物进行初步消化

胃是消化管中最膨大的部分。成年人胃容量为 1～2L。胃具有储存和初步消化食物的功能。食物经胃的机械性和化学性消化，部分蛋白质可初步分解，食物与胃液混合形成半流体食糜（chyme）逐渐排入十二指肠。

案例 12-2

患者，男，21 岁。平时喜食生冷辛辣食物，进食速度很快，几乎每天一吃完饭就去踢足球。近日常感上腹胀满不适，嗳气，时有上腹疼痛，消瘦。经医院诊断为慢性胃炎。

问题与思考：分析此问题可能的产生原因，应该采取哪些措施帮助患者？

（一）胃的运动

1. 胃的运动形式

考点
胃的运动形式

（1）容受性舒张：咀嚼和吞咽时，食物刺激口腔、咽和食管等处的感受器，通过迷走神经反射性地引起胃底和胃体平滑肌舒张，胃容积增大，称为胃的**容受性舒张**（receptive relaxation）。正常人空腹胃容积约 50ml，进食后可增至 1～2L。容受性舒张使胃容量明显增大，而胃内压变化不大，能够更好地实现胃容受和暂时储存食物的功能。

（2）紧张性收缩：胃壁平滑肌经常处于一定程度的缓慢持续收缩状态，称为**紧张性收缩**（tonic contraction）。这一运动空腹时即已存在，胃充盈后逐渐加强，可以维持胃的正常形态和位置，防止胃下垂；同时保持一定的胃内压，有助于胃的消化和排空；还是其他运动形式有效进行的基础。容受性舒张与紧张性收缩同时存在，此消彼长，对立统一。

（3）蠕动：食物入胃约 5min，胃便开始蠕动。蠕动波起始于胃的中部，逐渐向幽门方向传播，频率大约 3 次/分，表现为一波未平一波又起（图 12-4）。胃蠕动的生理意义是：研磨固体食物成食糜；使食糜与胃液充分混合以利消化；将食糜向幽门方向推进，通过幽门排入十二指肠。

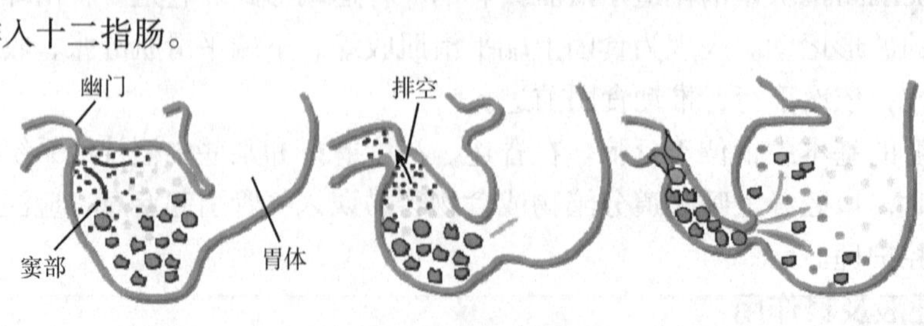

图 12-4 胃蠕动的过程

（4）移行性复合运动：胃在空腹状态下也会出现以间歇性强力收缩伴有较长时间的静息期为特点的周期性运动，称为消化间期**移行性复合运动**（migrating motor complex，

MMC)。它开始于胃体上部，并向肠道方向传播，可起胃腔“清道夫”的作用。以往曾被描述为饥饿收缩。

2. 胃排空及其控制

(1)胃排空：食糜由胃排入十二指肠的过程称为**胃排空**(gastric empting)。食物入胃后很快就开始排空。胃排空的速度与食物的物理性状和化学组成有关。一般来说，稀的流体食物比稠的固体食物排空快；颗粒小的食物比颗粒大的食物排空快。在三大营养物质中，排空速度最快的是糖类，其次为蛋白质，脂肪的排空速度最慢。混合食物由胃完全排空一般需要 4～6h。

考点
胃排空的过程和机制

(2)胃排空的控制：胃排空的直接动力是胃和十二指肠内的压力差，原动力是胃平滑肌的收缩。胃的紧张性收缩和蠕动引起胃内压增高，当胃内压超过十二指肠内压时足以克服幽门阻力，当胃蠕动的舒张波到达幽门引起幽门舒张开放时，可将 1～2ml 食糜由胃排至十二指肠。

胃内食物刺激促进胃排空。食物对胃的机械刺激，通过**迷走-迷走反射**(vago-vagal reflex)和壁内神经丛局部反射引起胃运动增强，食物对幽门 G 细胞的机械和化学刺激还可引起促胃液素的释放，这些因素都会刺激胃的运动，从而促进胃排空。

食糜进入十二指肠后抑制胃排空。食糜中的酸、脂肪、高渗及机械扩张等因素可刺激十二指肠壁上的感受器，反射性地抑制胃运动，延缓胃排空，此反射称**肠-胃反射**(entero-gastric reflex)。该反射的传出冲动可通过迷走神经的抑制和交感神经的兴奋等多种途径到达胃。另外，食糜中的盐酸和脂肪可刺激十二指肠黏膜释放如促胰液素、抑胃肽等胃肠激素，与肠-胃反射共同抑制胃的运动，使胃排空暂停。

随着十二指肠内容物中的盐酸被中和，营养物质被消化吸收及后送，抑制胃运动的因素逐渐减弱，胃的运动又逐渐增强，又开始了胃排空。如此反复进行，直至胃内食糜全部排入十二指肠。因此，胃排空是间断的。其生理意义在于通过神经和体液因素的协调控制，使胃内容物逐次排入十二指肠，从而保持胃排空的速度与小肠内消化和吸收的速度相适应。

3. 呕吐 机体将胃内容物甚至部分肠内容物从口腔强力驱出体外的动作称为**呕吐**(vomiting)。呕吐是一种反射活动，中枢在延脑。消化系统、泌尿系统、腹膜、前庭器官、视觉器官等受刺激，均能引起。它可分为两类：一类是由外周感受器引起的反射性呕吐；另一类是由中枢病变致颅内高压或某些药物等作用于中枢化学感受器或直接刺激呕吐中枢引起，称中枢性呕吐，可呈喷射状。人还发生精神性呕吐。

呕吐是一种有保护意义的防御反射，可排出有害物质。但持续剧烈呕吐会造成体内水、电解质及酸碱平衡失调，须及时干预、加强护理。

(二)胃液及其作用

纯净的**胃液**(gastric juice)无色、透明、强酸性，pH0.9～1.5。正常成人胃腺每日分泌胃液为 1.5～2.5L。胃液中除大量的水、HCO_3^-、Na^+、K^+外，主要成分有盐酸、胃蛋白酶原、内因子和黏液。

考点
胃液的性质、成分和作用

盐酸，也称为**胃酸**(gastric acid)，由胃底腺中的壁细胞分泌。有两种存在形式，大部分是解离状态的游离酸；小部分是与蛋白质结合的盐酸蛋白盐，称结合酸，两者合称为总酸。H^+的分泌是靠壁细胞膜上的 H^+泵逆浓度梯度完成的，故可用选择性抑制 H^+泵的药物奥美拉唑（omeprazole）治疗消化性溃疡。

胃酸的主要生理作用：①激活胃蛋白酶原，并为胃蛋白酶发挥作用提供适宜的酸性环境；②使食物中蛋白质变性，易于水解；③杀死随食物进入胃内的细菌；④进入小肠后，促进胰液、胆汁和小肠液的分泌；⑤盐酸造成的酸性环境，有助于小肠对铁和钙的吸收。因此，胃酸分泌不足时可引起食欲不振、腹胀、消化不良和贫血等。若盐酸分泌过多，又会对胃和十二指肠黏膜产生侵蚀作用，诱发或加重消化性溃疡。

由胃底腺中的主细胞合成、分泌的**胃蛋白酶原**（pepsinogen）进入胃腔后，在盐酸的作用下水解掉一个小分子肽链转变成有活性的**胃蛋白酶**（pepsin）。胃蛋白酶可活化胃蛋白酶原（即自身激活）。胃蛋白酶可将蛋白质水解为脲、胨及少量的多肽和氨基酸。胃蛋白酶的最适 pH 为 1.8～3.5，随着 pH 升高活性降低，当 pH 超过 5.0 时活性丧失。故临床上常采用胃蛋白酶与盐酸合用治疗消化不良，效果较好。

内因子（intrinsic factor）也由胃底腺中的壁细胞分泌，是一种糖蛋白，分子量为 5 万～6 万。它可与维生素 B_{12} 结合形成内因子-维生素 B_{12} 复合物，保护维生素 B_{12} 免受消化酶的破坏，并促进维生素 B_{12} 在回肠的吸收。因此，缺乏内因子时，会发生巨幼红细胞性贫血。

考点 胃黏液-碳酸氢盐屏障

黏液（mucus）由胃黏膜表面上皮细胞、胃底腺中的黏液细胞、贲门腺和幽门腺分泌。其主要成分是糖蛋白，具有较强的黏滞性。它分泌出来遇酸后形成厚约 500μm 的凝胶状薄层覆盖在胃黏膜表面，起润滑保护作用，可减少坚硬食物对胃黏膜的机械损伤。

胃黏液形成的凝胶层，可大大减慢胃液中的 H^+向胃黏膜扩散的速度，加之黏液中还有由胃黏膜上皮细胞分泌的 HCO_3^-，可中和向黏膜逆向扩散的 H^+，这样就在胃黏液层形成了一个 pH 梯度。在靠近胃腔的一侧，pH 约为 2，呈强酸性；而在靠近黏膜上皮细胞的一侧，pH 为 7 左右，呈中性或偏碱性。这不但避免了 H^+对胃黏膜的直接侵蚀，而且使胃蛋白酶在该处逐渐失活，从而有效地防止了胃液对胃黏膜本身的消化作用。这种由黏液和碳酸氢盐共同形成的屏障，称为**黏液-碳酸氢盐屏障**（mucus-bicarbonate barrier），简称**胃黏液屏障**（图 12-5）。它与胃黏膜上皮细胞之间紧密连接形成的胃黏膜屏障及黏膜的细胞保护作用一起保护胃。

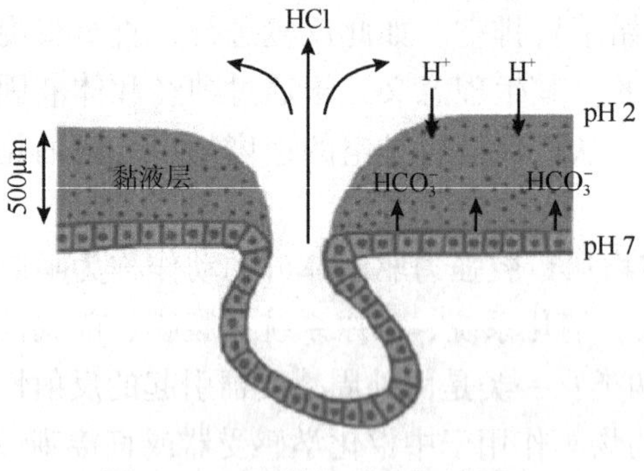

图 12-5 胃黏液-碳酸氢盐屏障

（三）胃液分泌的调节

非消化期即空腹时，胃液不分泌或很少分泌。进食可刺激胃液大量分泌，称为消化期的胃液分泌。根据消化道感受食物刺激的部位，将其分为头期、胃期和肠期 3 个时相。

考点 消化期胃液分泌的特点

1. 头期胃液分泌 指食物刺激头部感受器（眼、耳、鼻、口腔、咽、食管等）引起的胃液分泌。头期胃液分泌的机制，可通过造有食管瘘、胃瘘犬的假饲（sham feeding）实验获得（图 12-6）。犬看或嗅到食物时，有胃液从胃瘘流出；犬咀嚼和吞咽食物时，食团从食管瘘流出（假饲），也有胃液从胃瘘流出。头期胃液分泌机制包括条件反射和非条件反射。

非条件反射性胃液分泌是由食物直接刺激口、咽等处感受器引起。条件反射性胃液分泌则是由与食物有关的形状、气味、声音等刺激视、嗅、听等感受器引起。这些反射均通过迷走神经传出，切断胃迷走神经，假饲便不能引起胃液分泌。迷走神经一方面通过末梢释放 ACh 直接作用于胃腺壁细胞引起胃液分泌，另一方面还可刺激胃窦黏膜内 G 细胞释放促胃液素，间接刺激胃腺分泌，其中直接作用更重要。

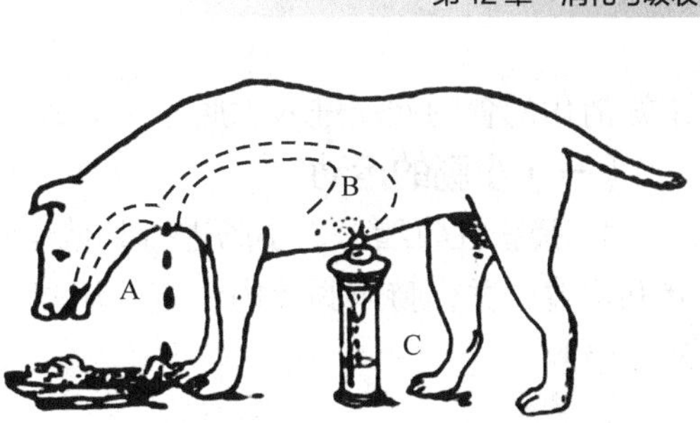

图 12-6 假饲实验
A. 食物从食管瘘流出；B. 胃瘘；C. 胃液分泌

头期胃液分泌的量大，约占消化期分泌总量的 30%，胃蛋白酶原和胃酸含量都很高，因而消化力强；且与食欲有关，食欲越好，分泌量越多，情绪抑郁或惊恐时，头期胃液分泌可受到明显抑制。

2. 胃期胃液分泌 食团进入胃后，对胃产生机械扩张和化学性刺激，继续引起胃液分泌。其主要途径为：①扩张刺激胃底、胃体部感受器，通过迷走-迷走反射，作用于壁细胞或 G 细胞，引起胃腺分泌；②扩张刺激胃幽门部，通过壁内神经丛局部反射，作用于 G 细胞，引起促胃液素释放；③食糜的化学成分直接作用于 G 细胞，引起促胃液素释放。

胃期分泌的胃液量约占进食后总分泌量的 60%，酸度也很高，但胃蛋白酶原的含量较头期分泌少，因此消化力比头期弱。

3. 肠期胃液分泌 食糜进入十二指肠后刺激小肠继续引起胃液分泌。肠期胃液分泌的机制，神经反射的作用不大，主要通过体液调节机制促进胃液分泌。食糜刺激十二指肠黏膜 G 细胞分泌促胃液素、肠泌酸素（entero-oxyntin），引起胃酸分泌。

肠期胃液分泌的量，仅占进食后胃液分泌总量的约 10%，胃蛋白酶原的含量也显著降低。这可能与食糜进入小肠后同时还产生许多对胃液分泌起抑制作用的调节机制有关。

考点 胃液分泌的调节

胃液分泌受兴奋和抑制两方面因素调节。如前所述，促进胃液分泌的主要因素有迷走神经兴奋、组胺和促胃液素，此外，Ca^{2+}、低血糖、乙醇和咖啡因等也可刺激胃酸分泌。

抑制胃液分泌的因素除精神、情绪外，主要有盐酸、脂肪和高张溶液 3 种。当胃窦内 pH 降至 1.2～1.5 或十二指肠内 pH 达到 2.5 以下时，对胃液分泌即产生抑制作用。这可能是由于：①过量盐酸使胃窦黏膜内 G 细胞释放促胃液素减少；②盐酸使胃黏膜内 D 细胞释放生长抑素；③盐酸使小肠黏膜释放促胰液素；④盐酸刺激十二指肠释放球抑胃素（bulbogastrone）。盐酸是胃腺的分泌物，又可抑制胃腺分泌，这种负反馈机制对防止胃酸过度分泌，保护胃肠黏膜具有重要生理意义。脂肪及其消化产物进入十二指肠后，可刺激小肠黏膜分泌统称为**肠抑胃素**（林可胜最先报道）的多种胃肠激素抑制胃液的分泌。十二指肠内的高张溶液可刺激小肠内渗透压感受器，通过肠-胃反射抑制胃液分泌，也可以通过刺激小肠黏膜释放一种或几种抑制性胃肠激素抑制胃液分泌。

四、小肠是消化吸收的主要部位

食糜由胃进入十二指肠后便开始小肠内消化。小肠内消化是人体整个消化过程最重要的阶段。食糜在此停留 3～8h，经小肠的机械性消化及胰液、胆汁和小肠液的化学性消化，营养物质大多在此被彻底消化和吸收。食糜经小肠后，消化和吸收过程基本完成，未被消化的食物残渣进入大肠。

（一）小肠的运动

考点 小肠运动及其调节

1. **紧张性收缩** 是小肠进行其他运动的基础。通过紧张性收缩使小肠保持一定的形状和位置，并保持小肠腔内一定的压强，促进小肠内容物与消化液的混合与推进，也有利于吸收。

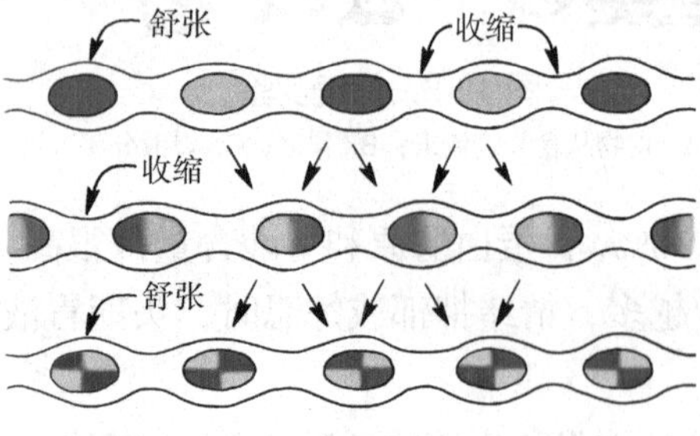

图 12-7 小肠分节运动示意图

2. **分节运动** 以小肠壁环行肌交替收缩和舒张为主的节律性活动称为分节运动（segmental motility）。在有食糜的一段肠管上，环行肌以一定的间隔在许多点同时收缩或舒张，把食糜分成许多节段；数秒后，原收缩的部位开始舒张，而舒张的部位又开始收缩，将每段食糜又分离成两半，邻近的两半重新组合成新的节段，如此反复进行（图 12-7）。

分节运动的生理意义在于：①使食糜与消化液充分混合，利于化学性消化；②增加食糜与肠黏膜的紧密接触机会，利于吸收；③挤压肠壁，促进血液和淋巴液的回流；④对食糜也有一定推进作用，但推进作用较小。分节运动在空腹时几乎没有，进食后逐渐增强。

3. **蠕动** 小肠的蠕动可发生在任何部位，推进速度慢，为 0.5～2.0cm/s，通常每个蠕动波将食糜向前推送一段距离后即消失。蠕动的意义在于使经过分节运动后的食糜向前推进，到达一个新的节段后再开始分节运动。

小肠还有一种进行速度快（25cm/s）、传播远的蠕动称为**蠕动冲**（peristaltic rush）。它可将食糜迅速从小肠始段一直推送到小肠末段，有时甚至送至大肠。蠕动冲可由吞咽动作及食糜进入十二指肠引起，有些药物（如泻药）的刺激，也可引起蠕动冲。

小肠蠕动时推送肠内容物（包括水和气体）产生的声音称**肠鸣音**。肠鸣音的强弱反映肠蠕动的情况。肠蠕动增强时，肠鸣音亢进；肠麻痹时，肠鸣音减弱或消失。故可通过听诊肠鸣音了解肠管的运动情况。

小肠的运动主要受肌间神经丛局部反射的调节而增强。此外，外来神经也可以调节小肠运动，一般交感神经兴奋时肠壁紧张性降低，蠕动减慢；副交感神经作用则相反。促胃液素、5-羟色胺、P 物质等体液因素促进小肠运动，生长抑素、肾上腺素和促胰液素则起抑制作用。

回肠末端与盲肠交界处的环行肌明显增厚，具有括约肌作用，称**回盲括约肌**。它在平时保持轻度收缩状态，可阻止小肠内容物向盲肠排放。当小肠的蠕动波到达末端时，回盲括约肌舒张，回肠内容物一次约有 4ml 进入盲肠。当内容物充胀盲肠、刺激黏膜时，通过壁内神经丛的局部反射，使回盲括约肌收缩。回盲括约肌起着活瓣样作用：一方面可延长食糜在小肠内的停留时间，有利于彻底消化吸收；另一方面可阻止大肠内容物反流进入回肠。

考点 胰液及其分泌的调节

（二）胰液及其作用

胰腺有外分泌和内分泌双重功能。**胰液**（pancreatic juice）由胰腺的腺泡细胞和小导管管壁细胞分泌，经胰腺导管排入十二指肠。胰液是无色、无味的弱碱性等渗液体，pH7.8～8.4，每日分泌量 1～2L。胰液中除含有大量水分外还含有碳酸氢盐和多种消化酶。水和碳酸氢盐主要由小导管上皮细胞分泌，消化酶则由腺泡细胞分泌。

碳酸氢盐的主要作用是中和进入十二指肠内的胃酸，使小肠黏膜免受强酸的侵蚀，同时也为小肠内多种消化酶提供适宜的 pH 环境。**胰淀粉酶**（pancreatic amylase）可将生的和熟的淀粉都水解为糊精、麦芽糖及麦芽寡糖。其发挥作用的最适 pH 为 6.7～7.0。**胰脂肪酶**（pancreatic lipase）是分解脂肪的主要消化酶，可将甘油三酯分解成甘油一酯、甘油和脂肪酸。其发挥作用的最适 pH 为 7.5～8.5。胰脂肪酶需要在胰腺分泌的一种**辅脂酶**（colipase）的帮助下结合在胆盐乳化的脂滴上才能更好地发挥作用。如果胰脂肪酶缺乏，将引起脂肪消化不良。

胰蛋白酶（trypsin）、**糜蛋白酶**（chymotrypsin）和**弹性蛋白酶**（elastase）作用相似，分别能将蛋白水解成胨和胨。它们同时作用时，可将蛋白质分解成小分子多肽和氨基酸。三者刚分泌出来时都是以无活性的酶原形式存在，进入小肠后，肠激酶将胰蛋白酶原激活。此外，盐酸、胰蛋白酶本身及组织液也能将胰蛋白酶原激活。糜蛋白酶原和弹性蛋白酶原在胰蛋白酶的作用下激活，糜蛋白酶还有较强的凝乳作用（又称**脂凝乳蛋白酶**）。若胰蛋白酶和糜蛋白酶缺乏，将引起蛋白质消化不良。

胰液中含有的消化酶种类最多、消化能力最强（表 12-1），是人体最重要的消化液。胰液分泌障碍时，会严重影响蛋白质和脂肪的消化和吸收，但对糖的消化和吸收影响不大。

空腹时，胰液不分泌或很少分泌。进食后，胰液开始分泌。进食时胰液分泌受神经和体液双重控制，以体液调节为主。食物对口腔、食管、胃和小肠的刺激可通过迷走神经传出反射性引起胰液分泌，迷走神经主要作用于腺泡细胞，因此，此时的胰液中水和碳酸氢盐含量很低，而酶的含量丰富。食糜刺激小肠黏膜不同细胞，分别释放促胰液素和缩胆囊素。促胰液素主要作用于胰腺小导管上皮细胞，导致胰液中水和碳酸氢盐含量很高，而酶含量却很低。缩胆囊素则主要促进胰液中各种酶的分泌，对胰腺组织还有营养作用。促胰液素和缩胆囊素之间存在协调作用，迷走神经对促胰液素也有加强作用，这种相互作用，对进食后胰液的大量分泌有重要意义。

（三）胆汁及其作用

考点
胆汁及其分泌和排出的调节

胆汁（bile）由肝细胞持续分泌，是人体唯一不含消化酶的消化液。在消化期经肝管、胆总管直接排入十二指肠。在非消化期，由于肝胰壶腹括约肌（Oddi 括约肌）处于收缩状态，胆汁经胆囊管流入胆囊内储存，在消化时再由胆囊排入十二指肠。刚从肝细胞分泌出来的胆汁称**肝胆汁**，呈金黄色或橘棕色，pH7.4。储存于胆囊内的胆汁称**胆囊胆汁**，因水分被吸收而浓缩，颜色较深，pH 约 6.8。成人每日分泌胆汁 0.8～1.0L。

胆汁是一种黏稠、有色、苦味液体。胆汁的成分很复杂，除水外的无机成分主要有 Na^+、K^+、Ca^{2+}、HCO_3^-等，有机成分主要为胆盐、胆色素、脂肪酸、胆固醇、卵磷脂和糖蛋白等。**胆盐**是胆汁酸与甘氨酸或牛磺酸结合形成的钠盐或钾盐，是胆汁中参与消化与吸收的主要成分。胆色素是血红蛋白的分解产物，包括胆红素及其氧化物——胆绿素。胆色素的种类和浓度决定了胆汁的颜色。胆汁中胆盐、胆固醇和卵磷脂的适当比例是维持胆固醇呈溶解状态的必要条件。当胆固醇分泌过多，或胆盐、卵磷脂合成减少时，胆固醇就容易沉积下来，形成胆石。胆石阻塞或肿瘤压迫胆管，可引起胆汁排放困难，胆管内压升高，部分胆汁进入血液引起黄疸。

胆汁的作用是促进脂肪消化和吸收，主要是由胆盐所发挥的，具体包括：①乳化脂肪：胆汁中的胆盐、胆固醇和卵磷脂都能乳化脂肪，降低脂肪表面张力，使脂肪乳化成微滴，增加胰脂肪酶的作用面积，使脂肪消化速度加快；②促进脂肪吸收：胆盐可与脂肪酸、甘油一酯、胆固醇等形成水溶性**混合微胶粒**（mixed micelle），使不溶于水的脂肪分解产物透过小肠上皮细胞表面的静水层到达肠黏膜表面，促进吸收；③促进脂溶性维生素的吸收：胆汁在促进脂肪分解产物吸收的同时也促进了脂溶性维生素A、维生素D、维生素E、维生素K的吸收；④中和胃酸及利胆作用：胆汁排入十二指肠后可中和一部分胃酸；胆盐排入十二指肠后，绝大部分在回肠黏膜被吸收入血液，经门静脉返回肝再形成胆汁，这一过程称为**胆盐的肠-肝循环**。返回肝的胆盐可直接刺激肝细胞分泌胆汁，这种作用称为胆盐的利胆作用。

胆汁的分泌和排出也受到神经调节和体液调节影响。副交感神经可使肝胆汁分泌略有增加，胆囊轻度收缩；交感神经可引起胆囊舒张，利于胆汁储存。促胃液素、促胰液素、缩胆囊素和胆盐均可刺激胆汁分泌，生长抑素则抑制肝胆汁的生成和进食后胆汁的分泌。

（四）肝脏的功能

肝脏是人体最大的消化腺，也是新陈代谢活动的中心，是维持生命活动必不可少的器官。肝脏的血液供应非常丰富，有门静脉和肝动脉双重来源，流经肝脏的血液最后经肝静脉进入下腔静脉而回心。肝脏功能强大，可以分泌胆汁；参与糖类、脂肪、蛋白质三大营养物质的合成与分解，参与维生素的储存和代谢，参与激素代谢；血液中的有害物质及微生物抗原性物质可在肝内解毒和清除；肝脏还能调节循环血量，是许多凝血因子合成的主要场所、重要的产热器官；此外肝脏还有免疫和防御功能。肝脏有巨大的功能储备和再生能力。一旦肝脏出现问题，上述功能都会减弱甚至丧失，威胁人体健康甚至生命。

（五）小肠液及其作用

小肠液是由十二指肠腺和肠腺分泌的弱碱性液体，pH7.6，成年人日分泌量为1～3L，其中除水和无机盐外，还有**肠激酶**（enterokinase）和黏蛋白等。小肠液的主要作用有：①中和胃酸，保护十二指肠黏膜；②稀释消化产物，降低肠内容物渗透压，有利于小肠内水分和营养物质的吸收；③肠激酶可激活胰蛋白酶原，促进蛋白质的消化等。

小肠液中真正由小肠腺分泌的酶只有肠激酶，但在小肠上皮细胞的纹状缘和细胞内存在多种消化酶，如多肽酶、二肽酶、三肽酶、麦芽糖酶和蔗糖酶等，这些酶能对消化不完全的产物再继续进行消化。例如，多肽可被多肽酶水解成二肽、三肽，继而被二肽酶、三肽酶水解成氨基酸；麦芽糖、蔗糖和乳糖则在相应酶的作用下水解成单糖。

五、大肠内消化与排便

通常认为，大肠没有重要的消化功能，其主要作用是吸收水分和无机盐，形成、储存和排出粪便。每天从小肠进入大肠的内容物有1000～1500ml，其中水和电解质的大部分被吸收，仅有150ml水和少量Na^+、Cl^-随粪便排出。由于大肠的吸收能力很强，临床上常采用直肠灌药的方式作为给药途径。

（一）大肠的运动

大肠的运动少而慢，对刺激的反应也较迟钝。这些特点有利于大肠吸收水分、储存食物残渣形成粪便。

袋状往返运动在空腹和安静时多见，由环形肌不规则的收缩引起，它使结肠袋中的内容物向两个方向做短距离的位移，有利于大肠内容物的碾磨混合与吸收。**分节推进**或**多袋推进运动**是一个或多个结肠袋收缩，其内容物被推移到下一段的运动。蠕动是由一些稳定向前的收缩波所组成。收缩波前方的肌肉舒张，往往充有气体；收缩波的后面肌肉保持收缩，使这段肠管内容物向前排空。大肠还有一种速度很快且传播很远的蠕动，称为**集团蠕动**（mass peristalsis）。它通常开始于横结肠，可将一部分大肠内容物推送至降结肠或乙状结肠。集团蠕动常发生于进食后，可能是胃内食糜进入十二指肠，由十二指肠反射所引起。

（二）大肠液及其作用

大肠液由大肠腺和大肠黏膜表面的上皮细胞及杯状细胞分泌。成人日分泌 0.5L，pH8.3～8.4。其主要成分为黏液和碳酸氢盐，还含有少量的二肽酶和淀粉酶，但消化作用不大。大肠液的主要作用是润滑粪便，保护肠黏膜免受机械损伤。

（三）大肠内细菌的作用

大肠内有许多来自食物和空气的细菌。大肠内的酸碱度和温度非常适宜细菌的繁殖和活动。细菌所含有的酶可分解食物残渣。细菌对糖类和脂肪的分解称为**发酵**，其产物有乳酸、乙酸、CO_2、甲烷、脂肪酸、甘油、胆碱等；细菌对蛋白质的分解称为**腐败**，其产物有胨、胨、氨基酸、NH_3、H_2S、组胺、吲哚等。大肠内细菌还可利用肠内简单的物质合成维生素 B 复合物和维生素 K，吸收后可被机体利用。据估计，粪便中的细菌占固体总量的 20%～30%。

人体是一个共生微生物的载体。在人体表面的皮肤、口腔、消化道、呼吸道和生殖道等部位分布着超过机体细胞总数十倍的微生物。其中，肠道内就有超过 1000 种的微生物。存在于消化道内的大量微生物被称为肠道微生物群，与人体的微环境共同构成肠道微生物生态系统。肠道微生物生态系统能直接或间接地影响人体多种生理功能，包括微生物消化在内的作用越来越受到重视。除了前面提到的对食物的分解和合成作用，肠道微生物生态系统还可调节人体免疫系统发育和成熟；能够影响脂肪的储存、改善线粒体活性调节能量代谢；通过脑-肠肽调控中枢神经系统，影响脑行为。因此，一旦这种微生态系统改变、失衡，就会影响人体多种生理功能，从而导致疾病产生。利用肠道微生物，可以改善甚至治疗相关疾病：使用双歧杆菌可以有效预防术后肠道菌群失调；将正常健康人的粪便移植进入患者肠道内，可以在患者体内建立正常的肠道菌群，从而达到治疗相关疾病的目的。深入认识肠道微生物生态系统，对很多疾病的研究和治疗提供了新的思路，也有更为广阔的研究前景。

（四）排便

正常人直肠内通常没有粪便。当肠蠕动将粪便排入直肠时，粪便可刺激直肠壁内的感受器，冲动沿盆神经和腹下神经传至脊髓腰骶段的初级排便中枢，同时经脊髓上传到大脑皮质，引起便意。如条件许可即可发动**排便反射**（defecation reflex），大脑皮质发出下行冲动至脊髓初级排便中枢，兴奋盆神经为主，腹下神经冲动减少，使降结肠、乙状结肠和直肠收缩，肛门内括约肌舒张。同时，属于躯体运动神经的阴部神经传出冲动减少，肛门外括约肌舒张，使粪便排出体外（参见第 172 页图 14-8）。此外，腹肌和膈肌收缩，使腹内压增加，也促进了排便。排便受意识控制，当有便意时，如条件不许可，排便反射可被大脑皮质下行冲动抑制，便意暂时消失。若经常如此，则会使直肠对粪便的压力刺激逐渐失去正常的敏感性，导致粪便在大肠内停留过久，水分被过度吸收而变得干硬，从而导致便秘。

考点
排便反射过程

食物中的膳食纤维可影响肠道功能和胃肠疾病。膳食纤维对肠道功能的影响主要有：①刺激大肠运动，缩短粪便在大肠内的停留时间，减少有害物质对肠道及整个机体的毒副作用；②降低食物中热量的比例，减少高热量物质的摄入，有助于纠正肥胖；③有很强的吸水功能，从而限制水的吸收，增加粪便体积，有利于排便。因此，适当增加食物中膳食纤维的比例，可以预防便秘、痔疮等疾病的发生，有利于人体健康。

六、吸收

（一）吸收的部位及机制

考点 影响吸收的主要因素

考点 小肠作为主要吸收部位的理由

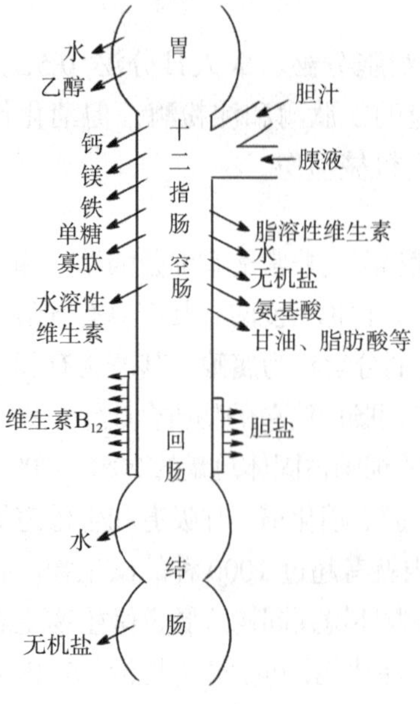

图 12-8 各种物质吸收部位示意图

由于消化道各段的结构、食物的消化程度和停留时间各不相同，因而消化道不同部位的吸收能力相差很大。口腔和食管基本无吸收能力，但硝酸甘油等药物可在舌下含化吸收；胃的吸收能力小，可吸收乙醇和少量水分；大肠只吸收水分和盐类；而小肠是营养物质吸收的主要部位（图 12-8）。

小肠之所以能够成为营养物质的主要吸收部位，是由于：①小肠有巨大的吸收面积，人体小肠长 4～6m，小肠黏膜形成许多环形皱褶，皱褶上有大量绒毛结构，绒毛表面的柱状上皮细胞上还有许多微绒毛，这就使小肠的吸收面积比同样长度的单圆筒面积增加约 600 倍，达到 200～250m²；②食物在小肠内已被充分消化成可以吸收的小分子物质；③食糜在小肠内停留时间长达 3～8h，营养物质有充分的吸收时间；④小肠黏膜绒毛内有丰富的毛细血管和毛细淋巴管，有良好的吸收途径。另外，各种形式的小肠运动也能促进吸收（如“唧筒运动”）（图 12-9）。

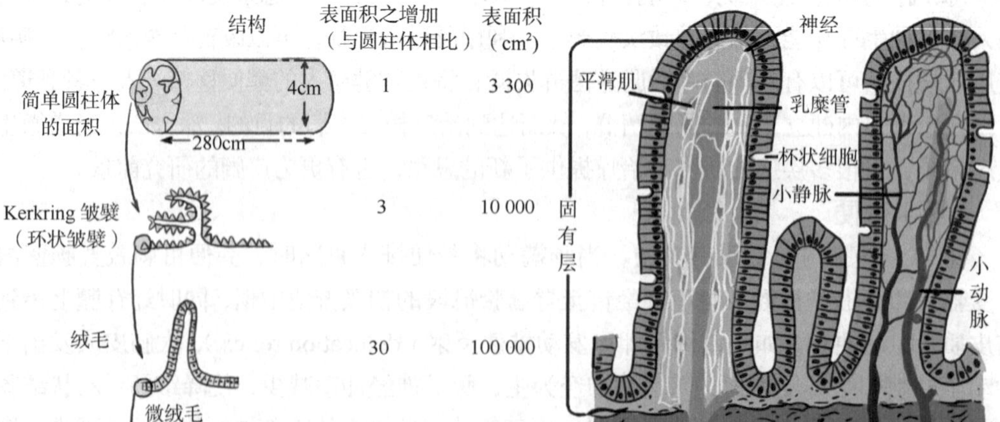

图 12-9 小肠吸收面积增大示意图及小肠绒毛模式图

营养物质的吸收机制一般可分为被动转运和主动转运两种方式。被动转运包括渗透、单纯扩散、易化扩散，主动转运包括各种离子泵和继发性主动转运，以及入胞、出胞作用。扩散的量是有限的，而离子泵可以逆浓度差转运物质。钠钾泵的作用最为重要，随着 Na^+的主动吸收产生了有利于 Cl^-吸收的电-化学梯度和有利于 H_2O 吸收的渗透梯度，结果引起了 Cl^-和 H_2O 的被动吸收。伴随着钠泵的主动转运所产生的协同转运对葡萄糖和氨基酸的继发性主动吸收至关重要（图 12-10）。

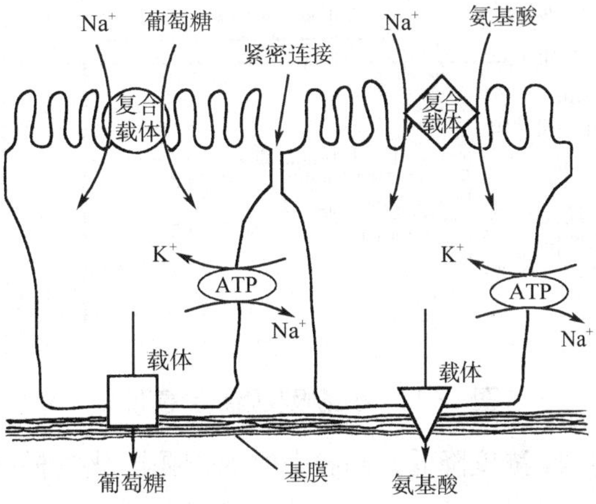

图 12-10 小肠吸收 Na^+、葡萄糖、氨基酸机制示意图

考点
食物中各主要成分的吸收

（二）小肠内主要营养物质的吸收

大部分营养物质在十二指肠和空肠吸收，胆盐和维生素 B_{12} 主要在回肠吸收。

1. 糖的吸收 糖是直接吸收入血。糖类只有分解为单糖才能被小肠上皮细胞吸收。单糖包括葡萄糖、半乳糖和果糖等，其中葡萄糖约占 80%。各种单糖的吸收速率有很大差异，半乳糖和葡萄糖最快，果糖次之，甘露糖最慢。大部分单糖的吸收是主动过程，是逆浓度差进行的。葡萄糖的吸收主要通过钠泵的协同转运逆浓度梯度由肠腔进入肠上皮细胞，然后经载体易化扩散入血。实验证明钠泵抑制剂哇巴因能抑制葡萄糖的吸收。

2. 蛋白质的吸收 蛋白质吸收也是直接进入血液，吸收的部位主要在小肠上段。一般以氨基酸的形式被吸收。氨基酸的吸收过程与单糖相似，也是通过与Na^+吸收偶联进行的继发性主动转运。实验证明，小肠上皮细胞的纹状缘上也有二肽和三肽的转运系统，许多二肽和三肽也可被转运入小肠上皮细胞内，并被细胞内的二肽酶和三肽酶水解成氨基酸，然后再进入血液。婴儿肠黏膜可吸收母亲初乳中的一些免疫球蛋白抗体，提高免疫力。成人肠黏膜如果有时吸收了少量完整蛋白，从营养学来说无多大意义，但可以发生抗原-抗体反应，引起过敏症状或中毒反应，这对人体是不利的。

3. 脂肪的吸收 在小肠内，脂肪的消化产物甘油、脂肪酸、甘油一酯及胆固醇等与胆盐形成混合微胶粒。靠胆盐的亲水性携带不溶于水的脂肪消化产物通过小肠绒毛表面的静水层到达微绒毛刷状缘。在此甘油一酯、脂肪酸和胆固醇等又逐渐地从混合微胶粒中释出，并透过微绒毛的脂蛋白膜扩散进入上皮细胞，而胆盐则被遗留于肠腔中，一部分继续发挥作用，另一部分在回肠主动转运入血参与肠-肝循环。

长链脂肪酸及甘油一酯在上皮细胞的内质网中又被重新合成三酰甘油，胆固醇则合成为胆固醇酯，两者与细胞内生成的载脂蛋白形成**乳糜微粒**（chylomicron），进入高尔基复合体中，许多乳糜微粒被包裹在一个囊泡内。囊泡移行到细胞侧膜时，便以出胞的方式进入细胞间液，再扩散入淋巴。中、短链脂肪酸和甘油因分子量较小，在小肠上皮细胞中不再变化，可直接吸收入血液（图 12-11）。因食物的动、植物油中含 15 个以上碳原子的长链脂肪酸很多，所以脂肪的吸收途径以淋巴为主。

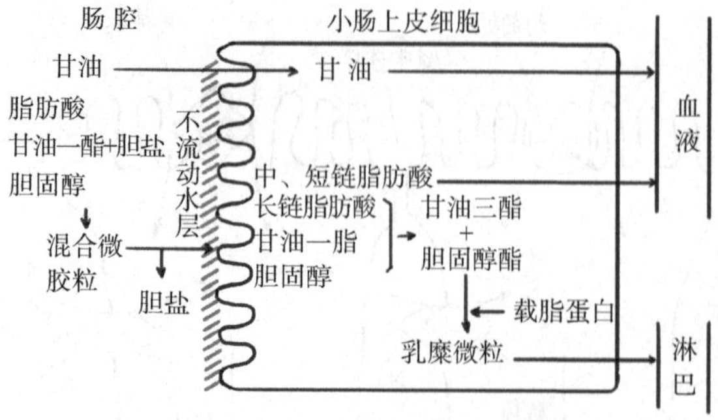

图 12-11 小肠吸收脂肪示意图

4. 无机盐的吸收 一般单价的碱性盐类如 Na^+、K^+、NH_4^+等吸收速度很快，多价碱性盐类如 Mg^{2+}、Ca^{2+}、Fe^{2+} 等吸收很慢。凡与 Ca^{2+}结合形成沉淀的盐如 $CaSO_4$、$Ca_3(PO_4)_2$ 等不能被吸收。

成人每天摄入的 Na^+和消化腺分泌的 Na^+有 95%～99%被吸收入血。Na^+的吸收是由于肠黏膜底侧膜上钠泵的主动转运，将 Na^+转运至组织液，使肠黏膜上皮细胞内 Na^+浓度降低，肠腔中的 Na^+顺电-化学梯度扩散入细胞内（图 12-10）。同时，由于钠泵吸收所产生的电位差，促使肠腔内的负离子如 Cl^-和 HCO_3^-向细胞内扩散而被动吸收。

成人每日吸收的 Fe^{2+}约 1mg，仅为摄入量的 1/10 左右。Fe^{2+}主要在十二指肠和空肠上段被主动转运而吸收。其吸收量与人体对铁的需求有关，如孕妇、乳母、儿童及急性失血者对铁的需求量大，吸收量增加。食物中的铁大部分是 Fe^{3+}，不易被吸收，只有还原成为 Fe^{2+}才能被吸收。维生素 C 能使 Fe^{3+}还原成 Fe^{2+}，从而促进铁的吸收。铁在酸性环境中易于溶解，故胃酸有利于铁的吸收。胃大部切除及萎缩性胃炎患者，由于胃酸缺乏，影响铁的吸收，易伴发缺铁性贫血。

食物中的钙仅 20%～30%被吸收，大部分随粪便排出。另外，钙只有呈离子状态才能被吸收。十二指肠吸收 Ca^{2+}的能力最强。Ca^{2+}的吸收是靠十二指肠跨上皮细胞途径钙泵的主动转运过程和以空肠、回肠为主的细胞旁途径被动吸收。钙的吸收受很多因素影响：乳母和儿童因 Ca^{2+}的需要量增大而吸收量增多；酸性环境使钙溶解为离子状态，最易吸收；钙三醇对促进钙的吸收十分重要；脂肪酸能与 Ca^{2+}结合成钙皂，再与胆汁酸结合成水溶性复合物，有利于钙的吸收。

5. 水的吸收 成年人每天摄入水 1～2L，由消化腺分泌的液体可达 6～8L，因此每天经胃肠道吸收水约 8L。水的吸收是被动的。各种溶质，特别是 NaCl 吸收后产生的渗透压梯度是水渗透性吸收的主要动力。严重呕吐、腹泻可使机体丢失大量水分和电解质，从而导致机体脱水和电解质平衡紊乱。

6. 维生素的吸收 维生素分为脂溶性维生素和水溶性维生素两大类。水溶性维生素主要以扩散方式在小肠上段被吸收，但维生素 B_{12} 须与内因子结合成复合物才能在回肠被吸收。脂溶性维生素 A、维生素 D、维生素 E、维生素 K 则随着甘油一酯和脂肪酸，必须与胆盐结合成水溶性复合物，才能通过小肠黏膜的静水层进入上皮细胞而被吸收。

链接

由于上腹部腹膜吸收能力比下腹部强，因此临床上对腹膜炎或腹腔手术后的患者多采用半卧位，使炎性渗出液流入下腹部，以缓解腹膜对毒素的吸收。

自测题

一、名词解释

1. 消化 2. 吸收 3. 机械性消化 4. 化学性消化 5. 吞咽 6. 蠕动 7. 容受性舒张 8. 胃排空 9. 胃酸 10. 分节运动 11. 胆汁 12. 胆盐的肠-肝循环 13. 促胃液素 14. 促胰液素 15. 缩胆囊素 16. 抑胃肽 17. 微生物消化 18. 排便反射

二、选择题

A型题

1. 整个消化过程中最重要的阶段是(　　)内消化。
   A. 口腔　B. 食管　C. 胃
   D. 小肠　E. 大肠
2. 下列消化液中不含消化酶的是(　　)
   A. 唾液　B. 胃液　C. 胰液
   D. 胆汁　E. 小肠液
3. 胆汁促进脂肪的消化和吸收主要依赖于哪种物质的作用(　　)
   A. 胆盐　B. 胆固醇　C. 卵磷脂
   D. 胆色素　E. 碳酸氢盐
4. 引起消化力最强的胃液分泌是(　　)
   A. 头期　B. 胃期
   C. 肠期　D. 胃扩张刺激胃黏膜
   E. 蛋白分解产物刺激胃黏膜

X型题

5. 在消化道内，与蛋白质消化有关的酶包括(　　)
   A. 胰蛋白酶　B. 淀粉酶
   C. 糜蛋白酶　D. 羧基肽酶
   E. 氨基转移酶
6. 进食可引起(　　)
   A. 唾液分泌　B. 胃容受性舒张
   C. 胃液分泌　D. 胃运动增强
   E. 胰液和胆汁分泌
7. 胃运动的形式包括(　　)
   A. 容受性舒张　B. 蠕动
   C. 移行性复合运动　D. 紧张性收缩
   E. 分节运动
8. 关于胃排空的叙述，正确的是(　　)
   A. 扩张胃可抑制排空
   B. 胃内压是胃排空的动力
   C. 胃排空的调节无激素参与
   D. 胃排空受十二指肠内容物 pH 的控制
   E. 胃排空不受神经的调节
9. 盐酸具有多种功能，包括(　　)
   A. 促进胃蛋白酶原的激活
   B. 有利于唾液淀粉酶继续发挥作用
   C. 为胃蛋白酶提供适宜的酸性环境
   D. 有利于脂肪分解
   E. 有利于小肠对铁的吸收
10. 下列物质的吸收需钠泵参加的有(　　)
    A. 葡萄糖　B. 脂溶性维生素
    C. 胆固醇　D. 氨基酸
    E. 钠离子

三、简答题

1. 比较交感神经和副交感神经对消化器官活动的调节作用。
2. 何谓胃肠激素？举例说明胃肠激素的主要生理作用有哪些。
3. 古语有“日服千咽，不足为多，返老为童，渐从此矣！”的说法，试用生理学知识解释一二。
4. 简述胃液的主要成分、生理作用及分泌调节。
5. 试说明生理状态下胃消化食物的同时为何不会引起自身消化。
6. 人体最重要的消化液是什么？简述理由。
7. 胆汁不含消化酶，还可能产生胆结石，它有什么作用？
8. 小肠的运动形式有哪些？是如何调节的？
9. 试比较胰液分泌和胆汁分泌与排出调节的异同。
10. 食物的主要吸收部位在哪里？为什么？
11. 简述食物中各主要成分的吸收过程。

（张明华）

第13章

能量代谢与体温调节

机体消化吸收的营养物质随血液流动供给全身的组织细胞，通过氧化分解为组织细胞的活动提供能量，并以热能的形式参与维持体温。

一、伴随物质代谢的能量代谢

考点
能量代谢的概念

生命活动最基本的特征是新陈代谢，新陈代谢包括物质代谢和能量代谢两个方面。物质代谢是指体内物质的合成和分解。在物质代谢过程中伴随能量的释放、转移、储存和利用，称为**能量代谢**（energy metabolism）。能量代谢与物质代谢同时进行，密不可分。

（一）体内能量的来源和利用

人和动物均为异养生物，不能直接利用太阳能，机体活动所需的能量都来自食物。

1. 体内能量的来源 生命活动的能量来源于体内能量物质的生物氧化。体内的能量物质包括糖类、脂肪和蛋白质。其中，糖类是体内的主要供能物质，正常情况下，机体所需能量的50%～70%来源于糖类的氧化。尤其是脑组织，所需能量主要来自血糖的有氧氧化，且耗氧量高。因此，保持一定水平血糖和充足的氧供，对脑功能的维持至关重要。血糖浓度降低会引起脑功能障碍，出现头晕等症状，严重者可导致抽搐和昏迷，即低血糖休克。脂肪是体内主要的储能物质，机体消耗能量的20%～30%来源于脂肪的氧化。蛋白质是构成机体组织的重要成分，正常情况下蛋白质并不为机体提供能量，只有在体内的糖类、脂肪供能不足如长期饥饿时，机体才通过蛋白质的氧化提供能量，以维持基本的生命活动。

糖类、脂肪和蛋白质分子中都存在着蕴藏能量的碳氢键，当这些能量物质被氧化分解时，碳氢键断裂，生成 H_2O 和 CO_2，同时释放出能量。但机体的各种生命活动并不能直接利用这种形式的能量，组织细胞所消耗的能量只能直接来源于三磷酸腺苷（ATP）的水解。ATP是糖类、脂肪和蛋白质在生物氧化过程中合成的一种高能化合物，当ATP水解为二磷酸腺苷（ADP）和磷酸时，其中的高能磷酸键断裂，释放出能量供组织细胞直接利用。ATP既是体内直接的供能物质，又是体内能量储存的重要形式。在生命活动过程中，ATP不断地被分解消耗，同时又通过能量物质生物氧化释放出的能量使ADP氧化磷酸化重新生成ATP，而不断地得到补充。

除ATP外，体内还有一种高能化合物即磷酸肌酸（CP），CP主要存在于肌肉和脑组织中。当体内能量物质氧化释放的能量过剩时，ATP可将高能磷酸键转移给肌酸，在肌酸激酶的催化下合成CP而将能量储存起来。相反，当ATP的消耗超过其生成时，CP的高能磷酸键又可迅速转移给ADP生成新的ATP，以补充ATP的消耗。CP是能量的储存形式，但其所储存的能量并不能直接被细胞利用，CP必须将能量转移给ATP，再由ATP氧化释放出能量才能被细胞直接利用。可见，**ATP是体内能量转移、储存和利用的关键，被称为“能量货币”**。

2. 体内能量的利用 能量物质在体内生物氧化过程中释放能量的50%以上直接转

化成热能散发，以维持体温，剩余部分以化学能的形式储存在 ATP 等高能化合物的高能磷酸键中，供机体完成各种生命活动，如肌肉的收缩与舒张、细胞的跨膜物质转运、神经冲动的传导、腺体的分泌和神经递质的释放、组织细胞组成成分及生物活性物质的合成等。除骨骼肌的收缩对外界物体作一定量的机械功外，体内其他的功能活动所消耗的能量最终都转化成热能，参与体温的维持。体内的热能最终经各种途径（最主要是皮肤）散发到外界环境中去。体内能量的产生和利用同样遵循自然界的能量守恒定律，这也是机体能量代谢测定的理论基础。体内能量代谢的过程见图 13-1。

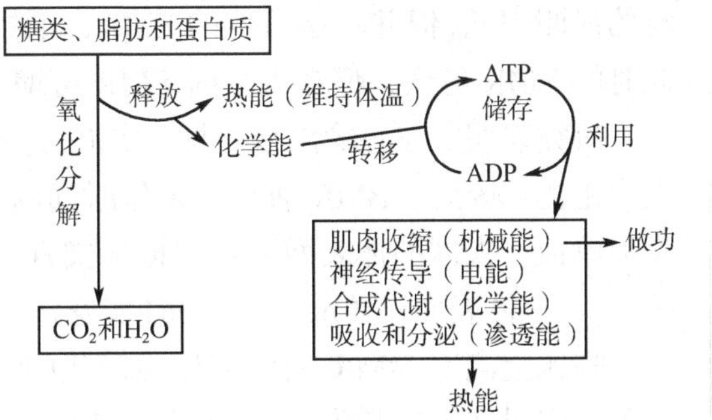

图 13-1　能量代谢的过程

（二）影响能量代谢的主要因素

能量代谢率（energy metabolism rate，EMR）是指机体在单位时间内的能量代谢量。能量代谢主要受肌肉活动、环境温度、食物的特殊动力效应和精神活动等因素的影响。

考点　影响能量代谢的因素

1. 肌肉活动　肌肉活动对能量代谢的影响最为显著。肌肉活动的强度与机体的耗氧量和 EMR 呈正比关系。剧烈运动时，耗氧量最多可达安静时的 10～20 倍。

2. 环境温度　在 20～30℃的环境温度中，人安静且肌肉放松，能量代谢最为稳定。此时的环境温度范围称为**等热范围**或**代谢稳定区**。当环境温度低于 20℃时，由于寒冷刺激反射性地引起肌肉紧张度的增强甚至寒战，机体 EMR 增加。而当环境温度高于 30℃时，体内生物化学反应速度加快，发汗功能旺盛及循环、呼吸功能增强等都使 EMR 增加。

3. 食物的特殊动力效应　进食后机体即使处于安静状态，EMR 也要比进食前增加。这种由进食引起机体额外消耗能量的现象称为食物的特殊动力效应（specific dynamic effect）。在 3 种主要的营养物质中，进食蛋白质的特殊动力效应最为显著，可高达其所含能量的 30%，糖类和脂肪额外增加的产热量约为 6%和 4%，混合食物约为 10%。食物的特殊动力效应意味着食物能够为机体提供的能量被这种额外的消耗而减少了一部分。因此，在为患者配餐时，应考虑到这部分额外的能量消耗，而给予相应的能量补充。目前认为，食物的特殊动力效应可能主要与肝脏处理氨基酸或合成糖原等过程有关。

4. 精神活动　人体处于紧张、激动、恐惧和焦虑等精神状态下时，EMR 可显著增加。精神紧张可引起骨骼肌的紧张性增强，以及通过交感神经兴奋引起肾上腺素和 TH 等的分泌增加来促进细胞代谢，从而增加机体的 EMR 和产热量。

（三）基础代谢率是评价能量代谢的常用指标

人体在基础状态下的能量代谢称为基础代谢（basal metabolism）。基础状态是指人体处于清晨空腹（禁食 12h 以上），清醒、静卧、安静，室温为 20～25℃的状态。基础状态下的能量代谢不受肌肉活动、环境温度、食物的特殊动力效应和精神活动等因素的影响，在这种状态下，体内的能量消耗只用于维持血液循环、呼吸等一些基本的生命活动，能量代谢比较稳定。机体在基础状态下单位时间内的能量代谢称为**基础代谢率**（basal metabolism rate，BMR）。BMR 常作为评价机体能量代谢水平的指标。BMR 比一般安静

考点　基础代谢率的概念

时的代谢率低，但并不是最低的EMR，如熟睡时机体的各项生命活动降低到更低的水平，此时的EMR更低，但在做梦时EMR可增高。

研究表明，与心输出量一样，BMR并不与体重成正比，而是与人体的体表面积基本上成正比。因此，BMR通常以单位时间内每平方米体表面积的产热量[即kJ/（$m^2 \cdot h$）]作为单位。人体的体表面积可根据斯文森（Stevenson）经验公式计算出来：

$$体表面积（m^2）=0.0061\times 身高（cm）+0.0128\times 体重（kg）-0.1529$$

临床上测定BMR时常采用更简化的计算方法。测定时只需测出体表面积和基础状态下一定时间（通常为6min）内的耗氧量，即可算出BMR。基础状态下的非蛋白呼吸商（单位时间内呼出CO_2与消耗O_2量的比值）定为0.82，其对应的氧热价为20.2kJ/L。根据公式：产热量=氧热价（kJ/L）×耗氧量（L/h），求得每小时的产热量，再除以体表面积（m^2），即基础代谢率（表13-1）。

表13-1 我国正常人基础代谢率的平均值[kJ/（$m^2 \cdot h$）]

年龄（岁）	11~15	16~17	18~19	20~30	31~40	41~50	51及以上
男	195.5	193.4	166.2	157.8	158.6	154.0	149.0
女	172.5	181.7	154.0	146.5	146.9	142.4	138.6

由表13-1可见，BMR随年龄、性别等不同而有生理差异。在其他条件相同的情况下，男性BMR的平均值高于同年龄组的女性，儿童高于成人，年龄越大BMR越低。同一个体的BMR是相对稳定的。临床上BMR通常以实测值与正常平均值比较，以高于或低于正常值的百分数（相对值）来表示，即：

$$基础代谢率（相对值）=\frac{实测值-正常平均值}{正常平均值}\times 100\%$$

BMR的实测值与正常平均值比较，如果相差在±15%之内都属于正常范围。当相差值超出±20%时，才考虑为病理情况。人体发热时，BMR会升高，体温每升高1℃，心率约加快10次/分，BMR将增加13%左右。

链接 甲状腺功能亢进和甲状腺功能减退

临床上很多疾病都伴有BMR的变化，其中影响甲状腺功能的疾病对BMR的影响最大。甲状腺功能亢进时，BMR可比正常值高出25%~80%；而甲状腺功能减退时，BMR可比正常值低20%~40%。因此，测定BMR是临床上诊断甲状腺疾病的重要辅助方法。

考点 体温的概念

二、人体恒温的含义与维持

人的体温包括体表温度与深部温度。**体表温度**是指身体表层的温度；由表层向深部存在着较明显的温度梯度。生理学或临床上所说的**体温**（body temperature）是指机体深部组织的平均温度，也称为**体核温度**。鸟类、人类和其他大多数哺乳动物的体核温度是相对稳定的，这是内环境稳态的重要表现。体温过高或过低，都将影响体内酶的活性高低，进而影响组织细胞的新陈代谢及其功能活动，甚至会危及生命。

（一）人体正常体温在一定范围内波动

1. 正常体温 由于代谢水平不同，安静时各内脏器官的温度也略有差异：其中肝脏的温度最高，为38℃左右；脑的温度也接近38℃；肾、胰腺及十二指肠等器官温度略低；直肠内的温度则更低。由于血液循环，可使深部各器官的温度趋于一致。因此，血液的温度能较好地反映机体深部的平均温度。由于血液温度不便于测定，临床上通常用直肠、口腔和腋窝等部位的温度来代表体温。其中，直肠温度最高，比较接近机体的深部温度，其正常值为36.9～37.9℃，测量时需清除粪便、将温度计插入直肠6cm以上。口腔温度较直肠温度低，为36.7～37.7℃，测量时需将温度计置于舌下，将口紧闭，以免受吸入空气的影响。腋窝温度较口腔温度低，为36.0～37.4℃。在测量腋窝温度时需保持腋下干燥，将腋窝紧闭形成密闭的人工体腔，且测量必须持续10min，使腋窝温度逐渐升高而接近于机体的深部温度。测定腋窝温度既方便又不易发生交叉感染，因此临床最为常用。

考点 体温的正常值及生理变动

2. 体温的生理变动

（1）昼夜变化：正常人的体温呈现明显的周期性昼夜变化，清晨2～6时体温最低，午后1～6时最高，但这种昼夜变化一般不超过1℃。

（2）性别：成年女性的基础体温比男性平均约高0.3℃。此外，育龄期女性基础体温（即基础状态下的体温）还随着月经周期而发生规律性的波动：在月经期和排卵前期较低，排卵日最低，排卵后体温升高 0.3～0.6℃，直到下次月经来潮（图13-2）。因此，通过每天测定成年女性的基础体温有助于了解其有无排卵和排卵的日期。

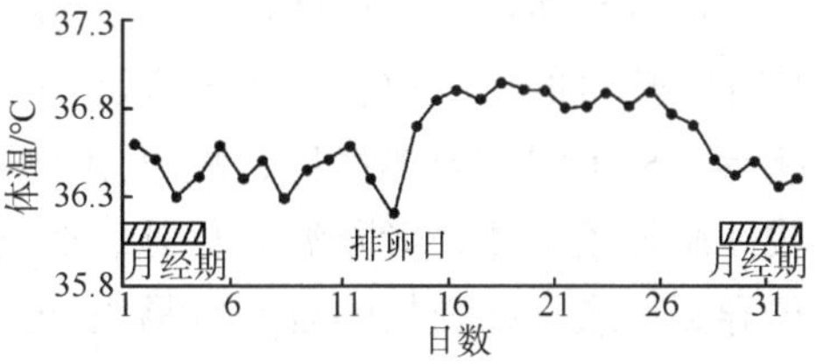

图13-2 女子月经周期中基础体温的变化

（3）年龄：儿童和青少年体温较高。由于新生儿特别是早产儿的体温调节功能不完善，其体温易受环境温度的影响，故应加强对婴幼儿体温的护理。老年人BMR低，体温也偏低，应注意保暖。

（4）肌肉活动：肌肉活动时代谢增强，产热量增加，可使体温升高。因此，临床上测量体温时应先让被测者安静一段时间；测量小儿体温时，应防止其哭闹。

（5）其他因素：环境温度过高或过低、情绪激动、精神紧张和进食等影响能量代谢的因素均可影响体温；麻醉药可抑制体温调节中枢，特别是这类药物能扩张皮肤血管，增加热量的散发，故对麻醉手术的患者，应注意术中和术后的保温护理。

（二）恒温是机体产热与散热保持动态平衡的结果

正常机体体温能维持相对恒定，是由于在体温调节中枢的控制下，机体的产热过程和散热过程保持动态平衡的结果。

1. 产热过程 体内能量物质进行生物氧化时释放的能量，除一部分用于肌肉收缩对外做功外，其余的最终都会转变成热量。体内各组织器官的代谢水平不同，其产热量也不同。机体处于安静状态时，主要的产热器官是内脏，其中肝脏的产热量最大；运动或劳动时，骨骼肌是主要的产热器官，剧烈运动时，产热量可增加40倍，达机体总产热量的90%（表13-2）。

考点 机体的主要产热器官

表13-2 几种组织器官在不同状态下的产热量

器官、组织	占体重百分比/%	产热量/%	
		安静状态	劳动或运动
脑	2.5	16	3
内脏	34	56	22
骨骼肌	40	18	73
其他	23.5	10	2

在寒冷环境中散热量增加，此时机体可通过寒战和非寒战产热来维持体热平衡。**寒战**（shivering）是骨骼肌发生的不随意的节律性收缩。屈肌和伸肌同时收缩，基本不做功，产热量可增加4～6倍。非寒战产热可理解为交感神经兴奋，肾上腺髓质激素和甲状腺激素释放增加，引起基础代谢产热增强的过程。

2. 散热过程 机体产生的热量绝大部分借血液循环，经皮肤散发到周围环境中，一小部分热量则随呼出气体、排尿、排粪等散发到体外。因此，皮肤是机体的主要散热部位。

考点 机体的散热方式

（1）散热的方式：机体散热的方式有辐射、传导、对流和蒸发4种方式。

辐射散热：是指机体以热射线（红外线）的形式将体热传递给外界的一种散热方式。在常温和安静状态下，机体的热量约有60%是通过辐射的方式进行散发的。辐射散热量的多少取决于皮肤与环境之间的温度差及有效的辐射面积。当皮肤温度高于环境温度时，温度差越大，散热量越多。有效散热面积越大，散热量越多。四肢的面积较大，因而在辐射散热中起着重要的作用。

传导散热：是指机体的热量直接传递给与其接触的温度较低物体的一种散热方式。传导散热量的多少取决于皮肤表面与接触物表面的温度差、接触面积及接触物的导热性能等。棉毛织物导热性低，故可用于保暖；而水和冰的导热性好，因此临床上常用冰袋或冰帽等给高热患者降温。另外，脂肪组织的导热性低，因而肥胖的人体内的热量不易传导到体表，在炎热的夏季容易出汗。

对流散热：是通过冷、热空气的相对流动而散发热量的方式。当人体的热量传递给同皮肤接触的一薄层空气后，通过空气的不断流动，可将体热散发到外界。可见，对流散热是传导散热的一种特殊形式。通过对流散发热量的多少，除受皮肤与环境之间的温度差和有效散热面积的影响外，还受到风速的较大影响。风速越小，散热量越少；风速越大，散热量越多。所以冬天刮风时，人就感到特别寒冷，穿衣后阻碍了体表空气的流动，因而具有保暖作用。

以上3种散热方式只有在皮肤温度高于环境温度的前提下才能进行。当环境温度等于或高于皮肤温度时，机体不能通过辐射、传导和对流的方式来散发热量，还会吸收环境中的热量。此时，蒸发散热就成为机体唯一的散热方式。

蒸发散热：指体表水分汽化时将体内热量散发的一种形式。在正常体温条件下，每蒸发1g水可散发2.43kJ的热量，因此蒸发是一种十分有效的散热方式。临床上对高热患者采用温水擦浴进行散热降温，就是利用蒸发的原理。蒸发散热受空气湿度的影响很大，空气湿度越大蒸发散热就越慢。因此，在高温高湿的环境中，蒸发散热减少，造成体热淤积，人会感到闷热，易发生中暑。

蒸发散热有不感蒸发和发汗两种形式。**不感蒸发**是指体内水分经皮肤和黏膜（主要是呼吸道黏膜）表面不断渗出，在尚未聚集形成明显的水滴时便汽化的一种散热方式。其中水分经皮肤表面的不感蒸发又称为**不显汗**。不感蒸发方式不易被人感觉到，且与汗腺的分泌活动无关。即使处在低温环境中，不感蒸发也持续存在。人体每日不感蒸发量约为1000ml，其中经皮肤蒸发600～800ml，经呼吸道黏膜蒸发200～400ml。临床上给患者补液时应考虑到这部分的液体丢失量。婴幼儿不感蒸发的速率比成人快，因此在缺水的情况下，婴幼儿更容易发生严重脱水。**发汗**（sweating）又称为**可感蒸发**，是指汗腺分泌汗液，再通过汗液蒸发而从体表散发热量的一种散热形式。汗液中水占99%，溶质约占1%，主要是NaCl，还有少量乳酸、KCl和尿素等。出汗后立刻揩去汗水带走的热量很少，不能起到散热效果。发汗受环境温度和湿度等因素的影响。在低温环境中，无汗液分泌或分泌量少形不成汗滴，一般计入不感蒸发；在高温、剧烈运动或劳动时，汗液分泌明显增加（≥1.5L/h），通过汗液蒸发而散发大量的体热，这种形式的散热与体温调节密切相关。此时应多喝淡盐水，及时补充水分和NaCl。

（2）散热的调节：在寒冷或温度适宜时，机体主要通过改变皮肤的血流量来调节散热；当环境温度较高时，机体主要通过汗腺的活动来调节散热。

皮肤血流量的调节：通过辐射、传导和对流等散热方式所散发热量的多少，主要取决于皮肤和环境之间的温度差，而皮肤温度的高低则取决于皮肤血流量的多少。机体可通过改变皮肤血管的舒缩状态来调节皮肤的血流量。在寒冷环境中，交感神经紧张性增强，皮肤血管收缩，皮肤血流量减少，热量通过机体深部相伴行的动静脉逆流交换作用而留在体内（图13-3），皮肤温度降低，散热减少；在炎热环境中，交感神经紧张性降低，动-静脉吻合支开放，皮肤血管舒张，皮肤血流量增加，大量热量从机体深部被血液带到体表，皮肤温度升高，散热增加。当人体处于20～30℃的环境时，机体既不出汗也无寒战反应，仅需通过改变皮肤的血流量来调节机体的散热量，就可以维持体温的相对稳定。

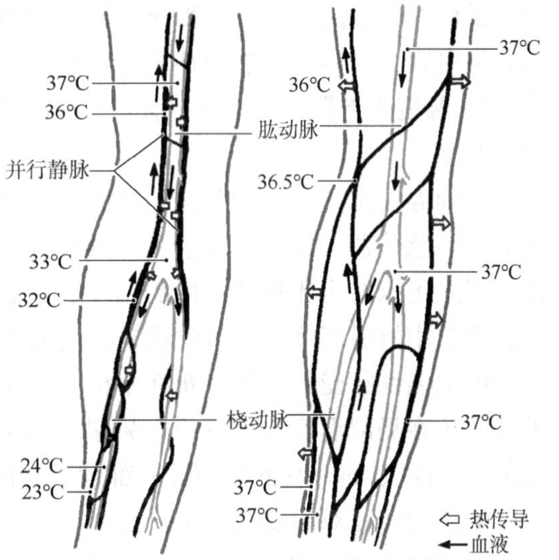

图13-3 上肢的热量逆流交换

环境温度降低时，热量由肱动脉传向它周围的静脉，动脉血温度因此而下降到24℃，环境温度升高时，热量由表层静脉发散

汗腺活动的调节：发汗是一种反射活动，分温热性发汗和精神性发汗。当环境温度升高达到30℃以上或机体活动增强，产热量增多时，汗腺开始分泌汗液。这种由体内外温热性刺激引起的汗腺分泌称为**温热性发汗**。温热性发汗主要参与体温调节。温热性发汗受到劳动强度、环境温度和湿度等因素的影响。劳动强度越大、环境温度越高，发汗速度越快；环境湿度大时，汗液不易蒸发，体热不易散发，会反射性地引起大量发汗。除温热性刺激可引起机体发汗外，在精神紧张、情绪激动时也可反射性地引起手掌、前额和足跖等部位的汗腺分泌，称为**精神性发汗**。精神性发汗是由大脑皮质发出的冲动引起的，与体温调节关系不大。此外，在进食辛辣食物时，口腔内的痛觉神经末梢受到刺激反射地引起头颈部发汗，称为**味觉性发汗**。

案例 13-1

患者，男，35岁，1h前因全身疲乏、头晕、眼花、胸闷、心悸、恶心、口渴、大量出汗而急诊入院。患者既往健康，发病前当天气温38℃，长时间在建筑工地高空作业。体格检查无其他异常。诊断：中暑。

问题与思考：中暑的发病机制是什么？在炎热夏季应如何防止中暑的发生？

（三）体温恒定的维持

体温的相对恒定，是通过自主性体温调节和行为性体温调节使机体的产热和散热活动保持平衡的结果。**自主性体温调节**是指在中枢神经系统特别是下丘脑的控制下，通过增减皮肤的血流量、发汗、寒战等生理性调节反应对体温进行的调节。**行为性体温调节**是指在大脑皮质的控制下，机体通过采取不同的行为来维持体温的相对恒定，如增减衣服、拱肩缩背、跑步及人工御寒、防暑措施等。行为性体温调节以自主性体温调节为基础，是对自主性体温调节的补充。下面主要讨论自主性体温调节。

1. 温度感受器 是感受机体各个部位温度变化的特殊结构，包括外周温度感受器和中枢温度感受器。

外周温度感受器：指存在于皮肤、黏膜、内脏和肌肉等处的温度感受器，包括冷感受器和热感受器。外周温度感受器的传入冲动频率在一定范围内能灵敏地反映温度的变化，因此可以对机体外周部位的温度起到监测作用。外周温度感受器的传入冲动除到达体温调节中枢引起体温调节效应外，还能到达大脑皮质，引起温度觉。

中枢温度感受器：指分布在中枢神经系统内的对温度变化敏感的神经元，包括热敏神经元（在局部温度升高时放电频率增加）和冷敏神经元（在局部温度降低时放电频率增加）。脊髓、脑干及下丘脑等处都含有这两种不同的温度敏感神经元。其中，下丘脑的温度敏感神经元对温度的变化最为敏感。

2. 体温调节中枢 从脊髓到大脑皮质的整个中枢神经系统内都存在着与体温调节有关的神经元。研究表明，只要保留下丘脑及其以下结构的完整，体温调节便可维持正常，说明体温调节的基本中枢在下丘脑。下丘脑视前区-下丘脑前部（PO/AH）的温度敏感神经元，既能感受脑组织局部温度的变化，又能对身体其他部位的温度传入信息进行整合，并发出控制信息，经传出途径调节机体的产热和散热过程。由此说明PO/AH是体温调节中枢整合机构的中心部位。

考点
体温调节的机制

3. 体温调节的机制 下丘脑是体温调节的控制系统，它发出的传出信息经传出途径作用于受控部分，即产热器官和散热器官，调节两者的活动状态，使体温维持在一个相对稳定的水平。体温总会因内外环境因素，如肌肉活动、环境温度、湿度、风速等变化的影响而发生变化，温度感受器感受这些变化，并将信息传递到下丘脑体温调节中枢，经过中枢的整合作用，使下丘脑体温调节中枢的指令发生相应的改变，再调整受控部分的活动，使体温保持相对稳定（图13-4）。

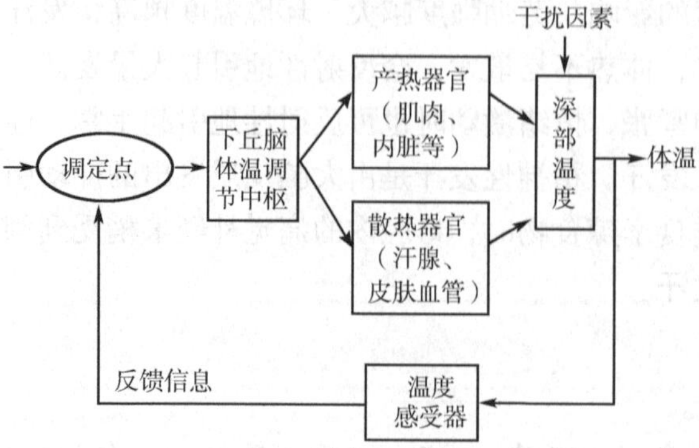

图13-4 人体体温保持相对恒定的机制

对体温调节的自动控制机制目前多用调定点学说来解释。该学说认为，位于PO/AH中的温度敏感神经元起着**调定点**（set point）的作用，即设定温度值。正常情况下调定点设定的温度为37℃。下丘脑体温调节中枢就按照这个设定的温度进行体温调节。当体温处于这一温度时，机体的产热与散热过程处于平衡状态；当体温超过37℃时，产热活动抑制而散热活动增强，将升高的体温回降到调定点水平；反之，当体温低于37℃时，则产热活动增强而散热活动抑制，使降低了的体温回升到调定点的水平。某些致热原可使调定点上移（称为“重调定”），引起体温升高；阿司匹林等药物则可阻断致热原的作用，使体温恢复正常。

机体处在高温或低温环境下，经过一段时间，体温调节功能能够产生适应性变化，这种现象称为**温度习服**（thermal acclimation），包括热习服和冷习服。

链 接　发热与体温过低

安静时，人的体温超过正常范围的最高值（如腋窝温度＞37.4℃）称为发热，41.0℃以上为超高热。发热分为感染性发热和非感染性发热。发热是人体防御疾病的一种反应。在临床上很多疾病可出现发热症状，如感冒、肺炎、甲亢、药物中毒等。许多发热性疾病具有特殊的热型，如大叶性肺炎可出现稽留热，败血症可出现弛张热，疾病的特殊热型有助于疾病的诊断和鉴别诊断。

相反，体温低于35.0℃称体温过低，常见于早产儿和全身衰竭的危重患者。

自测题

一、名词解释

1. 能量代谢　2. 食物的特殊动力效应　3. 基础代谢率　4. 体温　5. 辐射散热　6. 传导散热　7. 不感蒸发　8. 发汗　9. 寒战　10. 调定点

二、选择题

1. 既是重要的储能物质，又是体内直接的供能物质的是（　　）
   A. 葡萄糖　B. 脂肪酸
   C. 磷酸肌酸　D. 二磷酸腺苷
   E. 三磷酸腺苷
2. 对能量代谢的影响最为显著的是（　　）
   A. 性别　B. 年龄
   C. 肌肉运动　D. 精神活动
   E. 进食
3. 对基础代谢率影响最为显著的疾病是（　　）
   A. 红细胞增多症　B. 甲状腺功能亢进
   C. 原发性高血压　D. 白血病
   E. 糖尿病
4. 机体在安静和运动时的主要产热器官分别是（　　）
   A. 内脏、骨骼肌　B. 内脏、脑
   C. 脑、皮肤　D. 脑、骨骼肌
   E. 内脏、皮肤
5. 人在炎热环境中，主要散热方式是（　　）
   A. 皮肤血管舒张
   B. 不感蒸发增加
   C. 发汗增加
   D. 辐射、传导和对流增加
   E. 能量代谢减弱

三、简答题

1. 简述人体内能量的来源与去路。
2. 根据机体产热和散热的原理，试分析在冬天和夏天可以分别采取哪些措施来维持体温恒定？

（王　卓）

第 14 章

机体排泄与水盐平衡

考点
排泄的概念和途径

机体在新陈代谢过程中，不断地消耗 O_2 和分解营养物质，为各种生命活动提供所需要的能量，同时产生了对机体无用甚至有害的代谢产物。**排泄**（excretion）就是指机体将物质代谢过程中产生的终产物和进入体内的异物及过剩的物质，经血液循环排出体外的过程。机体的主要排泄途径有肾脏、呼吸道、消化道、皮肤 4 种。通过呼吸排出 CO_2、水和挥发性物质；经皮肤排泄水、无机盐和少量尿素等；从消化道排泄胆色素、无机盐、毒物、铅、汞等，但粪便中的食物残渣因未进入血液循环，不属于排泄。肾脏排泄物质种类最多，数量最大，是机体最主要的排泄器官，在维持内环境的稳态，特别是水、电解质和酸碱平衡中起着非常重要的作用。此外，肾脏还具有内分泌功能，能合成分泌多种生物活性物质，如促红细胞生成素、肾素、激肽、前列腺素等。

一、尿的生成与排出

泌尿系统包括肾脏、输尿管、膀胱和尿道等。其中实质性器官肾脏是尿生成的部位。

（一）肾脏的功能解剖与肾血流量

- 肾单位
  - 肾小体
    - 肾小球(毛细血管球)
    - 肾小囊(脏层、囊腔、壁层)
  - 肾小管
    - 近端小管
      - 近曲小管
      - 髓袢降支粗段
    - 髓袢细段
      - 髓袢降支细段
      - 髓袢升支细段
    - 远端小管
      - 髓袢升支粗段
      - 远曲小管

图 14-1　肾单位的组成

1. 肾单位和集合管　肾单位是肾脏结构和功能的基本单位，它与集合管共同完成泌尿功能。人的每侧肾约含有 100 万个肾单位，每个肾单位包括肾小体和肾小管两部分（图 14-1）。肾小球是位于入球小动脉和出球小动脉之间的一团彼此之间分支又再吻合的毛细血管网。肾小囊脏层紧贴毛细血管网，壁层则移行为肾小管壁，两层之间的腔隙成为肾小囊腔，与肾小管管腔相通。肾小管由近端小管、髓袢细段和远端小管 3 部分组成。远曲小管末端与集合管相连，每条集合管接收多条来自远曲小管的滤液。多条集合管的滤液汇入乳头管，经肾盏、肾盂、输尿管进入膀胱，最后经尿道排出体外。集合管不包括在肾单位内，但其在功能上与远端小管密切相关，在尿的浓缩和稀释中起着重要的作用。

肾单位可分为皮质肾单位和近髓肾单位两类（图 14-2）。人的皮质肾单位的肾小球位于肾皮质的中外 2/3，其数量多，占肾单位总数的 85%～90%，主要参与尿生成的滤过与重吸收。近髓肾单位的肾小球位于肾皮质的内 1/3，占肾单位总数的 10%～15%，主要参与尿液的浓缩和稀释过程。

2. 球旁器　球旁器由球旁细胞、球外系膜细胞和致密斑 3 部分组成，主要分布于皮质肾单位。球旁细胞是入球小动脉和出球小动脉中一些特殊分化的平滑肌细胞，细胞内含分泌颗粒，能合成和释放肾素。致密斑位于远曲小管的起始部，为高柱状细胞，它同入球小动脉和出球小动脉相接触，其功能是感受小管液中 NaCl 含量的减少，并将其信息传至球旁细胞，促进肾素的释放。

3. 肾脏的血液循环　肾动脉压强高、流量大、有自身调节能力。肾有足够的血流量是尿生成的前提。正常成年男性安静时两肾血流量约有 1.2L/min，相当于心输出量的 20%～25%。其中约 94% 的血液分布在肾皮质，有利于尿生成，5%～6%分布在外髓，其余不到 1%分布在内髓。肾动脉多次分支后成为入球小动脉，进入肾小体后，形成肾小球毛细血管网。毛细血管内的血压较高，有利于肾小球的滤过。肾小球毛细血管汇集成出球小动脉离开肾小球后，再次形成管周毛细血管网，其血压较低，这有利于小管液的重吸收。故肾有两级串联的毛细血管网且两级毛细血管血压差异较大。

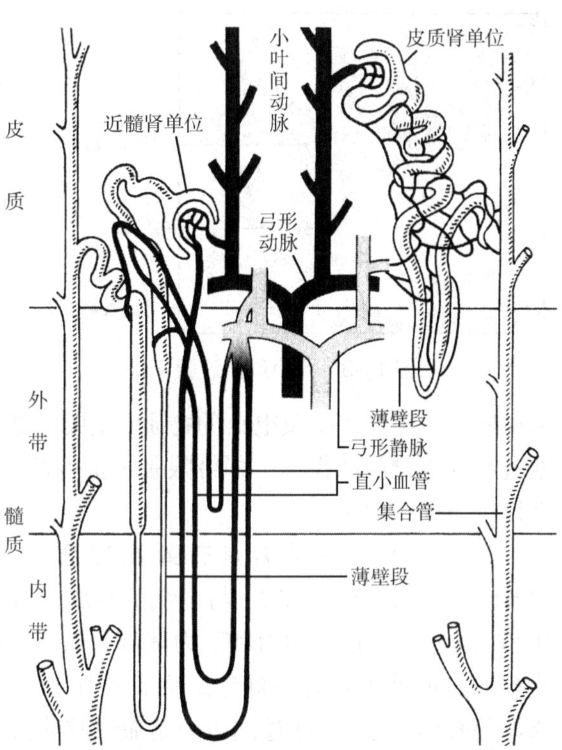

图 14-2　肾单位和肾血管示意图

肾血流量的调节包括自身调节、神经调节和体液调节。在离体肾灌流实验中观察到，当肾灌流压在 80～180mmHg 变动时，肾血流量和肾小球滤过率可保持相对恒定。这种现象称为肾血流量的自身调节，多用肌原学说解释。肾血流量的神经、体液调节使肾血流量与全身的血液循环相适应。肾交感神经兴奋时，肾血管收缩，使肾的血流量减少。体液因素中，E、NE、内皮素等激素都能使肾血管平滑肌收缩，使肾的血流量减少；前列腺素、NO 具有舒张肾血管平滑肌的作用。在一般情况下，肾交感神经紧张性很低，E、NE 等激素水平也较低，肾主要依靠自身调节来维持肾血流量的相对稳定，以保证其正常的泌尿功能。在剧烈运动、失血、休克、低氧等紧急的情况下，肾交感神经紧张性增加、E 分泌增多，使肾血管平滑肌收缩，全身血液重新分配，以保证心、肺、脑等重要器官的血液供应。

（二）尿的生成过程

尿的生成包括肾小球的滤过（glomerular filtration）、肾小管和集合管的重吸收及肾小管和集合管的分泌排泄 3 个基本过程。

考点
尿生成的 3 个环节

1. 肾小球的滤过　是指血液流经肾小球毛细血管时，血浆中的水等小分子物质经滤过膜进入肾小囊腔形成**原尿**（intial urine）的过程。微穿刺技术证明，原尿中的成分与去蛋白血浆相似，原尿就是血浆的超滤液。

单位时间（每分钟）内两肾生成的原尿量，称为**肾小球滤过率**（glomerular filtration rate，GFR）。正常成年人肾小球滤过率为 125ml/min，故每天两肾生成的原尿总量可达 180L。肾小球滤过率与肾血浆流量的比值称为**滤过分数**（filtration fraction，FF）。正常安静情况下，肾血浆流量为 660ml/min，则滤过分数=125/660≈19%。肾小球滤过率和滤过分数可作为衡量肾功能的重要指标。

考点
肾小球滤过率和滤过分数的概念

考点
肾小球滤过作用及其影响因素

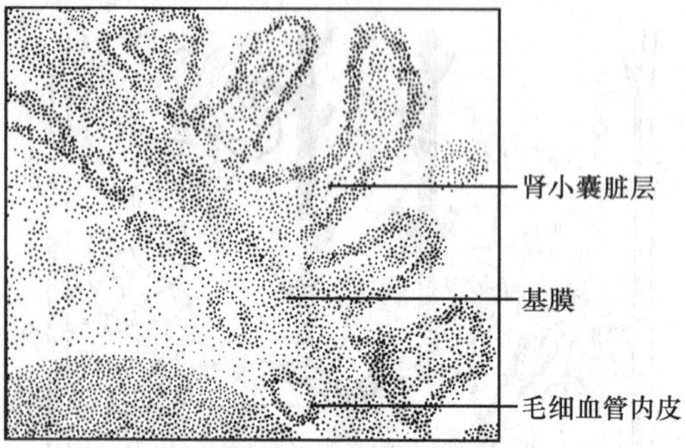

图 14-3　肾小球滤过膜

在有足够肾血流量的情况下，肾小球滤过率的大小取决于肾小球滤过膜的面积、通透性和有效滤过压的大小。

滤过膜是肾小球滤过的结构基础，由 3 层结构组成：内层为肾小球毛细血管内皮细胞，中层为基膜，外层是肾小囊脏层上皮细胞层（图 14-3）。每层结构上都存在不同直径的微孔。滤过膜 3 层结构上的孔道构成了物质滤过的**机械屏障**。由于滤过膜 3 层结构上还覆盖有带负电荷的物质（主要是糖蛋白），所以它对带负电荷的大分子物质的通过起到**电学屏障**作用，即可限制带负电荷的大分子蛋白质等物质滤过。滤过膜的选择性以机械屏障为主。

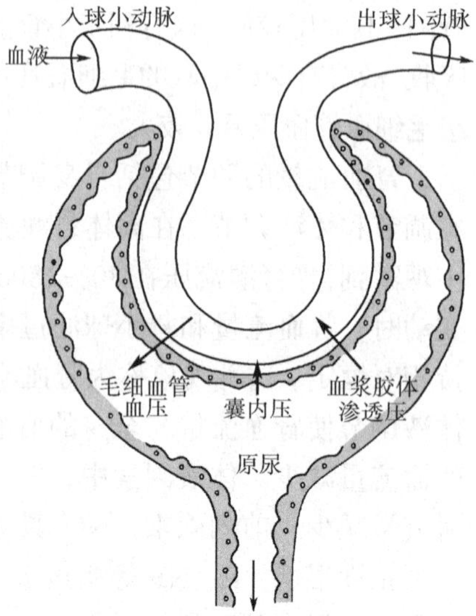

图 14-4　肾小球有效滤过压

肾小球滤过的动力是**有效滤过压**（effective filtration pressure，EFP）。与组织液生成的有效滤过压相似，它由滤过的动力和阻力两部分组成。促进肾小球滤过的动力是肾小球毛细血管血压和肾小囊内原尿的胶体渗透压，滤过的阻力是血浆胶体渗透压和肾小囊内压。由于原尿中的蛋白含量极低，其胶体渗透压可忽略不计。因此，肾小球有效滤过压=肾小球毛细血管血压−（血浆胶体渗透压+囊内压）（图 14-4）。肾小球毛细血管血压为 45mmHg。由于入球小动脉粗而短，血流阻力小；出球小动脉细而长，血流阻力大，所以血液在流经肾小球毛细血管时血压下降不多。囊内压较为恒定，约为 10mmHg。由于血液在流经肾小球毛细血管时，水分和晶体物质不断被滤过生成原尿，造成血中的蛋白质浓度不断增大，引起肾小球毛细血管内的血浆胶体渗透压随之升高。在入球小动脉端的血浆胶体渗透压约为 25mmHg，有效滤过压为 10mmHg，有原尿生成；近出球端，当血浆胶体渗透压升高至 35mmHg 时，有效滤过压递减为 0，达到了滤过平衡，无原尿生成。

由此可见，并非肾小球毛细血管全程都有原尿生成，只有从入球小动脉端到滤过平衡点的这一段毛细血管才产生了滤过作用。滤过平衡点越靠近入球小动脉端，有滤过作用的毛细血管越短，肾小球滤过率越低；反之亦然。因此，在其他因素不变时，肾小球滤过率取决于有滤过作用的毛细血管长度，而有滤过作用的毛细血管长度取决于血浆胶体渗透压上升的速度。

案例　14-1

患者，男，18 岁。10 天前淋雨后感冒，近日出现水肿、尿量减少等症状。体格检查：T 38℃，

P 80 次/分，R 20 次/分，BP 110/90mmHg，眼睑小肿。实验室检查：出现蛋白尿，血尿。
问题与思考：此患者可诊断何病？依据是什么？

2. 肾小管和集合管的选择性重吸收　原尿从肾小囊进入肾小管后称为**小管液**。**重吸收**（reabsorption）是指小管液在流经肾小管和集合管时，其中大部分水和溶质从小管液中转运至血液的过程。人每天生成终尿量平均 1.5L，只占原尿量的 1%左右。同原尿相比，终尿的质和量均发生了明显的变化。肾小管和集合管的重吸收具有选择性，保留了对机体有用的物质如葡萄糖、氨基酸、维生素、水、Na^+等，又清除了对机体有害的和过剩的物质如肌酐、尿酸等，实现了肾脏的净化、调整血浆成分的作用，以及维持机体水、电解质和酸碱平衡的功能。

肾小管和集合管的重吸收方式主要有主动转运和被动转运两种。主动转运是指小管液中的溶质逆电-化学梯度通过肾小管上皮细胞转运到管周组织液并进入血液的过程，分为原发性主动转运和继发性主动转运。被动转运是指小管液中的溶质顺电-化学梯度通过肾小管上皮细胞转运至血液的过程。它包括渗透、单纯扩散和易化扩散。

考点
肾小管各段重吸收的特点

肾小管和集合管各段都具有重吸收功能，但近端小管重吸收物质的种类最多，数量最大，是各类物质重吸收的主要部位。正常情况下，小管液中葡萄糖、氨基酸等营养物质，几乎全部在近端小管重吸收；80%～90%的 HCO_3^-、65%～70%的水和 Na^+、K^+、Cl^- 等也在此被重吸收，还有部分尿素、尿酸、硫酸盐、磷酸盐；余下的水和盐类绝大部分在髓袢、远端小管和集合管重吸收。

考点
对 Na^+、Cl^-、水、HCO_3^-、葡萄糖和氨基酸的重吸收

（1）NaCl 的重吸收：原尿中 99%以上 Na^+被重吸收入血。除髓袢降支细段外，肾小管各段和集合管对 Na^+均有重吸收的能力，主要以主动形式重吸收。其中在近端小管的重吸收量为 65%～70%，在髓袢升支重吸收量约为 20%，其余在远曲小管和集合管重吸收。

在近端小管，Na^+主要靠基侧膜上的钠泵主动重吸收，Cl^-随之被动吸收。由于近端小管基侧膜上钠泵的作用，Na^+被泵至细胞间隙，使细胞内 Na^+浓度降低。小管液中 Na^+便顺电-化学梯度通过管腔膜进入上皮细胞内。Na^+不断进入细胞间隙，渗透压升高，水便不断从小管液进入细胞间隙，使其静水压升高，促使 Na^+和水由组织间隙进入毛细血管而被重吸收。同时，部分 Na^+和水通过上皮细胞间的紧密连接回漏至小管腔内，即所谓"**泵-漏模式**"（图 14-5A）。由于 Na^+主动重吸收，使小管腔内电位为负值，同时 HCO_3^-重吸收速度明显大于 Cl^-重吸收，Cl^-便留在小管液中，小管液中 Cl^-浓度比管周组织间液高。因此，Cl^-顺电-化学梯度而被动重吸收，Na^+随之顺电势梯度被动扩散（图 14-5B）。髓袢升支对 NaCl 的通透性很高，但细段和粗段有不同的重吸收机制。细段重吸收 NaCl 是顺浓度差的被动扩散；而粗段重吸收 NaCl 则通过同向转运体

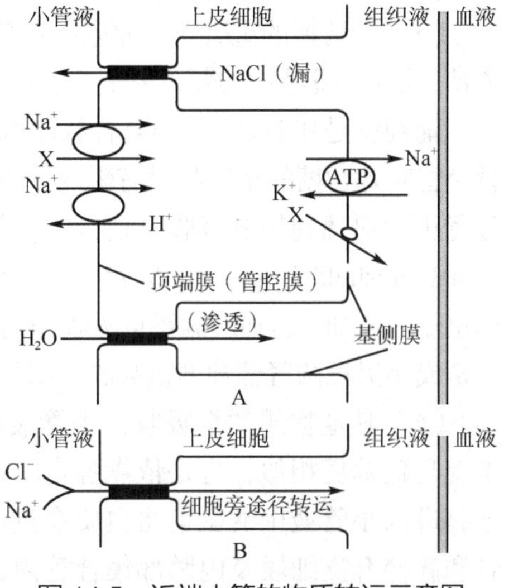

图 14-5　近端小管的物质转运示意图
A. 近端小管前半段；B. 近端小管后半段
X 代表葡萄糖、氨基酸、磷酸盐和 Cl^-等

实现 Na^+∶$2Cl^-$∶K^+同向转运入上皮细胞，属继发性主动转运。在远曲小管和集合管，NaCl 的重吸收量约为滤过量的 12%，伴随有 H^+、K^+的分泌及 Cl^-的被动重吸收。

（2）水的重吸收：原尿中 99%的水被重吸收入血液，仅有 1%排出。当水的重吸收量减少 1%时，尿量将增加 1 倍，因此水的重吸收对尿量的影响很大。除髓袢升支外，其余各段肾小管和集合管都对水有重吸收能力。其中，近端小管可基础性重吸收 65%～70%，髓袢降支细段和远曲小管各吸收 10%，集合管吸收 10%～20%。水的重吸收均是被动的，是顺小管液中溶质吸收后形成的管内外渗透压梯度而进行的（图 14-5A）。远曲小管和集合管对水的重吸收受 ADH 的调节，根据机体需水情况而增减，属于调节性重吸收，对维持机体的水平衡和血浆晶体渗透压有重要意义。

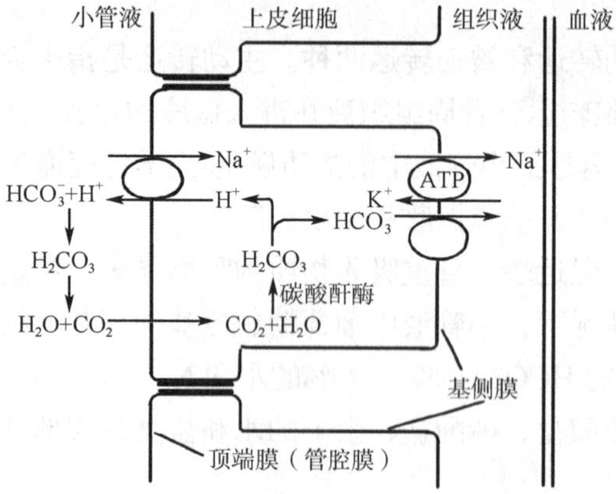

图 14-6 近端小管重吸收 HCO_3^-示意图

（3）HCO_3^-的重吸收：HCO_3^-的重吸收量占滤过量的 99%以上，其中大约有 85%在近端小管重吸收，其余的多数在远曲小管和集合管被重吸收。小管上皮细胞的管腔膜对 HCO_3^-无通透性。小管液中的 HCO_3^-先与肾小管分泌的 H^+结合生成 H_2CO_3，再分解为 CO_2 和水。CO_2 以单纯扩散的形式进入上皮细胞内，在碳酸酐酶的作用下和水又生成 H_2CO_3，H_2CO_3 电离出 H^+和 HCO_3^-，H^+与 Na^+交换再进入小管液中，HCO_3^-与 Na^+形成 $NaHCO_3$ 被重吸收回血（图 14-6）。由于 CO_2 是高脂溶性的，因此在近端小管中 HCO_3^-的重吸收比 Cl^-优先。HCO_3^-作为机体重要的碱储备，其优先重吸收对于体内酸碱平衡的维持具有重要意义。

（4）K^+的重吸收：小管液 K^+的重吸收量占总滤过量的 94%，其中近端小管主动重吸收 65%～70%，髓袢重吸收 25%～30%。

（5）葡萄糖的重吸收：原尿中葡萄糖的浓度和血糖浓度相等，但正常人终尿中不含葡萄糖，说明小管液中的葡萄糖全部被重吸收。实验表明，葡萄糖重吸收部位仅限于近端小管。

考点 肾糖阈的概念和数值

葡萄糖是和 Na^+一起与复合载体蛋白结合，进行继发性主动转运而被重吸收的。因此，肾小管对葡萄糖的重吸收是有限的。当血浆中葡萄糖的浓度高于 180mg/100ml 时，有一部分肾小管对葡萄糖的吸收已达极限，尿中开始出现葡萄糖，此时的血糖浓度称为**肾糖阈**（renal threshold for glucose）。每一肾单位的肾糖阈并不完全相同。随着血糖浓度的升高，尿糖也随之增加。达到两侧肾重吸收葡萄糖的极限后，尿糖排出率随血糖浓度升高平行增加。正常成年男性两肾葡萄糖重吸收极限量平均为 375mg/min，女性平均为 300mg/min。

（6）其他物质的重吸收：小管液中的氨基酸、HPO_4^{2-}、SO_4^{2-}等物质的重吸收机制基本上与葡萄糖相似，也是依靠各自转运体和 Na^+浓度梯度的继发性主动转运。正常情况下，进入小管液中的微量蛋白质在近端小管内通过入胞方式被重吸收。尿素则在近端小管和髓袢升支细段及内髓部集合管内，顺浓度差扩散而被动重吸收。

3. 肾小管和集合管的分泌排泄作用 肾小管和集合管的分泌是指肾小管和集合管上皮细胞将自身物质代谢的终产物排入小管液的过程；而肾小管和集合管上皮细胞将血

液中的某种物质排入小管液的过程属于排泄。由于分泌和排泄的物质都是通过肾小管上皮细胞排入小管腔，故一般不作严格区分，统称为分泌。肾小管和集合管主要分泌H^+、K^+、NH_3和NH_4^+等。

（1）H^+的分泌：除髓袢细段外，各段肾小管和集合管的上皮细胞均有分泌H^+的功能，但主要在近端小管分泌。H^+的分泌与HCO_3^-的重吸收有关。H^+的分泌有两种机制，即Na^+-H^+交换和H^+泵主动分泌H^+，以前者为主。

考点
对H^+、K^+、NH_3和NH_4^+的分泌

Na^+-H^+交换是指小管上皮细胞内的H^+和小管液中Na^+与细胞膜上的转运体结合，通过逆向协同转运，Na^+进入细胞，H^+被分泌到小管液中的过程。与H^+同时在细胞内生成的HCO_3^-被重吸收（图14-6）。由此可见，在Na^+-H^+交换过程中，每分泌1个H^+，可重吸收1个Na^+和1个HCO_3^-。因此，H^+的分泌可促进HCO_3^-的重吸收，起到排酸保碱的作用，对维持体内酸碱平衡具有非常重要的意义。

远曲小管后段和集合管闰细胞上的H^+泵主动分泌H^+，该过程也是每分泌1个H^+就重吸收1个HCO_3^-回血，但与Na^+的重吸收无关。

（2）NH_3和NH_4^+的分泌：近端小管、髓袢升支粗段、远端小管、集合管均可分泌NH_3，其中NH_3 60%由肾小管上皮细胞内谷氨酰胺脱氨生成，其余40%来自其他氨基酸，主要由远曲小管和集合管分泌。在细胞内，NH_4^+和NH_3+H^+两种形式处于一定的平衡状态。NH_4^+通过上皮细胞顶端膜Na^+-H^+交换体进入小管液（NH_4^+代替H^+）。NH_3是脂溶性的碱性物质，通过小管上皮细胞膜向pH低的方向自由扩散，由于小管液中的pH较管周组织液低，故NH_3向小管液中扩散。而进入小管液的NH_3与其中的H^+结合成NH_4^+，NH_4^+的生成使小管液中的NH_3和H^+的浓度降低（缓冲了H^+），加速了NH_3向小管液扩散，促进了H^+的分泌。小管液中的NH_4^+与强酸盐（如NaCl）的负离子结合形成铵盐（NH_4Cl）随尿排出。强酸盐的正离子（Na^+）则与细胞内的H^+交换进入肾小管上皮细胞，然后和细胞内的HCO_3^-一起被重吸收回血。在集合管，NH_3的分泌通过扩散方式进入小管液。因此，NH_3的分泌不但可促进H^+分泌，还促进了机体碱储备，有利于肾脏排酸保碱的功能。

（3）K^+的分泌：尿中的K^+主要是由远曲小管和集合管分泌。K^+的分泌与Na^+的主动重吸收有密切的联系，即以Na^+-K^+交换的形式进行。Na^+-K^+交换是指在小管液中的Na^+被主动重吸收入细胞的同时，形成的电位差促使K^+被分泌到小管液中。在远曲小管和集合管中，由于Na^+-K^+交换和Na^+-H^+交换都是Na^+依赖性的，故排K^+和排H^+二者之间有竞争性抑制作用。即当Na^+-H^+交换增加时，Na^+-K^+交换减少；而Na^+-H^+交换减少时，Na^+-K^+交换则增加。因此，机体酸中毒时，由于Na^+-H^+交换增加，使Na^+-K^+交换减少，K^+排出减少而引起血钾升高。

K^+分泌量的多少取决于体内血钾浓度，受醛固酮的调节。一般情况下，尿中K^+的排出量及机体K^+的摄入量是平衡的。但当机体缺钾时，由于尿中仍有钾排出，引起血钾下降。机体钾的代谢特点是：多吃多排，少吃少排，不吃也排。故临床上各种原因引起K^+的摄入不足时，要注意适量补钾。

（4）其他物质的排泄：肾小管上皮细胞还可排泄肌酐、青霉素、苯酚红、对氨基马尿酸等物质。临床上酚红排泄试验主要用来检查肾小管的排泄功能。机体的代谢产物尿酸如果排泄过少或重吸收过多，血浆中尿酸浓度过高，会引起痛风。

考点 血浆清除率的概念及测定意义

两肾在单位时间内（通常为每分钟）能将血浆中所含的某种物质完全清除的毫升数称为该物质的**血浆清除率**（clearance rate，C）。它是一个推算的数值。可以用来测定肾小球滤过率、血浆流量、滤过分数和肾血流量，还可推测肾小管的功能。

链接 血液透析

肾脏能够过滤血液，去除机体内过剩的、有毒的物质。如果发生肾衰竭，有毒的物质会在体内堆积，导致尿毒症，危害人体健康，甚至危及生命。肾透析俗称人工肾，也有人叫血液透析法（简称血透）或洗肾，它是血液净化技术的一种。透析对减轻患者症状，延长生存期和保证生存质量均有重要意义。

考点 高渗尿和低渗尿的概念

4. 尿液的浓缩和稀释 正常人尿液的渗透浓度可在50～1200mOsm/L波动。尿液的浓缩和稀释是以尿液渗透压与血浆渗透压相比较而言的。在机体缺水时，尿液的渗透压高于血浆渗透压，称为**高渗尿**，提示尿液被浓缩；当饮水过多时，尿液的渗透压低于血浆渗透压，称为**低渗尿**，提示尿液被稀释；尿液的渗透压与血浆渗透压相近，称为等渗尿。机体排等渗尿时，可能处于水平衡状态，也可能处于肾的浓缩和稀释能力严重受损状态。所以，根据尿液的渗透压可以推测肾脏浓缩和稀释尿液的能力。肾的浓缩和稀释能力在维持体液平衡和渗透压恒定中有极为重要的作用。

尿液的浓缩是由于小管液中的水被重吸收而溶质留在小管液中造成的。生理情况下，肾髓质的组织液是高渗的，且组织间存在渗透压梯度，由髓质外层向乳头部深入，组织液的渗透压逐渐升高，这一现象称为肾髓质高渗梯度（图14-7）。当低渗的小管液在流经肾小管和集合管时，由于管外组织液为高渗，加上远曲小管集合管上皮细胞在ADH的作用下对水有通透性，水便在管内、外渗透压差的作用下不断被重吸收，小管液被高度浓缩，形成高渗尿。

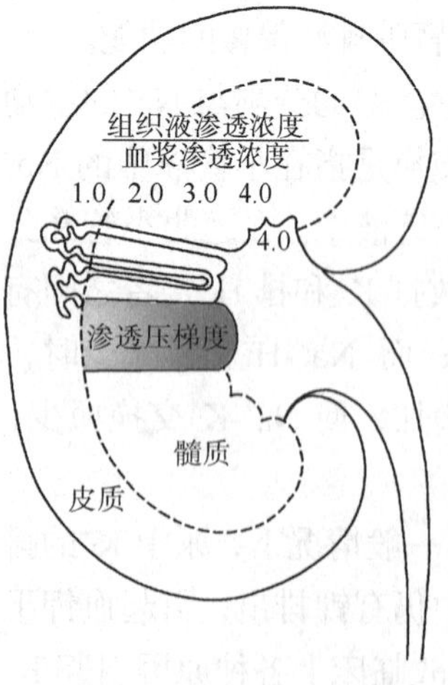

图14-7 肾髓质高渗梯度

尿液的稀释是由于髓袢升支粗段上皮细胞对NaCl的主动重吸收而对水不易通透，NaCl的高渗性重吸收不仅使管周髓质成为高渗环境，还使小管液成为低渗溶液。低渗的小管液在流经远曲小管和集合管的过程中，若ADH分泌、释放减少，远曲小管和集合管对水的通透性下降，水的重吸收减少，加上NaCl等溶质仍被主动重吸收，使小管液渗透压进一步下降形成低渗尿。

因此，肾髓质高渗梯度的形成和保持是尿浓缩的必要条件；ADH释放量的多少是决定尿浓缩程度的关键因素。

综上所述，尿的生成是一个连续、复杂的过程。首先通过肾小球的滤过作用形成原尿，再经肾小管和集合管的重吸收及分泌排泄作用，包括对尿液的浓缩或稀释作用，最后形成终尿。

链接 为什么老年人夜尿会增多?

进入老年期后，人体各脏器的功能均有所减退。有的人肾脏的浓缩与稀释功能减退比较明显，当原尿流经肾小管时，其中水分未能被肾小管上皮细胞充分重吸收，使排尿量明显增多、尿比重恒定、夜间排尿次数增多。此外，老年人，尤其是女性，膀胱本身的退行性改变常较明显，膀胱的肌层变薄、萎缩，使储尿量减少，或调节膀胱排尿的神经功能失调，出现尿频、夜间尿量增多。

（三）影响尿生成的因素

凡是可以影响上述尿生成 3 个过程之一的因素都能影响终尿的生成。

考点
影响肾小球滤过的因素

1. 影响肾小球滤过的因素　与肾小球滤过作用有关的因素包括有效滤过压、滤过膜的面积及其通透性、肾血浆流量。

（1）有效滤过压：由 3 个因素组成，在其他条件不变时，肾小球滤过率与肾小球毛细血管血压呈正变关系，与血浆胶体渗透压、肾小囊内压则呈反变关系。

正常情况下，肾血流量及肾小球毛细血管血压均可保持相对稳定，肾小球滤过率基本不变。当动脉血压低于 80mmHg 时，肾小球毛细血管血压下降，加上此时交感神经兴奋，肾血管收缩，肾血流量减少，肾小球有效滤过压降低，肾小球滤过率下降，出现少尿。当动脉血压进一步下降到 40～50mmHg 及以下时，肾小球滤过率下降到 0，无原尿生成，导致无尿。原发性高血压晚期，入球小动脉因器质性病变而狭窄，也可使肾小球毛细血管血压显著降低，肾小球滤过率减少，导致少尿，甚至无尿。

囊内压通常是比较稳定的。只有当肾盂或输尿管结石、肿瘤压迫等原因引起输尿管阻塞时，才会发生囊内压升高，有效滤过压降低，肾小球滤过率减小。

正常人血浆胶体渗透压变动范围不大。若由静脉快速注入大量 0.9%NaCl 溶液或某些病理原因致血浆蛋白浓度下降，可使血浆胶体渗透压降低，有效滤过压升高，肾小球滤过率增加，引起尿量增多。

（2）滤过膜的面积及其通透性：成人两侧肾的有效滤过面积在 1.5m^2 左右，始终处于活动状态，以保持滤过面积和通透性相对稳定。某些病理情况如急性肾小球肾炎时，可导致部分肾小球毛细血管管腔狭窄或阻塞，有效滤过膜面积减小，肾小球滤过率下降，出现少尿，甚至无尿；另外，滤过膜上带负电荷的糖蛋白减少或消失，或者是肾脏疾病导致滤过膜的结构破坏时，机械屏障和电学屏障作用减弱，致使血浆蛋白甚至血细胞由此漏入肾小囊内，出现蛋白尿和血尿。

（3）肾血浆流量：在其他条件不变时，肾血浆流量与肾小球滤过率呈正比关系。当肾血浆流量增加时（如在临床上由静脉大量输入 0.9%NaCl 溶液），肾小球毛细血管内血浆胶体渗透压上升的速度减慢，滤过平衡点靠近出球小动脉端，有效滤过压和滤过面积增加，肾小球滤过率将随之增加。相反，肾血浆流量减少时，血浆胶体渗透压的上升速度加快，滤过平衡点就靠近入球小动脉端，则肾小球滤过率减少。在严重缺氧、中毒性休克等病理情况下，由于交感神经兴奋，肾血流量和肾血浆流量将显著减少，肾小球滤过率因而显著减小。

考点
渗透性利尿和球-管平衡

2. 影响肾小管和集合管功能的因素

（1）小管液中溶质的浓度：由于小管液中溶质浓度的增加，小管液渗透压升高，水的重吸收减少而引起尿量增多的现象，称为**渗透性利尿**（osmotic diuresis）。糖尿病患者的多尿，就是由于小管液中葡萄糖含量增多，肾小管不能将葡萄糖完全重吸收回血，小管液渗透压因而增高，结果妨碍了水和 NaCl 的重吸收而造成的。临床上可根据渗透性利尿的原理，给患者静脉注入可在肾小球自由滤过但不被肾小管重吸收的物质，如 20% 甘露醇，借以达到利尿和消肿的目的。

（2）球-管平衡：实验证明，不论肾小球滤过率增大还是减小，近端小管的重吸收率始终占肾小球滤过率的 65%～70%，这种近端小管对溶质和水的重吸收随肾小球滤过率的增减而发生定比例吸收的现象称为**球-管平衡**（glomerulotubular balance）。其生理意义在于使尿量不致因肾小球滤过率的增减而发生大幅度的变化。

（四）尿生成的调节

如前所述，肾血流量的调节，包括自身调节、神经和体液调节；而肾小管和集合管功能的调节也是通过神经和体液调节来完成的。

考点 肾交感神经的作用

1. 神经调节 肾交感神经在肾脏内不仅支配肾血管，还支配肾小管上皮细胞和球旁细胞。肾交感神经兴奋时主要释放 NE，NE 具有明显的缩血管效应，由于入球小动脉比出球小动脉收缩更明显，肾小球毛细血管血流量减少，毛细血管血压下降，原尿生成减少；同时，促进球旁细胞分泌肾素，通过肾素-血管紧张素-醛固酮系统，使 NaCl 和水的重吸收增加；还可作用于近端小管和髓袢上皮细胞膜上的肾上腺素能受体，增加对 NaCl 和水的重吸收。

2. 体液调节 参与对尿生成调节的激素主要有抗利尿激素、醛固酮和心房钠尿肽等。

考点 抗利尿激素和水利尿的概念

ADH 是 9 肽神经垂体激素，生理作用主要是提高远曲小管和集合管上皮细胞对水的通透性，增加对水的重吸收，使尿液浓缩，尿量减少（抗利尿）。调节 ADH 分泌的主要因素是血浆晶体渗透压、循环血量和动脉血压。血浆晶体渗透压的改变是生理情况下调节 ADH 释放的重要因素。当大量出汗、严重呕吐、腹泻等情况引起机体失水时，血浆晶体渗透压升高，刺激下丘脑视上核和室旁核及其周围区域的晶体渗透压感受器，引起 ADH 合成和释放增加，有利于维持机体水平衡。相反，正常人在短时间内大量饮清水后，由于 ADH 合成和释放减少而引起尿量明显增多的现象，称为**水利尿**（water diuresis）。如果饮用的是等渗盐水（0.9% NaCl 溶液），则尿量不出现饮清水后的上述变化。临床上常用它来检测受试者肾稀释尿液的能力。当循环血量增多超过 5%～10%时，刺激位于左心房和胸腔大静脉的容量感受器（心肺感受器），经迷走神经反射性抑制 ADH 的合成和释放，恢复正常血量。此外，动脉血压升高刺激颈动脉窦压力感受器，反射性抑制 ADH 的合成和释放。疼痛、精神紧张、情绪变化、低血糖、血管紧张素Ⅱ等，均可促进 ADH 的释放；而弱的寒冷刺激和心房钠尿肽、乙醇可抑制 ADH 的释放。

由上可见，ADH 合成和释放量的多少，是由体内是否缺水及机体的功能状态决定的。在正常情况下，ADH 经常性地少量释放，机体一般处于抗利尿状态。当下丘脑病变累及视上核或下丘脑-神经垂体束时，ADH 的合成和释放发生障碍，尿量明显增加，严重时可达 10L/d 以上。

考点 醛固酮的生理作用

醛固酮是由肾上腺皮质球状带细胞分泌的一种激素。它的主要作用是促进远曲小管和集合管上皮细胞对 Na^+的主动重吸收，同时促进 Cl^-和水的重吸收及 K^+的排泄。故醛固酮有保 Na^+排 K^+，维持细胞外液容量稳定的作用。醛固酮的分泌主要受肾素-血管紧张素-醛固酮系统（RAAS，详见第 120～121 页）和血钾、血钠的调节。当 RAAS 活动增强、血钾升高或血钠降低时，可使醛固酮合成和分泌增多，导致保 Na^+、保水、排 K^+；反之，则使醛固酮分泌减少，导致 Na^+和水的重吸收减少，K^+的分泌也减少。肾上腺皮质球状带对血钾的变化比对血钠更为敏感。

心房钠尿肽（ANP）是由心房肌细胞合成和分泌的一种多肽激素，又称心房肽、心钠素。它具有强大的利尿、利钠、降血压的作用，主要通过抑制集合管对 NaCl 和水的重吸收而实现。其作用机制是：①直接抑制集合管上皮细胞对 NaCl 的重吸收；②抑制肾素和醛固酮分泌，使 NaCl 和水的重吸收减少；③使入球、出球小动脉舒张（以前者为主），增加肾血浆流量和肾小球滤过率；④抑制 ADH 的分泌，使水的重吸收减少。而血压升高、循环血量增多使心房扩张和 Na^+摄入过多时，均可刺激 ANP 的分泌，有利于机体维持水、电解质、体液容量和血压的平衡。

链 接 肾性高血压

因肾脏实质性疾病（如急慢性肾小球肾炎等）或肾血管病变（如血管炎、动脉硬化等）都能引发肾性高血压。依据发病机制，肾性高血压又可分为容量依赖型高血压和肾素依赖型高血压两种。前者是肾实质损害后，肾脏排水、排钠能力降低，造成体内水钠潴留，血容量增加、血管壁弹性下降等改变所致。肾素依赖型高血压是由于肾素-血管紧张素-醛固酮系统活性增高所致。

（五）排尿

由于尿液来源于血浆，而血浆是内环境的重要组成部分，所以尿液的质和量除反映肾本身的结构和功能状态外，也可反映机体其他方面的某些变化。尿量的测定和尿液理化性质的检验，成为临床上发现某些病理变化的途径之一。

考点 尿量及尿液的理化特性

1. 尿量 正常成人尿量为 1.0～2.0L/d，平均为 1.5L/d。一般情况下，水的摄入量和排出量是平衡的，尿量与水的摄入量及通过其他途径排出量有关。当摄入的水多和（或）出汗很少时，尿量可超过 2.0L/d；而当摄入的水少和（或）出汗很多时，尿量可少于 1.0L/d。尿量长期保持在 2.5L/d 以上，为多尿，多于 10L/d 称尿崩症；尿量在 0.1～0.5L/d，为少尿；尿量少于 0.1L/d，为无尿，它们均属异常现象。正常成人每天产生固体代谢产物约为 35g，至少需要 0.5L 尿量才能将其溶解并排出。长期多尿会使机体丧失大量水分，使细胞外液量减少，引起脱水；少尿或无尿将会造成代谢产物在体内堆积，破坏内环境理化性质的相对稳定，特别是无尿，后果更为严重。

2. 尿液的理化特性 尿中的水占 95%～97%，其余是溶解于其中的固体物质。固体物质以电解质和非蛋白含氮化合物为主。正常人尿中，糖、蛋白质的含量极微，临床常规方法难以测出。如用常规方法检测出尿中含有糖或蛋白质，则为异常。但正常人一次性摄入过量的糖或高度精神紧张时，也可出现一过性糖尿。尿液的 pH 为 5.0～7.0，其酸碱度主要取决于食物的成分，临床上通过测定可滴定酸（$H_2PO_4^-$）和 NH_4^+的含量来反映尿液的酸碱度。荤素杂食者，因尿中硫酸盐和磷酸盐较多，尿液偏酸性，pH 约为 6.0。素食者，因尿中酸性产物较少而碱性物质较多，尿液偏碱性。正常尿液为淡黄色，通常尿比重为 1.015～1.025。大量饮清水后，尿液被稀释，颜色变浅，尿比重降低；大量出汗后，尿液被浓缩，颜色变深，尿比重升高。在某些病理情况下，尿液的颜色可发生变化，如出现血尿、血红蛋白尿和乳糜尿时。若尿比重长期在 1.010 以下，提示尿浓缩功能障碍，是肾功能不全的表现。

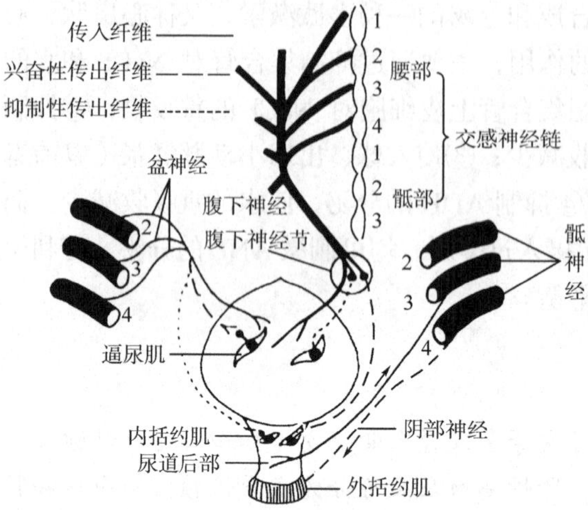

图 14-8 膀胱和尿道的神经支配

3. **排尿反射** 尿的生成是个连续不断的过程。生成的尿液，经过肾盂、输尿管被送入膀胱。因膀胱排尿是间歇性的，故尿液暂时储存在膀胱内。当尿液达到一定量时，通过排尿反射，经尿道将尿液排出体外。支配膀胱和尿道的神经有盆神经、腹下神经和阴部神经（图 14-8）。

考点
排尿反射过程

排尿反射（micturition reflex）是自主神经和躯体运动神经共同参与完成的。正常情况下，当膀胱内尿量达 0.4～0.5L，即膀胱内压超过 15cmH_2O 时，刺激膀胱壁上的牵张感受器，冲动沿盆神经传入骶髓的排尿反射初级中枢；然后，冲动上行到达大脑皮质排尿反射高级中枢，并产生尿意。如环境允许，排尿反射高级中枢发出的冲动将加强初级中枢的兴奋，使盆神经传出冲动增多，引起膀胱逼尿肌收缩、尿道内括约肌舒张，尿液进入后尿道。刺激后尿道感受器，可正反馈加强排尿反射初级中枢的活动，并抑制阴部神经，反射性使尿道外括约肌松弛，尿液被排出。若环境不允许，排尿反射高级中枢将抑制排尿反射初级中枢活动，通过腹下神经和阴部神经传出冲动增多，以抑制排尿。在一定范围内，排尿可受意识控制。大脑皮质对排尿反射的初级排尿中枢虽然既有兴奋也有抑制的作用，但以抑制作用占优势。小儿因大脑皮质尚未发育完善，对排尿反射初级中枢的控制能力较弱，故排尿次数多，易发生遗尿。

链 接 排尿异常

排尿或储尿的任何一个环节发生障碍，都可导致排尿异常，临床上常见的排尿异常有尿频、尿潴留和尿失禁。膀胱有炎症或受机械性刺激（如膀胱结石）时，排尿次数过多但每次排尿量少，称为尿频。由于骶部脊髓损伤使排尿反射初级中枢的活动发生障碍，膀胱中尿液充盈过多而不能排出的情况，称为尿潴留。尿流受阻时也能造成尿潴留。腰部脊髓受损导致初级排尿中枢与大脑皮质失去功能联系时，排尿失去意识控制，出现尿失禁。

二、Na^+、Cl^-和水平衡的调节

水和无机盐是机体的重要组成成分，也是细胞生存环境（即细胞外液）的重要组成成分。其恒定的容量、渗透压、酸碱度和合适的各种离子浓度，是细胞正常代谢的保证，对机体稳态的维持非常重要。内外环境的剧烈变化和疾病，常会影响体液的平衡，从而导致水、无机盐代谢的紊乱。如不及时纠正，可引起严重后果，甚至危及生命。

考点
无机盐的生理功能

无机盐种类较多，功能各异，综合起来有以下几个方面。①维持体液的容量和渗透

压的平衡：Na^+、Cl^-是维持细胞外液容量的主要因素，K^+、HPO_4^{2-}在维持细胞内液的容量和渗透压方面起重要作用。②维持体液的酸碱平衡：体液中的电解质可组成许多缓冲系统，如碳酸氢盐缓冲体系、磷酸氢盐缓冲体系等，参与体内酸碱平衡的调节；另外，通过细胞膜，K^+可与细胞外液的 H^+、Na^+进行交换，以维持和调节体液的酸碱平衡。③维持组织的正常兴奋性：机体组织的正常兴奋性需要体液中各种离子维持一定的比例，如Na^+、K^+可提高神经肌肉的兴奋性，Ca^{2+}、Mg^{2+}等的作用则相反；小儿缺钙时，神经肌肉兴奋性升高，常出现手足抽搐；离子对心肌和对骨骼肌的影响不同，K^+对心肌有抑制作用，而Na^+、Ca^{2+}有拮抗K^+的作用。④维持细胞正常的新陈代谢：许多激素、酶中都含有钾、锌、铁、铜等元素，它们在代谢中发挥重要作用，如碳酸酐酶含锌、甲状腺素含碘等。

（一）Na^+、Cl^-的代谢

1. Na^+、Cl^-的含量与分布 正常成人体内Na^+的含量为45～50mmol/kg体重，其中约45%存在于细胞外液，45%存在于骨骼，其余在细胞内液。血浆Na^+浓度为135～145mmol/L。Cl^-主要分布于细胞外液，是细胞外液的主要负离子。血浆Cl^-浓度为98～106mmol/L。

2. Na^+、Cl^-的吸收与排泄 人每天摄入的Na^+和Cl^-主要是来自食盐（即NaCl），为7～15g，摄入的Na^+和Cl^-几乎全部被消化道吸收。通常成人每天NaCl的需要量为5～9g。Na^+和Cl^-主要由肾随尿排出，少量由汗液及粪便排出。肾调节血Na^+浓度的能力很强，Cl^-随Na^+一起重吸收。当血钠浓度降低时，肾小管重吸收增强；机体完全停止摄入Na^+时，肾排Na^+趋向于零。因此，可用“多吃多排，少吃少排，不吃不排”来概括肾对Na^+的调控作用。

3. Na^+、Cl^-平衡的调节 机体中Na^+和Cl^-平衡调节的主要因素是醛固酮，其作用是促进远曲小管和集合管重吸收Na^+，Cl^-和H_2O随之也被重吸收。

（二）水代谢

1. 水的生理功能 主要有以下几方面：①作为溶剂促进和参与物质代谢；②水的比热大、流动性大，能随血液循环迅速分布至全身，维持体温恒定；③润滑作用：如唾液有利于吞咽；泪液防止眼球干燥，有利于眼球的运动；④维持组织的形态和功能：体内存在的结合水（如心肌含水约79%）参与构成细胞的特殊形态，以保证一些组织具有独特的生理功能。

考点
水的生理功能

2. 水的来源和去路 机体内水的来源有饮水、食物水和代谢水。代谢水指糖类、脂肪和蛋白质等营养物质在体内氧化时所产生的水。水排出途径：通过呼吸运动以蒸气形式丢失，皮肤汗腺不感蒸发和出汗，通过消化器官和泌尿器官排出。肾脏是机体排水的最主要器官。

人体每天水的摄入量和排出量，常常受到饮食、气候、活动等多种因素的影响而有所变化，但机体能在神经和体液因素的调节下，保持其动态平衡。调节水平衡最重要的因素是ADH，醛固酮通过保钠排钾也调节水的代谢。当水、电解质平衡被破坏时，可出现脱水、水肿、水中毒等症状。

三、K^+、Ca^{2+}、H^+的平衡调节

（一）K^+的平衡调节主要靠肾

1. K^+的含量与分布 正常成人K^+含量约为45mmol/kg体重，K^+主要存在于细胞内。安静状态下，K^+入胞有赖于钠泵的主动转运，平衡速度较慢，一般需15h。故临床病员

若需补充钾盐，严禁静脉推注，以防产生高血钾。

2. K^+的吸收与排泄 正常成人每天需钾 2～3g，主要来自食物，日常膳食就能满足机体需要，食物中的钾约 90%被消化道吸收。严重腹泻时，在粪便中丢失的钾可达正常时的 10～20 倍。钾主要经肾排出，小部分可经粪便和汗液排出。

3. K^+平衡的调节 如前所述，机体中 K^+平衡调节的主要影响因素是醛固酮。

（二）Ca^{2+}的平衡调节涉及三种激素

1. Ca^{2+}的含量与分布 Ca^{2+}是机体内含量最多的无机盐，占体重的 1.5%～2%，总量为 700～1400g。体内 99%以上的 Ca^{2+}存在于骨骼中，其余不足 1%存在于体液及其他组织。

考点 Ca^{2+}的生理功能

2. Ca^{2+}的生理功能 包括：①构成骨盐；②作为凝血因子参与血液凝固过程；③参与神经-肌接头兴奋传递、肌细胞兴奋-收缩偶联和肌细胞的收缩；④可降低毛细血管壁及细胞膜的通透性；⑤作为许多酶的激活剂或抑制剂，广泛参与细胞代谢的调节作用；⑥作为激素的第二信使参与一系列的生理反应。

3. Ca^{2+}的吸收与排泄 正常成人钙的需要量为 0.5～1.0g/d，生长发育期儿童、妊娠和哺乳期妇女需要量增加。Ca^{2+}主要在小肠被吸收，其中十二指肠和空肠吸收能力最强。

正常成人排泄的钙 80%由粪便排出，20%由肾排出。每日通过肾小球滤过的 Ca^{2+}约 10g，其中近 99%被肾小管重吸收，随尿排出的 Ca^{2+}仅为 1.5%（约 150mg）。肾小管的重吸收受甲状旁腺激素的严格控制。

4. Ca^{2+}平衡的调节 机体内调节钙代谢平衡的激素主要有 PTH、CT 和钙三醇 3 种，详见第 7 章。

（三）H^+的平衡调节通过三方面实现

机体内 H^+主要来自物质代谢过程，而 H^+代谢过程与体内其他物质的代谢过程不可分割地紧密联系在一起。

1. H^+的来源 H^+的来源有呼吸性 H^+和代谢性 H^+两条途径。

呼吸性 H^+指从碳酸（称挥发酸）释放出的 H^+。糖类、脂肪、蛋白质等彻底氧化产生的 CO_2与水结合生成碳酸，成人每天产生 CO_2 300～400L，相当于 15mol 碳酸。这是体内 H^+的主要来源。

从物质代谢过程中产生的其他无机酸和有机酸中释放出的 H^+称为代谢性 H^+（称固定酸或非挥发酸）。它的来源又分为内源性和外源性，内源性代谢 H^+的来源主要是三大营养物质代谢产生，如由糖酵解产生的甘油酸、丙酮酸和乳酸等，由蛋白质分解产生的硫酸、磷酸等，由脂肪代谢产生的β-羟基丁酸和乙酰乙酸等。外源性代谢 H^+来源于食物、药物、调味品等的代谢。固定酸只能通过肾随尿排出。

考点 H^+的平衡调节

2. H^+的平衡调节 H^+稳态通过体液自身的缓冲作用、肺部对 H^+的调节作用、肾对 H^+的调节作用 3 个方面来实现。

在体液的自身调节作用中，体液的各部分如血液、细胞间液及细胞内液是相互联系、不可分割的。无论是体内代谢产生的还是体外进入的 H^+，都要经过血液稀释并被血液的缓冲体系缓冲，以维持血液 pH 的恒定。

肺通过呼吸，增加或减少 CO_2的排出量，来调节血液中的呼吸性成分（CO_2）。正常情况下，人体每天通过呼吸约排出 15mol 的 CO_2。组织代谢产生的 CO_2通过血液循环运输到肺部的过程中产生的呼吸性 H^+，主要由 HCO_3^-来缓冲，最后经呼吸运动排出体外。当 CO_2 浓度增加时，血液中 PCO_2 升高，刺激呼吸中枢，呼吸加快、加深，肺通气量增大，从而排出更多的 CO_2，使血液中 H_2CO_3 浓度随之降低；反之，当 CO_2 浓度减少时，血液中 PCO_2 降低，呼吸中枢兴奋性低，呼吸减慢、变浅，将 CO_2 保留起来，从而维持〔HCO_3^-〕/〔H_2CO_3〕的正常比值，使血液 pH 稳定在 7.35～7.45。

肾对 H^+代谢的调节主要是通过肾小管上皮细胞对 HCO_3^-的重吸收、远曲小管和集合管上皮细胞的 H^+-Na^+交换、肾小管分泌 H^+和 NH_3 来实现的，其机制前面已阐述。

在病理情况下，机体出现酸碱超负荷、严重不足或调节机制障碍，导致机体内环境稳态的破坏，造成酸碱失衡。

自测题

一、名词解释

1. 排泄　2. 肾小球滤过率　3. 肾小球有效滤过压　4. 肾糖阈　5. 低渗尿　6. 渗透性利尿　7. 球-管平衡　8. 水利尿　9. ADH　10. 醛固酮　11. 血浆清除率　12. 排尿反射

二、选择题

A 型题

1. 肾小球毛细血管内血浆滤出的直接动力是（　　）
   A. 入球小动脉血压
   B. 出球小动脉血压
   C. 肾小球有效滤过压
   D. 全身动脉血压
   E. 肾动脉血压
2. 大量出汗时，少尿的原因是（　　）
   A. 醛固酮分泌增加
   B. ADH 分泌增加
   C. 肾动脉收缩，肾血流量减少
   D. 肾小球毛细血管血压升高
   E. 肾小球滤过面积减小
3. 各段肾小管，重吸收物质量最大的是（　　）
   A. 集合管　　B. 远曲小管
   C. 髓袢升支粗段　　D. 髓袢降支
   E. 近端小管
4. 糖尿病患者尿量增多的原因是（　　）
   A. 肾小球滤过率增加
   B. 渗透性利尿
   C. 水利尿
   D. ADH 分泌减少
   E. 醛固酮分泌减少
5. 调节水平衡的主要激素是（　　）
   A. 血管紧张素　　B. ADH
   C. 肾上腺素　　D. 醛固酮
   E. 糖皮质激素
6. 调节钠钾平衡的主要激素是（　　）
   A. ANP　　B. ADH
   C. 肾上腺素　　D. 醛固酮
   E. NE

三、简答题

1. 简述尿液生成的基本过程和滤过作用的影响因素。
2. 何谓渗透性利尿及水利尿？
3. 何为血浆清除率？其测定有什么生理意义？
4. 水的来源和去路各有哪些？
5. 机体的酸碱平衡是怎样维持的？

（王　卓）

第四篇　人生各阶段生理特点

第 15 章

生殖与泌乳

生物体生长发育成熟后，能够产生与自己相似的子代个体，这种功能称为生殖（reproduction），它是维持生物绵延和种系繁衍的重要生命活动。在人类，生殖涉及两性生殖细胞（精子与卵子）的形成、性交、受精、胚胎发育和分娩等生理过程。掌握生殖生理知识，有助于根据自然规律，设计优生优育、保持合理人口结构的方案。

一、男性生殖生理

男性生殖系统的主性器官是睾丸，附属性器官包括附睾、输精管、附属腺（精囊、前列腺和尿道球腺）及外生殖器等。男性的生殖功能主要包括睾丸的生精功能、内分泌功能及性反应等。睾丸位于阴囊内，左右各一。睾丸实质由 200～300 个睾丸小叶组成，睾丸小叶内有精曲小管和间质细胞。

（一）睾丸的生精功能

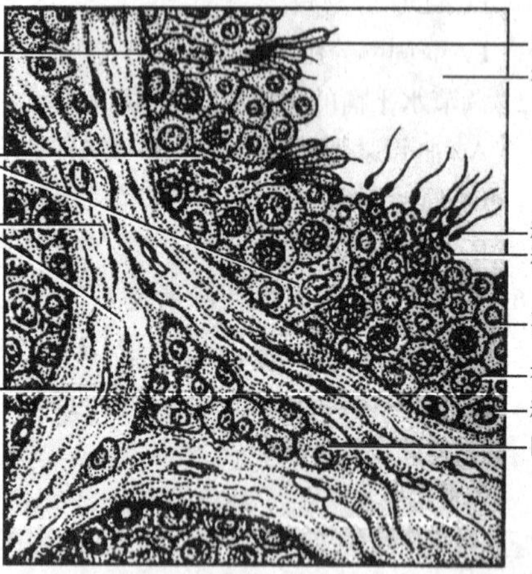

图 15-1　精曲小管各级生精细胞、支持细胞及间质细胞

睾丸的精曲小管是产生精子的地方。睾丸体积的 85%由精曲小管构成。精曲小管上皮由生精细胞和支持细胞构成。原始的生精细胞为精原细胞，紧贴于精曲小管的基膜上。从青春期开始，精原细胞分阶段发育成精子。在睾丸组织切片上可见，精曲小管的管壁中，各种不同发育阶段的生精细胞排列有序，由基膜至管腔分别为精原细胞→初级精母细胞→次级精母细胞→精子细胞，变态为精子（图 15-1）。成熟的精子脱离支持细胞进入管腔。人的精原细胞发育成为精子需 2 个多月。

支持细胞为各级生精细胞提供营养并起保护与支持的作用，维持生精细胞分化和发育所需微环境的相对稳定。

进入精曲小管管腔的精子并没有运动能力，而是靠小管外周肌样细胞的收缩和管腔液的移动运送至附睾内。在附睾内精子进一步发育成熟，并获得运动能力。附睾内可储存少量的精子，大量的精子则储存于输精管的壶腹部。在性生活中，通过输精管的蠕动把精子运送至尿道。精子与附睾、精囊、前列腺和尿道球腺的分泌物混合形成乳白色的精液，在性高潮时射出体外。正常男子每次射出的精液为 3～6ml，每毫升精液含 0.2 亿～

4 亿个精子，少于 0.2 亿个精子时不易使卵子受精。

（二）睾丸的内分泌功能

睾丸间质细胞分泌的雄激素，主要是**睾酮**（testosterone，T）。睾酮进入血液后，98%与血浆蛋白结合，只有 2%处于游离状态，游离状态的睾酮具有生物活性。睾酮主要在肝内灭活，转变为 17-酮类固醇由尿排出。

考点 雄激素的生理作用及其分泌调节

睾酮的主要生理作用如下：①维持生精作用；②刺激男性附属性器官的发育，并维持其成熟状态；③刺激第二性征的出现并维持其正常状态，如喉结突出、嗓音变粗、胡须及毛发分布等；④维持正常性欲和性行为；⑤促进蛋白质的合成，特别是肌肉和生殖器官的蛋白质合成，同时还能促进骨骼生长和红细胞生成等。

此外，睾丸支持细胞分泌**抑制素**（inhibin）。抑制素是一种糖蛋白激素，由 α 和 β 两个亚单位组成，分子量为 31 000～32 000，能特异性地抑制腺垂体 FSH 的分泌。

睾丸的功能受下丘脑-腺垂体-睾丸轴调节，包括自上而下的促进和自下而上的负反馈作用（参见第 71 页图 7-4）。下丘脑脉冲式释放促性腺激素释放激素（GnRH），调节腺垂体脉冲式释放 LH 和 FSH（以 LH 为主）。两种促性腺激素（GTH）作用于性腺，在男性 FSH 主要作用于精曲小管，发动和促进精子的生成，因此称为**配子生成素**（gametogenous hormone）；FSH 还能作用于支持细胞促进抑制素的分泌。而 LH 主要作用于间质细胞，调节睾酮的分泌，称为**间质细胞刺激素**（interstitial cell stimulating hormone，ICSH）。两者协同作用，共同调节睾丸的生精作用和内分泌活动。另外还存在睾丸内的局部调节。

案例 15-1

患者，女，32 岁，结婚 8 年未曾怀孕。该女性月经周期不规则（22～36 天），女性外生殖器形态正常，盆腔超声检查证实其子宫和卵巢大小均正常。其丈夫精子数量、活力和形态均正常。

问题与思考： 1. 从生理学角度考虑，该妇女不孕的可能原因有哪些？

2. 根据你所提出的原因，依次可用什么检查加以证实？应怎样治疗？

二、女性生殖生理与避孕

女性生殖系统的主性器官是卵巢，附属性器官包括输卵管、子宫、阴道及外阴等。女性的生殖生理主要包括卵巢的生卵功能与内分泌功能、妊娠和分娩等。

（一）卵巢的功能

1. 卵巢的生卵功能 出生后，女孩两侧卵巢中有 30 万～40 万个原始卵泡（内含卵原细胞）。自青春期始，在垂体促性腺激素的作用下，原始卵泡开始生长发育。一般每个月有 15～20 个卵泡开始生长发育，但通常只有一个被“优选”并发育成熟。其余的在发育不同阶段先后退化为闭锁卵泡。卵泡的发育分为原始卵泡→生长卵泡（内含初级卵母细胞）→成熟卵泡（内含次级卵母细胞）3 个阶段（图 15-2）。

考点 排卵、黄体的概念及黄体的类型

成熟卵泡壁发生破裂，次级卵母细胞连同放射冠、透明带随卵泡液冲出卵巢，进入腹膜腔的过程称为**排卵**（ovulation）（图 15-3、图 15-4）。育龄女性一般每个月只排出 1 个次级卵母细胞，并且左右卵巢交替排卵，排出 2 个或 2 个以上的较少见。排出卵巢的卵细胞

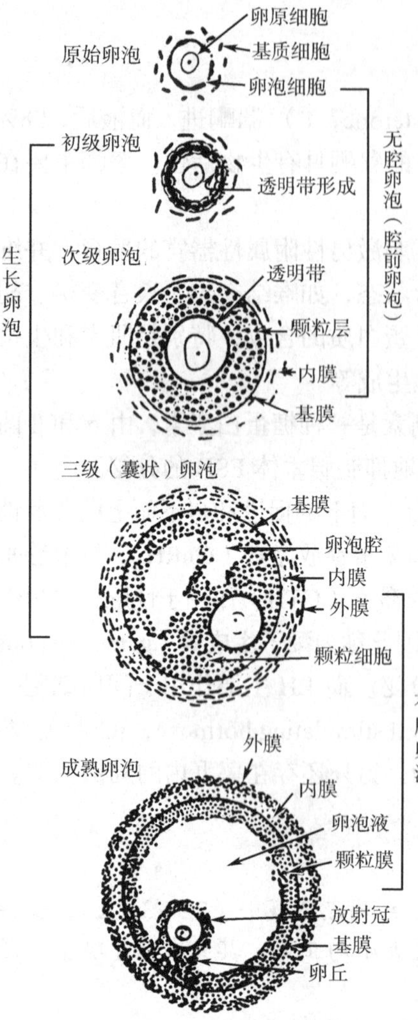

图 15-2　卵泡发育过程

称卵子，卵子排出后 24h 未受精，即开始退化。

排卵后，残留的卵泡壁塌陷，卵泡膜和血管也随之陷入，并逐渐发育成 1 个体积较大而富有血管的细胞团，新鲜时呈黄色，称**黄体**。黄体维持的时间，取决于排出的卵子是否受精。如排出的卵子受精，黄体继续发育，称**妊娠黄体**。大约维持到妊娠 12 周，以后便退化萎缩。若排出的卵子未受精，在排卵后第 9～10 天黄体细胞开始退化，称为**月经黄体**。

2. 卵巢的内分泌功能　卵巢分泌的雌激素主要为**雌二醇**（estradiol，E_2），它是由卵泡的颗粒细胞、内膜细胞和黄体细胞所分泌。孕激素主要为**孕酮**（progesterone，P），由黄体细胞所分泌。雌激素与孕激素主要在肝脏灭活，其代谢产物由尿和胆汁排出。卵巢也分泌少量雄激素和抑制素等其他激素。

考点
雌激素的生理作用

（1）雌激素的生理作用：主要是促进女性生殖器官的发育和第二性征的出现，并维持在正常状态。此外，雌激素对代谢也有明显的影响。

对生殖器官的作用：①促进卵泡的发育和排卵；②促进输卵管的分泌与运动，有利于精子和卵子的运行；③促进子宫平滑肌的收缩，提高子宫平滑肌对催产素的敏感性；④促进子宫发育，使子宫内膜发生增生期的变化，使子宫颈分泌大量清亮、稀薄的黏液，有利于精子穿行；⑤使阴道黏膜上皮细胞增生、角化并合成大量糖原；糖原分解使阴道分泌物呈酸性，有利于乳酸杆菌的生长，从而排斥其他微生物的繁殖，增加阴道的抵抗力。

对乳腺和第二性征的作用：促进乳腺导管发育与维持女性第二性征的出现，如全身脂肪和毛发分布具有女性特征，音调较高、骨盆宽大、臀部肥厚。

对代谢的作用：①促进蛋白质合成；②加速骨的生长，促进骨骺软骨的愈合；③降低血浆低密度脂蛋白而增加高密度脂蛋白的含量，有一定抗动脉粥样硬化的作用；④高浓度雌激素可因使醛固酮分泌增多而导致水钠潴留，某些妇女在月经前发生水肿，可能与此有关。

考点
孕酮的生理作用

（2）孕激素的生理作用：孕激素通常是在雌激素作用基础上发挥效应的，主要作用于子宫内膜和子宫肌，适应孕卵的着床和维持妊娠。

对生殖器官的作用：①在雌激素作用的基础上进一步使子宫内膜增厚，并发生分泌期的变化，为受精卵的着床提供良好的条件；②抑制子宫和输卵管平滑肌的收缩，具有安宫保胎作用；③使宫颈黏液减少而变稠，使精子难以通过，防止再孕。

对乳腺的作用：在雌激素作用的基础上促进乳腺腺泡发育，为分娩后的哺乳做好准备。

产热作用：女性基础体温在排卵前先出现短暂降低，而在排卵后升高 0.5℃左右。

（3）雄激素和抑制素：女性体内有少量雄激素，主要由卵泡内膜细胞和肾上腺皮质网状带细胞分泌。适量的雄激素配合雌激素可刺激女性阴毛和腋毛的生长，促进阴蒂的发育并提高其敏感性，能增强女性的性欲，维持性快感。卵泡抑制素可通过促进卵泡内膜细胞分泌雄激素、抑制颗粒细胞分泌孕激素等多种方式，调控卵泡的生长发育。

（二）月经周期及其激素调节

1. 月经周期 女性从青春期开始，性激素的分泌和生殖器官都出现明显的周期性变化。其中最明显的标志是每月一次的子宫内膜剥落和出血的周期性变化，因此称为**月经周期**（menstrual cycle），即一次月经开始到下一次月经开始的整个时期。月经周期平均 28 天，在 20～40 天范围内均属正常。女子 12～15 岁第一次来月经，称为**初潮**（menarche）；50 岁左右停止，称为**绝经**（menstrual cycle）。具体时间与个人遗传、环境及营养等因素有关。从卵巢功能开始衰退至完全丧失后一年的时期称为**围绝经期**（perimenopause）（曾称更年期）。由于卵巢功能逐渐衰退，雌激素水平下降，促性腺激素在血中的水平上升，这时有的妇女可出现或轻或重的围绝经期综合征的表现：如潮红潮热，心悸，有时血压高，往往出现忧虑、抑郁、易激动、失眠，有时甚至喜怒无常，类似精神病发作。围绝经期是女性的正常生理过程，症状轻重也因人而异，精神乐观、情绪稳定很重要。症状严重的应及时就医。

根据子宫内膜的变化，可将月经周期分为 3 期（图 15-3）：

（1）月经期：月经周期开始的几天。由于血中孕激素和雌激素水平降到最低，子宫内膜螺旋动脉痉挛性收缩，导致子宫内膜缺血、缺氧，子宫内膜的功能层失去营养而剥脱、出血，经阴道流出，即月经来潮。从子宫内膜开始剥落出血到结束，一般持续 3～5 天。月经血量一般为 20～100ml。子宫内膜组织中含有较丰富的纤溶酶原激活物，使月经血内纤溶酶原被激活成纤溶酶，故经血不凝固。月经时子宫肌层收缩有助于月经血从子宫腔排出，可致腹部不适感觉。如果经血排出不畅，引发较明显的腹痛，即为痛经。在月经期，因子宫内膜脱落形成创面容易感染，应注意经期卫生。

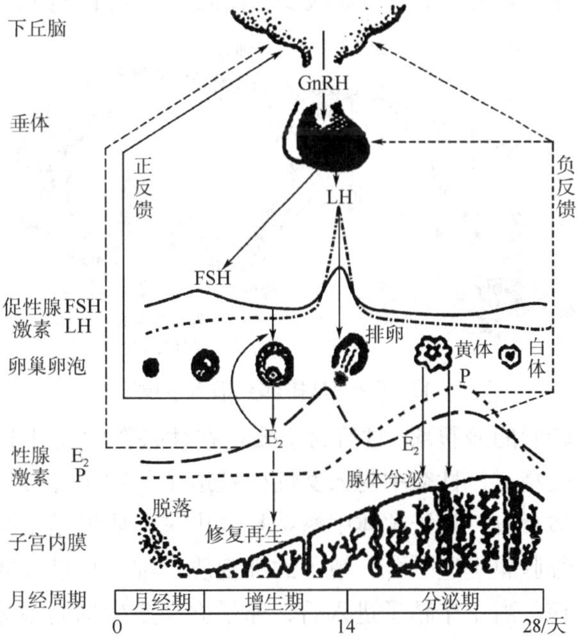

图 15-3 月经周期的形成机制

（2）增生期（排卵前期、卵泡期）：一般为月经周期的第 5～14 天，与月经期的末期有重叠。此期在卵泡分泌雌激素的作用下，子宫内膜增厚，血管及腺体上皮增生，但腺体无分泌功能。同时，卵巢内已有一个卵泡发育成熟，即将排卵。

（3）分泌期（排卵后期、黄体期）：一般为月经周期的第 15～28 天。此期排卵后形

考点
卵巢和子宫内膜的周期性变化及其激素调节

成的黄体分泌大量孕激素和雌激素，使子宫内膜显著增生，同时分泌大量黏液，为受精卵的着床和发育做好了准备。若排出的卵子没有受精，黄体退化，孕激素和雌激素分泌急剧减少，又进入下一个月经周期。

2. 月经周期的激素调节 月经周期的形成与下丘脑-腺垂体-卵巢轴的活动有密切关系。

增生期开始时，血中雌激素和孕激素浓度均处于低水平，对垂体 FSH 与 LH 分泌的反馈抑制作用较弱，血中 FSH 含量逐渐增加，随之 LH 也增加。在两种促性腺激素的作用下，卵泡开始发育并分泌雌激素入血。到排卵前 1 周，血中雌激素水平明显升高，通过负反馈使血中 FSH 水平下降，但 LH 仍稳步上升。虽然 FSH 有所降低，但雌激素通过局部反馈加强 FSH 的作用，促使卵泡合成雌激素。故血中雌激素水平不断升高。到排卵前 1 天达到高峰。高浓度的雌激素通过正反馈作用，促进腺垂体分泌促性腺激素，特别是 LH 的分泌，形成血中 LH 高峰，导致成熟的卵泡破裂排卵。在此期间，子宫内膜在雌激素作用下呈增生期变化。

卵泡排卵后，形成黄体，分泌雌激素和大量的孕激素。子宫内膜在雌激素和孕激素作用下呈分泌期变化。当血中孕激素和雌激素增高到一定水平时，通过负反馈作用，使腺垂体分泌 FSH 和 LH 减少。若未受孕，黄体逐渐退化，导致血中雌激素和孕激素浓度明显下降，子宫内膜由于缺少雌激素和孕激素的支持，造成脱落出血，于是进入了下一个月经期。孕激素和雌激素分泌减少，使腺垂体 FSH 与 LH 的分泌又开始增加，重复下一周期。

考点
受精、着床、妊娠、分娩的概念

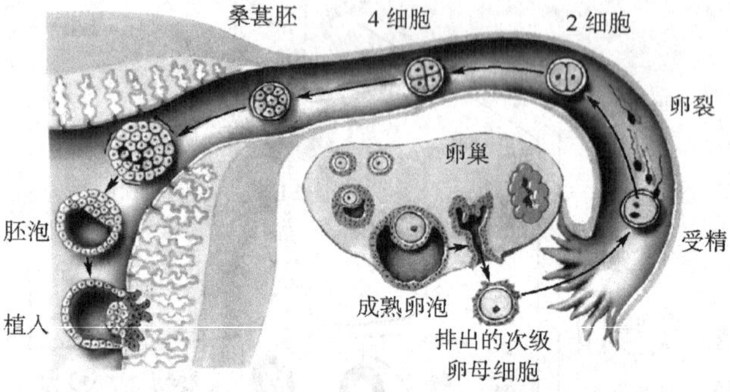

图 15-4 从排卵到植入示意图

（三）妊娠与分娩

妊娠（pregnancy）是新个体产生和孕育的过程，包括受精与着床（图 15-4）、妊娠的维持及胎儿发育。妊娠的终点是分娩。

1. 受精 精子与卵子结合形成受精卵的过程称为**受精**（fertilization）。受精一般发生在卵子排出后的 24h 之内，部位大多在输卵管的壶腹部。**性行为**主要指在性兴奋的基础上，男女两性性器官的接触或性交的过程。受精时，性交中射入女性生殖道中的精子经过一定时间后完成了**精子获能**过程，发生**顶体反应**，精子顶体中酶系释放出来，协助精子穿过放射冠和透明带与卵子接触，两者的细胞膜迅速融合，精子的细胞质、细胞核进入卵细胞内，其细胞核膨大变圆形成雄性原核。当 1 个精子进入后，卵子立即产生抑制顶体素的物质，封锁透明带，使其他精子不再进入；同时卵细胞由于受精子的激发，立即完成第二次成熟分裂，成为成熟卵，其核为雌性原核。随即两性原核融合，形成受精卵。一个新的生命产生了。

受精卵在输卵管的蠕动和纤毛运动的作用下，逐渐向子宫腔移动，受精卵边移动边进行卵裂，在受精后的 72h，形成桑葚胚并进入子宫腔。在子宫腔内，桑葚胚继续发育成胚泡。

2. 着床 胚泡植入子宫内膜的过程称为**着床**（implantation）。在排卵后的 6～8 天，胚泡被子宫内膜识别、吸附。胚泡分泌蛋白水解酶，溶解子宫内膜形成一个缺口，胚泡由此埋入子宫内膜功能层，缺口修复，完成着床。在排卵后 10～13 天，胚泡完全被埋入子宫内膜中。要想实现成功着床必须在雌激素和孕激素的精细调节下使胚泡与子宫内膜同步发育。实践中应用大剂量雌激素进行避孕，就是通过破坏两者的同步发育而发挥作用的。

3. 妊娠的维持及激素的调节　胎盘是妊娠期重要的内分泌器官，可分泌多种激素，对妊娠的维持起关键作用。

（1）**人绒毛膜促性腺激素**（hCG）：是由滋养层细胞分泌的一种糖蛋白激素，在早孕期，hCG 刺激卵巢的月经黄体变成妊娠黄体维持妊娠。

受精后第 6 天左右，血中开始出现 hCG，并由尿中排出，随后血液与尿中 hCG 浓度逐渐升高，至妊娠 8～10 周达到高峰，以后逐渐降低，在妊娠 20 周左右降至较低水平，并一直维持到妊娠末期。因为 hCG 在妊娠早期即出现，所以检测母体血中或尿中的 hCG，可作为早期诊断妊娠的准确指标。

（2）人绒毛膜生长激素（hCS）：又称人胎盘催乳素（hPL），也是一种糖蛋白，作用与生长激素相似，有促进胎儿生长作用。

（3）类固醇激素：妊娠 3 个月后，胎盘可代替妊娠黄体的功能，分泌大量的雌激素和孕激素，继续维持妊娠，直到分娩。血中雌激素、孕激素在整个妊娠期间都保持高水平，对下丘脑-腺垂体反馈抑制作用较强，致使卵泡不发育，卵巢不排卵。故妊娠期间通常既不来月经，也不再受孕。

4. 分娩　人类的孕期约为 265 天，由末次月经第 1 天算起为 280 天。成熟的胎儿及其附属物从母体子宫产出体外的过程，称为**分娩**（parturition）。子宫节律性收缩是将胎儿及其附属物从子宫内娩出的主要力量。催产素、E_2 及前列腺素等是调节子宫肌收缩的重要因素。另外，由妊娠黄体分泌的肽类激素——**松弛素**（relaxin）引起骨盆韧带松弛、子宫颈松软，以利于分娩进行。

（四）避孕

人们采用避孕的方法，原理上不外乎抑制精子和卵子产生，阻止精卵结合，使女性生殖道不利于精子获能、生存及避免受精卵着床和发育。外用避孕膜，可杀死精子；雌激素和孕激素类避孕药，可抑制下丘脑-腺垂体对 GnRH、FSH 和 LH 的释放，从而抑制排卵。排卵前后各 4 天内避免性交，即安全期避孕法，但可靠性差。性交后冲洗法也不能避孕。

孕激素类避孕药，可增加宫颈黏液黏度，以阻碍精子穿过，并抑制精子获能。使用避孕套、阴道隔膜、结扎输精管或输卵管，均可阻断精卵相遇。结扎术不影响性腺内分泌功能。宫内节育器抗着床，效果较好。性交后服用大量雌激素，使胚泡和子宫内膜发育失同步也可达到避孕效果。前列腺素抗早孕，当它与抗孕激素药物联合使用时，可引起流产。人工流产术可作为避孕失败后的一种补救措施，但常常不良反应较大。

对待性行为应持健康、负责任的态度，遵守法律和道德的约束，避免艾滋病和性病传染，保障生理和心理的安全。

三、泌乳概述

乳腺分泌乳汁称为**泌乳**（milk secretion）。授乳给幼儿称为**哺乳**（lactation）。泌乳是各种激素作用于已发育的乳腺而引起的。乳腺的发育除营养条件外还需要雌激素和孕激

考点
参与乳腺发育和泌乳的激素

素的作用，青春期以后由于这些激素分泌增多，所以可加速乳腺发育。泌乳是产妇育儿的一种特殊功能。对于出生后到 1.5 岁的婴幼儿，母乳是最安全、最适合生长发育需求的食物，任何代乳品无法完全替代。WHO 推广的爱婴医院提倡母乳喂养和母子同房，有利于产妇恢复和婴儿全面发育。

妊娠时，血中的雌激素、孕激素、PRL 和 hPL 使乳腺导管进一步增生分支，导管末端形成腺泡，成为复杂的管腺泡。加上其他垂体激素的协同作用，乳腺的发育更加显著。妊娠末期，腺泡膨大，具有泌乳能力，但此时血中高浓度的雌激素、孕激素抑制了 PRL 的催乳效力，至分娩后此种抑制才被解除，PRL 才发挥始动和维持乳腺泌乳的功效。泌乳的维持需要吮乳刺激，通过神经传导通路，可反射性引起 PRL 和 OXT 分泌增加，同时 OXT 到达乳腺，使包围乳腺腺泡细胞的肌上皮细胞收缩，以促进排乳（属典型的神经-体液调节）。如果乳腺不将乳汁排出，则乳房内压升高，乳腺细胞的分泌功能将出现障碍。断乳后，乳头不再被吸吮，PRL 和 OXT 分泌减少，泌乳停止，腺泡细胞逐步凋亡，直到再次受孕分娩时重新发育。

自测题

一、名词解释

1. FSH　2. LH（ICSH）　3. 排卵　4. 黄体　5. 月经周期　6. 受精　7. 着床　8. 妊娠　9. 分娩　10. 泌乳

二、选择题

A 型题

1. 精子产生的部位是（　　）
   A. 精曲小管　B. 间质细胞　C. 附睾　D. 输精管　E. 精囊
2. 睾丸间质细胞的功能是（　　）
   A. 营养和支持生殖细胞
   B. 分泌雄激素
   C. 产生精子
   D. 起血-睾屏障作用
   E. 分泌抑制素
3. 血中出现高峰时可触发排卵的激素是（　　）
   A. hCG　B. P　C. LH　D. FSH　E. GH

X 型题

4. 属于月经期内变化的是（　　）
   A. 黄体继续发育
   B. 子宫内膜脱落
   C. 阴道流血
   D. 血中雌激素、孕酮水平下降
   E. 黄体退化萎缩
5. 以下说法正确的是（　　）
   A. 雄激素具有维持生精作用
   B. 雌激素可促进卵泡发育和排卵
   C. 孕激素具有安宫保胎作用
   D. 卵巢具有生卵作用
   E. 月经周期包括月经期、增生期和分泌期

三、简答题

1. 简述雄激素的生理作用及其分泌调节。
2. 雌激素、孕激素的生理作用有哪些？
3. 简述月经周期中卵巢和子宫内膜的变化及其激素调节过程。

（孙玉锦）

第16章

生长发育与衰老

人出生后，经历了生长发育、成熟、衰老，直至死亡的过程，这是生命现象不可逆转的客观规律。在这个连续的生长发育过程中，人体各个系统器官组织逐渐长大，功能也渐趋成熟，人的心理活动也会出现相应的改变，主要表现在认知能力、智力、记忆力、思维能力、人格和情感意志方面的改变，最终衰老直至死亡。对医护人员来说，了解人生各阶段的生长发育、生理特点、心理特点及衰老的规律等知识具有非常重要的意义，可对预防、诊断、治疗疾病，维护和促进患者健康及生命教育加以指导。

一、人体生长发育的一般规律

（一）生长发育的概念

生长（growth）是指体格的增长和器官形态的增大，表现为量变的过程。**发育**（development）是指细胞组织结构的成熟和生理功能的完善，表现为质变的过程。生长与发育两者关系密切，不能截然分开，故一般统称为生长发育。医学上所说的生长发育通常上是狭义的概念，即个体的发育，由受精卵发展为成熟个体的过程；生物学上广义的生长发育则包括了生命的诞生至自然死亡的全过程，即除了机体的生长发育外，还包括心理、智力、情感发育等。

生长发育受各种因素的影响，基因突变、染色体异常、食物的质和量、激素的调节作用发生异常等都可能导致生长发育异常，如儿童在生长发育过程中甲状腺激素分泌不足将导致呆小症。

（二）发育年表

1. 人体一般规律性发育年表 根据各发育阶段特点及生长环境的不同，可把人的生长发育过程划分为以下几个阶段。

考点 生长发育过程的阶段

（1）胚胎发育期：妊娠期的前8周。从受精卵开始分化，形成内、中、外3个胚层这一时期。

（2）胎儿期：一般指妊娠的第8周开始至胎儿娩出这一时期，特点是组织和器官的迅速生长和功能逐渐趋于成熟。

（3）新生儿期：从胎儿娩出至出生后28天这一时期，婴儿从子宫内娩出，要熟悉宫外环境，机体的器官、系统功能进一步成熟。

（4）婴儿期：出生满月至1周岁。这阶段小儿以乳汁为主要食品，故又称为乳儿期。这是小儿出生后生长发育最迅速的时期。由于生长发育快，对能量和蛋白质的需求特别高。若能量和蛋白质供给不足，就容易发生营养不良和发育落后。虽然热量和蛋白质需求高、进食多，但由于消化和吸收功能都未发育完善，所以易发生消化不良和营养紊乱。这段时期小儿从母体得到的免疫力逐渐消失，而自身后天获得的免疫力很弱，因此易患感染性疾病。

（5）幼儿前期：1～3岁前。此期机体生长速度放慢，语言、行动与表达能力增强。

（6）幼儿期：3～6 岁。此期相当于幼儿园阶段，生长发育变缓，动作、语言能力大大提高，能跳跃、攀登、画画，并逐渐开始识字，好奇心增强。

（7）童年期：7～12 岁。这一阶段又称小学年龄期，此期脑的形态结构基本完成，智力发育较快，能较好地进行综合分析。此期身高增长速度远大于体重的增长速度，一般表现为骨增长较快，软骨成分较多，骨组织内水分和有机物（骨胶原）多，无机盐（磷酸钙、碳酸钙）多，骨密质较差，使骨骼具有弹性，但坚固性能差。由于骨的硬度小、韧性大，所以不易骨折，易弯曲、变形。肌肉的增长主要表现在长度上，肌纤维细长，肌内水分较多，蛋白质和无机盐减少，收缩功能弱，造成肌肉的力量和耐力较差，容易疲劳。此期要保证足够的营养及加强体育锻炼。

（8）青春期：从第二性征出现到生殖功能基本发育成熟，身高停止增长的时期称为**青春期**（adolescence，puberty）。女孩一般从 11～12 岁到 17～18 岁，男孩从 13～14 岁开始到 18～20 岁，但个体差异较大，也有种族的差异。在此阶段，由于性激素的作用，生长发育速度明显加快，性别差异显著。

（9）青壮年期：人生是一个连续渐进的演变过程，很难将青年期和壮年期截然分开，一般把 19～44 岁这一年龄段统称为成年期。或以人体大多数生理功能开始衰退为青年与壮年的分界线，即以 19～24 岁定为青年期，25～44 岁定为**壮年期**（post adolescence）。

一般将 45～59 岁定为中年期，60～74 岁定为**准老年期**（老年前期），75～89 岁定为**老年期**，90 岁以上为长寿期。

2. 人体生长发育的特征

（1）连续性和阶段性：人体在生长发育过程中，身体形态、功能和运动素质的发展速度是不均衡的，时而快时而慢，呈波浪式的增长，是一个既有阶段性变化，也有连续性递增的相互作用的过程。例如，第 1 年为生后体重和身长的第一个生长高峰；青春期出现第二个生长高峰。

（2）存在个体差异：机体发育虽然按照一定规律进行，但是在一定范围内受个体遗传、环境、性别、营养、疾病等的影响，存在着相当大的个体差异。例如，青春发育突增期，乡村男女孩比城市男女孩晚 1 年。

（3）各系统器官发育快慢不等：儿童的心、肝等器官发育基本上和体重的增加平行；脑的发育先快后慢，出生后的两年脑的发育最快，到 5 岁时基本上达到成人的脑容量；淋巴系统在儿童期生长发育迅速，到青春期达到顶峰，以后逐渐下降；生殖系统发育较晚，青春期性器官迅速发育成熟；到达青壮年期，机体的结构和功能基本上发育成熟，达到稳定的水平。

（4）生长发育的头尾规律：胎儿及婴幼儿时期，头的生长速度比躯干的生长速度快，婴儿期头的比例占身长的 1/4；婴儿以后时期，躯干的生长速度远大于头的生长速度，到成人时期头的长度只占到身高的 1/8（图 16-1）。

考点
青春期生长发育的特点

二、青春期生长发育的特点

进入青春期后身体迅速生长发育，出现了生长、发育的第二个高峰阶段。突出表现在运动系统、生殖系统的发育和心智的发展等方面，是生长发育的最后阶段，也是决定人一生体格、素质、行为、性格和智力水平的关键时期。

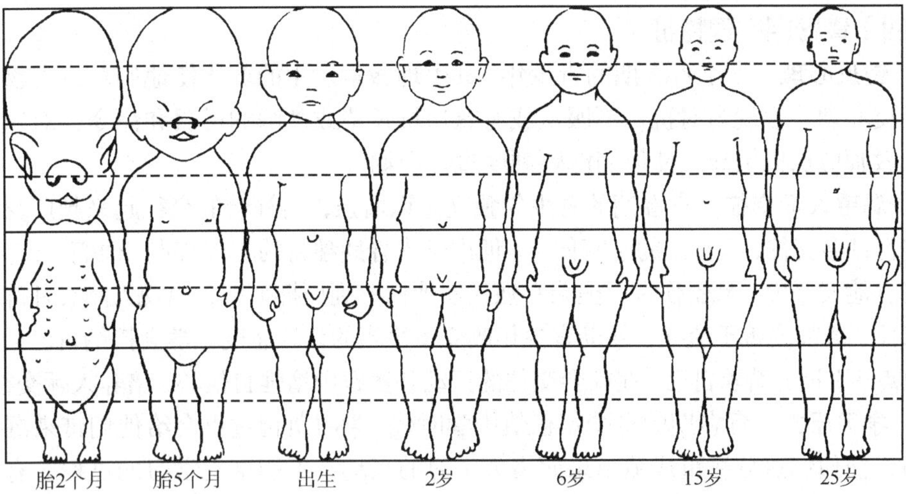

图16-1 人体不同时期头的长度与身高的比例

（一）内分泌的变化

青春期发育的种种变化是以下丘脑-腺垂体-性腺轴为中心的，内分泌系统变化使儿童身体各部分、各器官出现青春期变化，同时卵巢、睾丸、肾上腺、甲状腺也加速成长，并分泌相应的激素。卵巢主要分泌雌激素、孕激素和少量雄激素。睾丸主要分泌雄激素和少量雌激素。雄激素和雌激素在儿童时期的分泌量都很少，青春发育开始时猛增。雄激素有很强的合成蛋白质作用，能促进生长，加速骨发育；它和GH协同作用，促成青春期生长突增；在女性，由于卵巢分泌的雄激素很少，所以肾上腺皮质雄激素显得格外重要。它是促成女性生长突增的主要动力。雄激素还能促进肌肉增长和红细胞增多。雌激素主要促进女性性器官发育，促进骨盆发育和愈合，促进月经周期形成，并影响脂肪的沉积。

（二）形态发育

通常使用身高、坐高、肩宽、盆宽、头围、胸围、体重等指标变化描述身体的迅速增长。

（三）性发育

性发育是青春期发育最重要的特征，它包括生殖器官的形态发育、功能发育和第二性征发育。这一时期，男性开始出现遗精，女性开始出现月经。第二性征开始出现，主要包括男性出现阴毛、腋毛、胡须、喉结及变音等；女性的乳房开始发育，阴毛、腋毛出现及骨盆变宽大等。

链接 性早熟

在低于正常青春期启动平均年龄2个标准差时出现任何第二性征发育，称为性早熟。一般男孩在9岁前、女孩在8岁前出现青春期发育，才定为性早熟。可分为真性（又称中枢性、完全性）和假性（又称周围性、不完全性）两类。真性性早熟是下丘脑-腺垂体-性腺轴功能不适当地过早启动，使青春期发育提前出现，其表现与正常的发育期相同，第二性征与遗传性别一致，能产生精子或卵子，有生育能力。假性性早熟是由性腺轴以外的因素引起性激素增多所致，表现为只有第二性征发育，而无生殖细胞同步成熟，故无生育能力。

（四）青春期心理特征

1. 逆反心理 处于青春期的青少年，其生理激素发生的变化使他们对待事物总是持一种逆反心理，表现为对抗、不服从或有意违抗长辈或教师的说服和命令，对这一现象父母和教师应加以引导，使他们能顺利度过青春期。

2. 渴望人际交往 青春期的青少年独立意识增强，与社会的交往越来越广泛。他们渴望进行社会交往，有自己的亲密伙伴。但由于青春期独特的心理特点，他们易产生自卑，过分在意他人评价，易受伤害，虚荣心强又使他们感到压抑孤独，出现人际交往障碍。因此，家长、教师要善于疏导，帮助青少年改变不恰当的认知态度，学会接纳自己，宽容自己的缺点，不过分苛求自己，在社会交往的行动和实践中增强自信心，培养人际交往技巧。

3. 学习压力 青春期的青少年正值中学时代，学习负担过重会给他们带来沉重的心理压力，使他们过分注重成绩结果而丧失学习的兴趣，不能享受学习的过程。有些青少年承受不了学习带来的心理压力甚至出现反抗情绪，产生厌学、弃学等过激行为。教师和家长应帮助青少年对学习活动的本质建立科学认知，培养青少年形成健康积极的学习态度、学习动机，加强学习习惯的培养、学习方法的指导，从而缓解心理压力。

三、衰老的表现、原因及延缓衰老

老年是健康人生命历程的必然阶段，健康长寿是亘古不变的愿望。按照联合国提出的判断老龄化社会标准，一个国家的 60 岁以上老年人口占总人口的 10%，这个国家就进入了老龄化社会。2006 年全国老龄工作委员会的研究报告指出，中国 1999 年进入了老龄化社会，目前是世界上老年人口最多的国家，预计到 2050 年中国老龄化人口将占全球老年人口总量的 25%。所以，了解老年人生命活动的规律、探讨老年人的身心健康、改善老年人的生活质量是现代医护工作的重要内容。

（一）衰老的概念

考点
衰老的概念

从生物学上讲，**衰老**（senescence）也称**老化**（aging，ageing），是指生物随着时间的推移而表现为结构和功能减退、衰弱，适应性和抵抗力减退，直至死亡的过程。衰老是不以人的意志为转移的一个必然的生物学过程，是一种自然规律，这属于生理性衰老。此外，由于疾病、营养不良或环境因素等而促使老化的出现和加速称为病理性衰老。人体的衰老往往是这两种衰老的综合。

衰老具有全身性、进行性和内在性的特点。内在表现为机体水分（特别是细胞内含水量）的减少和脂肪的增多；新陈代谢活动逐渐减慢；各种器官细胞数量减少，器官重量减轻、功能下降，人体体重减轻。

（二）衰老的表现

进入中年期以后，人体的生理功能开始缓慢地衰退，进入老年期后通常更加明显。衰老在各个方面都有具体表现。

1. 形体变化 尤其是外貌变化，是人们最易发现的衰老征象。主要表现为牙齿脱落、身高下降，脊柱弯曲，皮肤失去弹性，颜面皱褶增多，局部皮肤（特别是脸、手等处）可见色素沉着，呈大小不等的褐色斑点，称作老年斑。汗腺、皮脂腺分泌减少，导致皮肤干燥，缺乏光泽。须发灰白，脱发甚至秃顶。眼睑下垂，角膜外周往往出现整环或半环白色狭带，称为老年环。

2. 代谢变化　老年期代谢呈现老化性，其特点是退行性、异化性和分解性，三大代谢平衡失调。主要表现在，糖代谢功能下降，有患糖尿病的倾向；不饱和脂肪酸形成的脂质过氧化物易积聚，随年龄的增长血中脂质明显增加，易患高脂血症、动脉粥样硬化、高血压及脑血管病；蛋白质代谢呈衰老变化，分解大于合成，消化、吸收功能减退。随年龄的增长，各种蛋白质的量和质趋于降低。蛋白质轻度缺乏时，可出现易疲劳、体重减轻、抵抗力降低等症状，严重缺乏时可致营养不良性水肿、低蛋白血症及肝肾功能降低等。

3. 循环系统　老年人循环系统的改变大多由血管硬化引起。随年龄增长，动脉内膜增厚，中层胶原纤维增加，老年人大动脉管壁硬化、弹性减退，对血压的缓冲作用减弱，引起收缩压增高、舒张压降低。由于心收缩时的后负荷增大，可引起心肌肥大、心室扩大，心肌的兴奋性、自律性、传导性均降低。此外，老年人静脉管壁弹性减弱，血流缓慢，易发生静脉淤血。

4. 呼吸系统　老年人的呼吸功能随年龄的增长而明显下降。由于骨骼、呼吸肌和韧带的萎缩、硬化，胸廓前后径增大，从而出现“桶状胸”。肺和气管弹性下降，呼吸功能降低，肺活量下降，80 岁的老人肺活量只有 20 岁时的一半。气管、支气管黏膜萎缩，管腔扩大，肺泡融合，可导致肺气肿。由于呼吸膜总面积减小和毛细血管数目减少，肺泡气体交换效率降低。此外，老年人咳嗽反射及纤毛运动功能退化，使滞留在肺的分泌物和异物增多，易发生呼吸道感染。

5. 消化系统　表现为舌的味蕾减少，味觉减弱或消失。胃肠平滑肌纤维及腺体萎缩，胃肠黏膜变薄，各种消化酶分泌减少，消化力减弱。结肠及胃扩张，血管硬化影响小肠对脂肪、钙、铁、维生素 D、维生素 E 和维生素 B_{12} 的吸收。食物在大肠停留时间过长，水分过多被吸收，容易产生便秘及内脏下垂等现象。衰老还可导致肝细胞萎缩，纤维组织增生，解毒功能下降，合成和储备的蛋白质也减少。胆囊壁、胆管壁变薄，胆囊变小，弹性降低，胆汁浓缩并含有大量胆固醇和胆红素，容易沉积形成胆石，甚至引发胆囊炎。

6. 泌尿系统　40 岁以上的人，肾小球滤过率每年平均下降 1%左右，肾小管也受到动脉硬化的影响。老年人的肾脏清除废物和重吸收的功能有所降低，尿里常可见到微量蛋白质、红细胞，有时还会出现尿糖、尿比重偏低等情况。膀胱肌肉萎缩，纤维组织增生，膀胱容量减小，括约肌萎缩，尿道纤维化而变硬，神经调控功能改变，膀胱常发生不自主收缩，易引起尿频、尿失禁等现象。男性常有因前列腺增生导致尿潴留。

7. 感觉器官　结构萎缩退变，感觉功能减退，如听力下降（老年性耳聋）、视力减退（老视）、视野变小、嗅觉不灵、感觉迟钝。味觉、温度觉、运动位置觉、痛觉都有不同程度的减退。

8. 运动系统　变化明显，如骨的无机物含量高，骨骼的弹性、韧性差，骨组织疏松变脆，容易发生骨折、骨裂；可出现不同程度的骨质增生，创伤愈合也比年轻时缓慢。关节腔变窄，关节活动能力下降，易患关节炎。椎间盘萎缩变薄，脊柱变短易弯曲，故老年人身高降低。老年人肌重与体重之比下降。肌腱僵硬、弹性降低，肌肉收缩力减弱。

9. 内分泌生殖系统　以性腺的老化最为明显，性腺萎缩，功能退化，附属性器官和第二性征逐渐退变。男性精子生成减少，精子活力降低。女性 40～50 岁时卵巢功能开始衰退，卵巢排卵不规则，月经不调，直至排卵停止，闭经，失去生育能力。对我国女性来说，围绝经期大多在44～54岁；对男性来说，更年期是指50～60岁这一阶段。在更年期，由于性腺功能减退，内分泌平衡紊乱，自主神经功能失调，会引起一系列生理功能的改变，如记忆力减退、焦虑、易激动、血压波动、肥胖、关节肌肉酸痛等表现。更年期表现有很大的个体差异，一般以女性更为明显。

随着年龄增长，下丘脑和垂体逐渐老化，其他内分泌腺如甲状腺、胸腺、肾上腺皮质等在结构上也都有不同程度的萎缩，功能上降低，对有害刺激的抵抗力与耐受力降低。血中胰岛素活性差且细胞膜胰岛素受体减少，导致老年人的代谢率降低，易患糖尿病。

10. 神经系统 脑组织萎缩、脑细胞数减少、脑室扩大、脑膜增厚、脑动脉硬化、脑供血减少，严重影响脑细胞的正常功能。老年人脑多种神经递质的能力下降，导致健忘、智力减退、注意力不集中、动作迟缓、痴呆等。脑神经突触数量减少，神经传导速度减慢，导致老年人对外界事物反应迟钝，动作协调能力下降。一般在40～50岁以后，随着年龄的增长，神经细胞的丧失造成人脑重量减轻，90岁时人脑重较20岁时减轻10%～20%。

11. 免疫系统的变化 表现为免疫能力随年龄而下降，对外来抗原的反应减弱，但自身免疫反应增强，自身抗体增加。由于细胞免疫力下降，对已知抗原不产生反应，不能识别新抗原，失去保护机体能力；由于防卫和监督能力的下降，致使癌细胞、细菌、病毒自由活动并增殖，使感染概率增加，肿瘤发生率增加。

（三）衰老的原因

关于衰老的原因，至今还未完全清楚，自19世纪末应用实验方法研究衰老以来，先后提出的学说不下20余种，有些学说已被否定（如大肠中毒说），随着科学技术的飞速发展，对衰老的发生原因和机制也有了一些新认识，但仍未彻底阐明。现代老年医学关于衰老的机制可概括为以下几大学说。

1. 程序衰老说 该学说认为动物种属最高寿限是由某种遗传程序规定的，机体衰老现象也是按这种程序先后表现出来的，即在同一种属内不同个体的寿限在一定程度上也由遗传程序决定。因此，可通过育种建立有一定寿限的品系。老幼不同代培养细胞以核或质互换后，杂交细胞寿限与供核细胞的寿限一致，证明控制代龄极限的因素（可称为“衰老钟”）位于细胞核内。

2. 细胞突变学说 人体在生长发育或成年后各组织不断自我更新及组织修复的过程中，体内的细胞会发生分裂。细胞在分裂过程中可有一定的突变率，即新产生的细胞核中遗传信息——DNA发生了某些变化，这种突变可能因如辐射、污染等环境因素改变而增加。细胞突变后，其正常的生理功能受到影响，甚至导致部分突变细胞死亡，进而影响整个机体的寿命。

3. 差误学说 随着年龄的增长，细胞在合成蛋白质时，可能有个别错误排列的氨基酸嵌入，或来自基因的情报出现了误差，使遗传分子在基因复制过程中出现了差错，从而改变了细胞的结构与功能，导致细胞衰老。

4. 自由基学说 在生物代谢过程中，不断产生各种自由基，这些自由基可对自身组织产生毒性作用，对细胞造成不可逆的损伤，如脂类的过氧化与大分子的交联，其后果是使胞内酶失活，损害生物膜，像脂褐质一类的惰性物质在细胞内沉积。此外，自由基还可使DNA发生改变，从而导致突变，诱发肿瘤形成。

5. 密码子限制说 可能由于转移核糖核酸（tRNA）合成酶的改变或组蛋白对基因的抑制，tRNA的功能受到干扰，翻译作用丧失了精确性，从而引起衰老。

6. DNA修复缺陷说 该学说认为，基因的损伤若不能及时有效地修复就会导致衰老。根据实验得知，哺乳类中长寿动物的DNA修复系统确实比短寿动物的更为有效。这也反映了寿命的进化。

除此之外，还有交联学说、神经内分泌学说、免疫学说、应激学说、端粒缩短学说、代谢学说等。但目前还没有哪一种学说能令人满意地解释与衰老有关的全部生理现象。由此可见，**衰老是一个多因素、综合复杂的生理变化过程**。

（四）延缓衰老

考点 延缓衰老的方法

延缓衰老，一直是人们梦寐以求的愿望。几千年来，人们一直寻求抗衰老和“长生不老”之药，却一直没有成功逃脱衰老，但这并不意味着人们在长期对抗衰老过程中没有取得任何进展。实际上，可以通过以下方法延缓衰老，以达到提高老年人生活质量、颐养天年的目的。

1. 积极合理地用脑，健康规律地生活 研究表明，神经细胞只有在不断的适宜刺激下才能保证其形态和功能的完整性。积极合理地用脑，可以促进大脑的血液循环，促进脑细胞代谢，延缓大脑衰老。老年人应经常看书读报，接触新生事物，活到老，学到老；还应注意科学用脑，使大脑保持张弛有效、正常运转。

退休后，人们容易从规律性的生活和工作方式进入相对松散的生活方式，而这种心理节奏感的失调，很易导致各系统功能紊乱，产生很多疾病。因此日常生活仍要按一定规律进行，使各种器官生理功能正常地运行，从而减少疾病。要保持乐观而稳定的情绪，积极向上的人生态度能够使老年人有广阔的胸怀，正确认识和对待周围的人和事。正确的人生观、生命观能够使老年人有坚强的意志，勇于克服困难。要学会自我情绪调节，保持心理平衡，提高心理健康水平。

2. 合理的体力活动 适当运动或劳动等合理的体力活动有助于调动机体的循环系统、呼吸系统、神经系统的活动；有利于解除精神紧张、焦虑，有助于睡眠；能使肌肉延缓萎缩，减慢骨质疏松、骨质增生和关节的退行性变；预防并延缓老年性疾病的发生。

3. 科学的饮食调养 老年人由于消化器官的结构和功能衰退，消化和吸收能力减弱，宜食用易消化的平衡膳食。老年人的代谢也比较慢，食物中含糖量应该比成年人有所减少，并控制食盐的摄入。因老年人易缺乏钙、铁、碘等元素，所以应该在日常饮食中多吃些含此类元素丰富的食物。维生素A、维生素C、维生素E有一定的抗衰老作用，可以适当补充；维生素D有利于钙的吸收，维生素B是保证人体正常代谢所必不可少的。老年人应该多食用水果、蔬菜等，以保证足够的维生素和膳食纤维的摄入。

4. 正确对待疾病 疾病是影响人类寿命最重要的因素。老年人应定期体检，积极防治疾病，做到无病早防，有病早治，促进康复，增进健康。

需要强调的是，衰老不是老年人的“专利”，其实在生命力最旺盛的青春期后衰老已经开始。所以，青年大学生要增强自律，形成并保持积极向上的人生观和健康生活方式，维护良好公共环境，及早建立科学的养生保养习惯，有所作为，提高整体生命质量。

（五）死亡与面对死亡

考点 死亡的概念

死亡（death），是指机体一切生命特征的丧失且永久性的终止。死亡是一切生命的终点，也是生物的基本特征。根据死亡原因，可分为生理性死亡（或称自然死亡）、病理性死亡和意外死亡。死亡的过程通常分为临床死亡和生物学死亡两个阶段。《黄帝内经》讲："脉短，气绝，死。"中国现行临床判断死亡的标准是心脏停止跳动，自主呼吸消失，血压为零。心跳停止 24h 之后，身体的细胞就全部死亡了，此为生物学死亡。随着科学技术的发展，患者的心跳、呼吸、血压等生命体征都可以通过一系列药物和先进设备加以逆转或长期维持，现行的临床死亡标准也因此受到挑战。1959 年以来，学界一直在探讨脑死亡的标准和判断程序。所谓**脑死亡**是指脑干不可逆地死亡，被认为是对死亡更接近本质的认识。1971 年起芬兰等部分国家相继立法认可脑死亡并引入临床。我国也在积极审慎地探讨中。

死亡话题是人类、特别是东方传统文化的禁忌。但是，死亡又是每个人、特别是医护工作者必须面对的问题。人们应该在尊重生命、尊重科学、尊重本人意愿、尊重传统的原则下，坦然面对死亡，力争活得有质量，死得有尊严。为了达到这一目的，医院和社会应相应积极开展临终关怀（hospice care）、安宁疗护（palliative care）方面的研究和实践。

自测题

一、名词解释

1. 生长 2. 发育 3. 青春期 4. 老年期 5. 衰老 6. 围绝经期 7. 死亡

二、选择题

A 型题

1. 有关生长发育规律的说法正确的是（ ）
   A. 人的一生中生长发育的速度是不变的
   B. 人的一生中生长发育没有规律
   C. 人的生长发育过程是有一定规律可循的
   D. 不同个体之间的发育规律完全相同
   E. 人的一生中生长发育规律没有性别差异
2. 青春期男性的第二性征不包括（ ）
   A. 阴毛 B. 腋毛
   C. 胡须、变音、喉结 D. 出现白发
   E. 肌肉发达
3. 有关延缓衰老的做法错误的是（ ）
   A. 过度用脑
   B. 建立良好的生活习惯
   C. 乐观的生活态度
   D. 科学的饮食
   E. 体育锻炼

三、简答题

1. 简述生长发育的一般规律。
2. 青春期生长发育的特点是什么？如何正确对待青春期性问题以促进身心健康？
3. 衰老的表现有哪些？根据本章的内容，谈谈如何延缓衰老？

（马恒东）

生理学实验训练

生理学实验基础知识

生理学是一门实验科学。生理学的知识来源于生活、临床实践和科学实验。**生理学实验**（physiological experiment）是人为地创造一定条件，以利于平时不易从外表观察到的隐蔽或细微的生理活动能被观察，或某种生理过程能被认识。生理学实验根据实验对象不同可分为动物实验和人体实验；根据方法不同可分为急性实验和慢性实验；急性动物实验又包括在体实验和离体实验（离体组织、器官法）。在体实验通常要用到麻醉剂。为保证离体器官、组织保持生理活性通常要用到相应的生理溶液（代体液）。

一、生理学实验的目的和要求

通过生理学实验训练，使学生初步掌握生理学实验的基本操作技术，学会检查人体功能活动的一些测试方法，验证和巩固所学基本理论知识，培养学生科学的思维方法和“三严”（严肃态度、严格要求、严密方法）的工作作风，使学生能够客观地对事物进行观察、比较、分析和综合，真正达到开发智能、拓宽思路和提高理论的效果。因此，要求学生做到以下几点。

1. 做好实验前的准备　仔细阅读实验指导，了解实验的目的和要求、操作步骤和观察项目，不盲目进入实验室；结合本次实验内容，复习有关理论，充分理解实验原理；预测本次实验各步骤可能出现的结果，估计实验中可能发生的误差、易产生的操作失误，尽量避免发生错误。

2. 实验过程中按分工和规程操作　实验室即课堂。进入实验室须遵守实验室规则和安全守则，服从教师安排和指挥，不得迟到早退，有事外出要请假。保持实验室安静，不大声喧哗，不到处走动；保持实验室整洁。

入实验室前穿好工作服，并按分组到指定实验台。按实验物品清单认真检查实验药品及器材是否短缺，如有短缺及时向准备教师汇报。实验器材的摆放力求整齐、清洁、有条不紊，不与其他组调换器材。认真听讲、仔细观察教师的示教，明确实验的任务和要求。

开始实验后，按照操作步骤认真地进行操作和观察，不进行与实验无关的活动。注意保护实验动物和标本，使其保持良好的功能状态。做人体实验时还应注意保暖，动作轻柔，尽量减轻对人体的伤害性刺激。耐心仔细地观察每项实验的结果或现象，及时做好原始记录，并结合所学理论进行分析和解释。若实验过程中出现了问题，小组同学要仔细地查找原因并积极合作努力加以解决，不得过分依赖老师，培养自己独立工作的能力。正确使用并爱护实验仪器，若仪器出现故障，应立即报告老师。注意节约实验材料和药品。

3. 实验后的整理　完成实验各项目并经教师同意后，可以结束实验，按指导教师要求处理或处置实验动物，不得将实验动物随意丢弃。实验动物尸体应按照教师指定的地点暂时存放。关闭仪器和电源。将实验台及所用器械擦拭干净，物品摆放整齐。请准备老师核查所有器材，如有损坏或短缺，及时报告给指导老师处理。

认真整理实验记录，集体讨论实验现象，按照格式独立撰写实验报告，按时交给指导老师评阅。

二、生理学实验常用仪器与手术器械简介

（一）常用仪器及配件

1. 生物信号采集系统 随着科学技术不断发展，先前常用的记纹鼓、二道仪等生理学仪器逐渐被生物信号采集平台所代替，如BL-420生物机能实验系统，就可以完成生理学上大多数实验，如动脉血压的测量、所有的电生理学实验及病理生理、药理的动物实验。

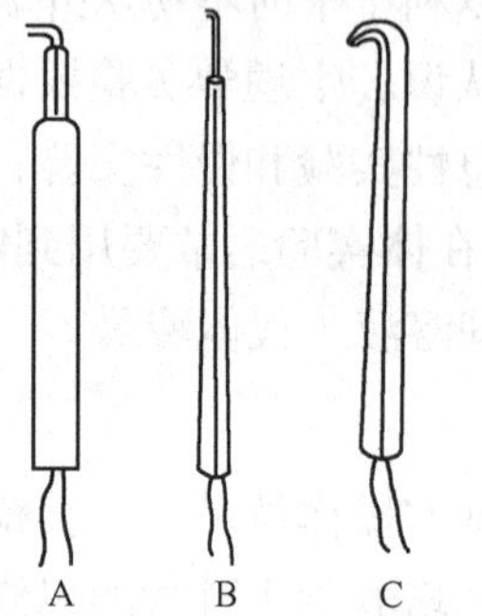

实验图1 生理实验常用电极

A. 降压神经放电引导电极；B. 普通刺激电极；C. 保护电极

2. 电极 在生理学实验中电极可以分为刺激电极和引导电极两种。前者的作用是对组织或器官加以刺激；后者的作用是将器官、组织产生的生物电变化引导出来，并输入到生物机能实验系统。实验图1是生理实验中常用到的几种电极。

3. 换能器（传感器） 医用传感器是用来将机体生理活动的非电信息转换成相应电信息的变换装置，其功能是把机体的生理信息拾取出来，以便进一步实现传输、处理和显示。

生理学实验常用的换能器主要有压力换能器、张力换能器两种。**压力换能器**主要用来测量血压、胸膜腔内压等。它可以把压力的变化转化为电阻率的变化，电信号的大小与外加压力的大小呈线性相关。**张力换能器**，又称**机械-电换能器**，主要用于记录骨骼肌、心肌、平滑肌等组织的收缩曲线。它可以把张力信号转换成电信号，再经放大器将该电信号放大后观察或记录。

4. 肌板和肌槽 肌板（槽）由绝缘的电木（也可以用绝缘树脂材料代替）底板或者槽、电极等部分组成，是生理学实验中的常用仪器。将制备好的坐骨神经-腓肠肌标本的股骨用股骨固定螺丝固定在肌板上，将神经放在肌板电极上。肌板电极的接线柱与电刺激器的输出电极相连，标本跟腱上的线与张力换能器相连（实验图10）。

5. 屏蔽盒 用来放置并刺激神经标本的装置，外壳一般由金属铜或铝合金制成，内部有多个绝缘、固定于一侧或可滑动的银质电极（实验图2）。它们分别是刺激电极、地线和引导电极。屏蔽盒可用于神经干动作电位的引导及其他电生理实验。使用时应注意接地良好，屏蔽盒底部可用湿润的滤纸保持其中的湿度，以防标本干燥。

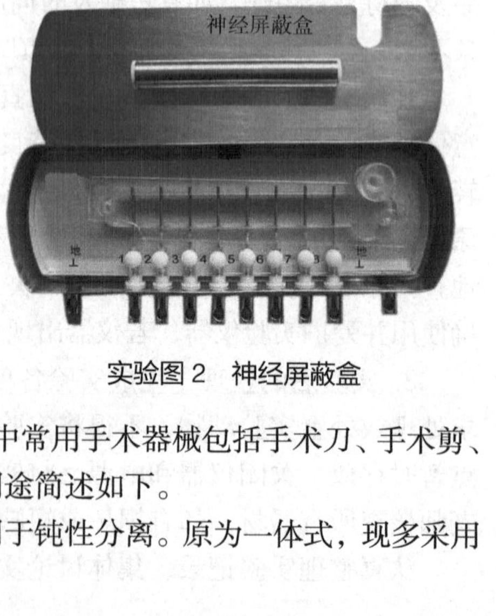

实验图2 神经屏蔽盒

（二）常用手术器械

手术器械是施行手术的必需工具。生理学实验中常用手术器械包括手术刀、手术剪、镊子、止血钳等（实验图3）。现将它们的持法、用途简述如下。

1. 手术刀 用于切开皮肤和脏器，刀柄还可用于钝性分离。原为一体式，现多采用

由活动的刀片与刀柄组装而成，当刀片被污染或刀刃用钝时可随时更换。一般用止血钳安装和取下刀片（实验图4）。执刀姿势视切口大小、位置等不同而有指压式、抓持式、执笔式及反挑式等持法（实验图5）。

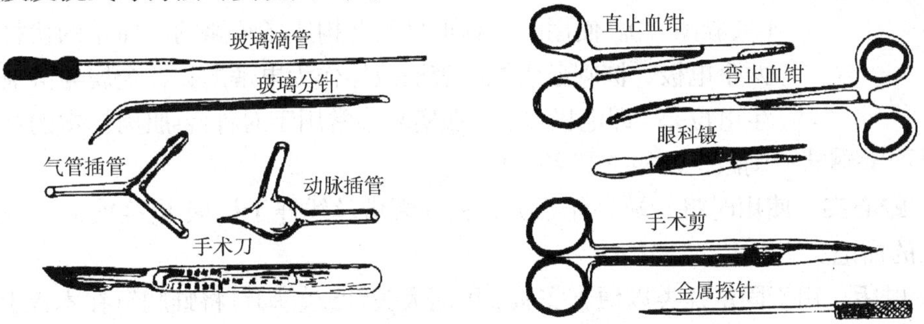

实验图3 常用手术器械

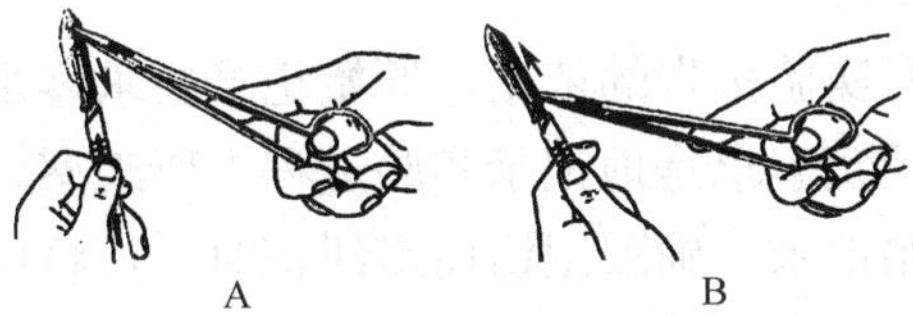

实验图4 安取刀片方法

A. 安装；B. 取下

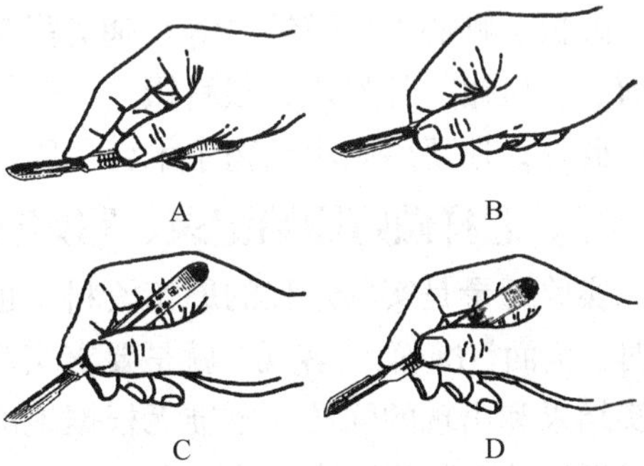

实验图5 常用手术刀持法

A. 指压式；B. 抓持式；C. 执笔式；D. 反挑式

2. 剪刀（外科剪、组织剪） 有长短、尖头钝头、直弯之分。手术剪用于剪开肌肉和皮肤等组织。剪蛙类骨骼只能用铁剪刀。眼科剪只能用于剪神经和血管等细软组织。剪毛剪专用于剪毛。

手术剪执法均为拇指和环指分别插入两个柄环内，以第一关节为度，不宜过深，示指自然地压在剪轴处，其余两指护在剪柄相应部位，以协助掌握方向和用力（实验图6）。

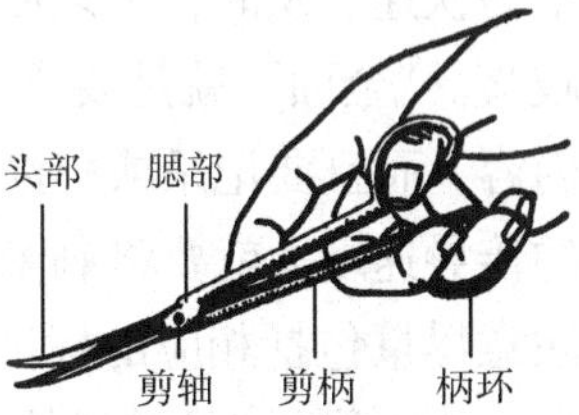

实验图6 执剪方法

3. 镊子 大小不一，有有齿（外科镊）无齿（解剖镊）、直头弯头镊之分，用于夹住和提起组织，便于剥离、剪断和缝合。有齿镊用于夹持较坚硬的组织，如皮肤、筋膜、肌腱等。无齿镊用于夹持黏膜、血管和神经等较脆嫩的组织。夹捏血管、心包膜等细软组织用眼科镊。手术中一般左手以执笔式执镊，持镊时忌将镊柄握于掌心而妨碍操作手的灵活性。

4. 止血钳 除用于止血外，有齿的还用于提起切口处皮肤；无齿的还用于分离小血管，蚊式止血钳尖端较细小，用于分离小血管及神经周围的结缔组织。正确执止血钳的姿势基本上与执剪法相似。但止血钳柄环间有齿，可咬合锁住，松开时左右手的操作不同。

5. 玻璃分针和玻璃钩 绝缘体，用于钝性分离神经和血管等组织。注意破损的玻璃分针或玻璃钩可能很锋利，修复后才能使用。

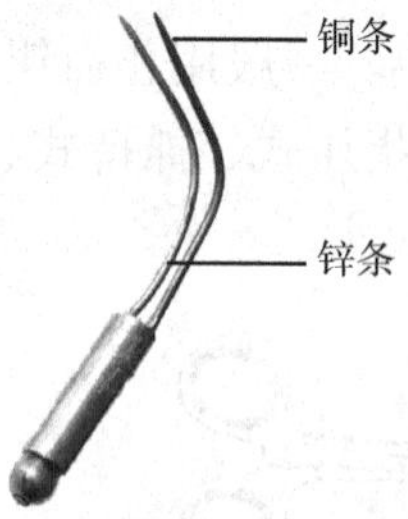

实验图 7 锌铜弓

6. **金属探针** 又叫毁髓针、蛙针，用于破坏两栖类动物的脑和脊髓。

7. **锌铜弓** 由锌条和铜条组成两臂，用锡在二者的一端焊接而成（实验图 7）。使用时，锌铜弓两臂构成了短路的、原始的伏打电池的两个电极，被刺激组织的表面液体作为电解质，在金属与溶液之间产生电位差，即电极电位。在实验中常用于对神经-肌肉标本的神经施加刺激，以检查其兴奋性。

8. **蛙心夹** 使用时将一端夹住心尖，另一端借丝线连于机械-电换能器，以进行心脏活动的描记。

9. **蛙板** 用于固定蛙类以便于实验。可用大头针或蛙脚钉将蛙腿钉在木板上。如制备神经-肌肉标本，应在清洁的玻璃板上操作，为此可在木板上放一块适当大小的玻璃板。

蛙类手术器械包括金属探针、铁剪刀、外科剪、眼科剪、外科镊、眼科镊、玻璃分针、蛙板、蛙心夹、锌铜弓等。**哺乳类手术器械**通常包括剪毛剪、手术刀、外科剪、眼科剪、止血钳、外科镊、眼科镊、气管插管、血管插管，有时会用到缝合针线和持针器等。此外，还要用到小动物手术台、固定绳等。

三、怎样做好原始记录、写好实验报告

实验记录是实验过程的原始资料，也是书写实验报告的依据。**原始记录**要求客观、及时、全面、准确。“客观”就是要求实验者必须实事求是地记录实验过程中所观察到的真实结果和出现的问题。不准无根据地涂改原始记录。确因记错而需纠正时，可将原错处轻轻划掉（不要涂抹，要使被划处仍可看清），然后加写正确的记录。“及时”就是要在事件发生的当时记录，不能靠回忆追记或猜测。为此，最好先设计好记录表格。原始记录中为快速、及时，可以使用自造的、不一定规范的代号，但应尽快誊清或补充说明，避免歧义。“全面”就是要求不仅要记录实验中直接观察到的现象、数据、描记的图形图像等内容，而且要记录或标注这些结果产生的条件及干扰因素。例如，测量神经干上动作电位的传导速度，就要将刺激强度、波宽和两对电极间距离等一并记录；剪切图形图像时也要注意尽量包括相应的标注。“准确”就是要求观察、记录的结果描述恰当，数量和单位无误。记好原始记录是科技工作者的基本功，在实验和科学试验中都具有基础而重要的作用。

写实验报告是对实验结果的总结，也是生理学实验课的基本训练之一，应以科学的态度认真书写，为将来撰写科技论文打下基础。

1. **写报告的一般要求** 使用学校统一印制的报告纸。填全各栏目，并标明组别与学号。“日期”一栏填做实验日期，报告日期可标于文末。“指导教师”一栏不写，留批阅报告人签名用。报告要求格式标准、页面整洁、字迹端正、图表准确、文字简练、语句通顺，按时上交。写报告不得使用圆珠笔，绘图宜用铅笔。注意文字规范、标点符号正确，不用不规范的简化字、代号。

2. **报告基本格式与写法** 实验报告一般包括题目、目的、原理、实验对象与用品、方法、步骤、结果、分析讨论及注意事项等栏目。要写好实验报告，需注意以下几点。①实验方法，因实验指导中已有详细介绍，一般只需作简要说明。②“结果”是报告的

核心，要在原始记录的基础上加以整理和归纳。根据需要将实验记录合理地剪贴，并注以说明。③“分析讨论”也是报告的重要内容，需根据所学的理论知识、查阅生理值对每项结果进行解释和分析，判断实验结果是否为预期结果。如果出现非预期的结果，应该分析其可能的原因。“分析讨论”的书写是一项富有创造性的工作，能帮助学生提高独立思考和分析问题的能力。这也反映学生的知识掌握情况和表达能力。参考的书籍等应注明出处。④“实验结论”是从实验结果和讨论中归纳出一般性的、概括性判断，也就是本次实验所验证的基本概念、原则和理论的简明总结。结论中一般不罗列具体的结果，也不要轻易推断或引申。

生理学实验

实验1　反射弧分析

【目的】　学会蛙类捉持和破坏脑、脊髓的方法。通过观察脊髓动物的反射活动，了解反射弧的组成及其各部分完整性与反射活动的关系。

【原理】　机体的多数活动都是通过反射完成的。完成反射活动的结构基础是具有生理完整性的反射弧，反射弧由感受器、传入神经、反射中枢、传出神经和效应器5部分组成。其任何一个环节受到破坏，反射活动都不能完成。

【对象】　青蛙或蟾蜍。

【实验用品】　蛙类手术器械一套、铁支架和双凹夹、肌夹（蛙嘴夹）、小烧杯、培养皿、滤纸片、药用棉球，0.5%和1.0% H_2SO_4溶液等。

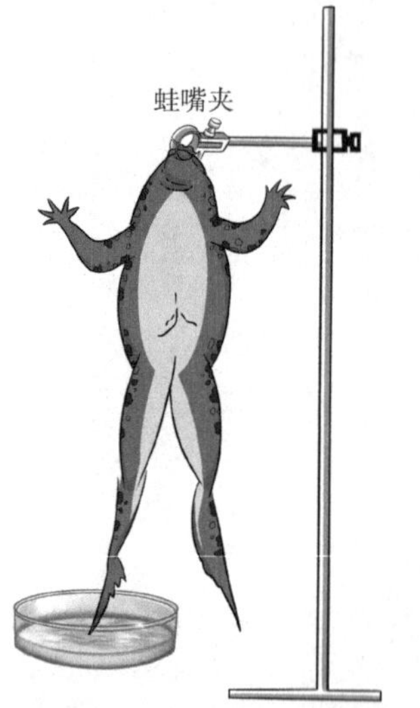

实验图8　反射弧分析装置图

【方法步骤】

1. 制备脊蛙　取蛙一只，用自来水洗干净后，用纱布包住全身仅露头部，左手握住蛙体与前肢，用铁剪刀横向伸入蛙口腔，在鼓膜后缘剪去颅脑部（或用金属探针从枕骨大孔处向前破坏脑），棉球压迫创面止血，制成脊蛙。用肌夹将蛙下颌夹住，挂在铁支架上（实验图8）。

2. 检查右侧屈腿反射　待蛙四肢松软后，用盛在培养皿中的0.5% H_2SO_4溶液接触蛙右后肢足趾皮肤，观察有无屈腿反射。然后用小烧杯盛清水洗去足趾上的硫酸溶液。此步骤可以同步测定**反射时**。

3. 去除足趾皮肤　在右后肢踝关节上方，将皮肤剪一环形切口，剥净切口以下的皮肤，重复步骤2，观察有无屈腿反射。

4. 检查左侧屈腿反射　用0.5% H_2SO_4溶液刺激左后肢足趾皮肤，观察有无屈腿反射。

5. 剪断左腿坐骨神经　在左后腿上段背面做一纵向皮肤切口，用玻璃分针分开股二头肌和半膜肌，钩出坐骨神经并剪断，再用0.5% H_2SO_4溶液刺激该腿足趾皮肤，观察有无屈腿反射。

用锌铜弓分别刺激剪断的坐骨神经中枢端、外周端，观察蛙反应情况。

6. 检查搔扒反射　把浸有1% H_2SO_4溶液的滤纸片贴在蛙胸腹部皮肤上，观察有无搔扒反射出现，描述脊蛙的反应。去除滤纸片并清洗后，再取一块贴在其背部，观察脊蛙反应。

7. 破坏脊髓　用探针插入脊蛙椎管，捣毁脊髓，观察破坏前、破坏中、破坏后脊蛙反射活动和肌肉紧张度有何变化；再重复步骤6，观察有无搔扒反射。

【注意事项】

1. 若选用蟾蜍，破坏脑方法见实验 2。需待脊蛙从脊休克中恢复或在剧烈挣扎后安静下来才能正式开始实验。

2. 培养皿倒取硫酸溶液少许，足趾接触到即可，蛙足趾每次浸入硫酸溶液的深度要一致；每项实验结果观察完毕后均应立即用清水洗去硫酸溶液，并用纱布拭干。

3. 注意剪断坐骨神经的高位分支和剥干净足趾的皮肤，以免影响实验效果。

【要求】 从实验结果分析屈肌反射反射弧的具体构成。

实验 2　蛙坐骨神经-腓肠肌标本制备

【目的】 学会蛙坐骨神经-腓肠肌标本制备方法，熟悉常用手术器械的规范用法，加强基本操作技术的训练。

【原理】 蛙类的离体组织维持生理功能所需的理化条件比较简单，易于控制和掌握。因此，实验中常用青蛙或蟾蜍坐骨神经-腓肠肌标本来观察兴奋性、兴奋过程、刺激反应的一般规律及骨骼肌的收缩特点等。

【对象】 青蛙或蟾蜍。

【实验用品】 蛙类手术器械一套，林格液（又称任氏液）、培养皿、锌铜弓、丝线、蛙脚钉。

【方法步骤】 标本制备过程见实验图 9。

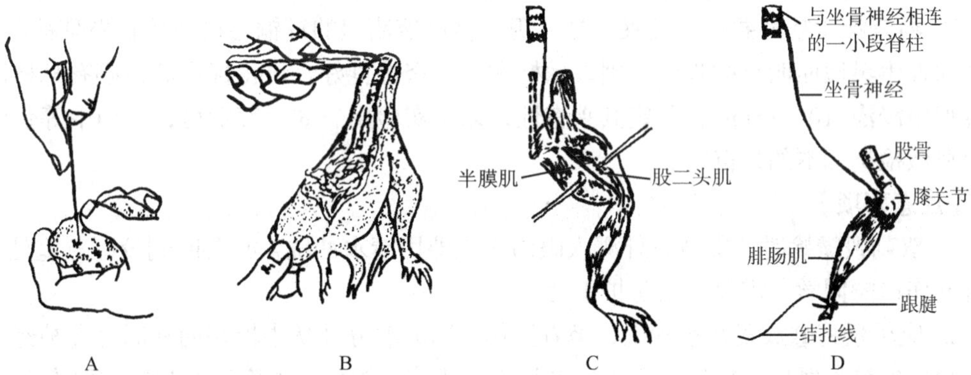

实验图 9　蛙坐骨神经-腓肠肌标本的制备

1. **破坏脑和脊髓** 左手持蛙或蟾蜍，使其头部向上，用示指压住其吻部，使头和躯体呈一定角度。右手持金属探针，用针尖沿头背部正中向下滑动，可以触到一条横沟，将探针于横沟中央处经枕骨大孔垂直刺入，然后向前刺入颅腔，左右搅动捣毁脑组织，蛙角膜反射消失；将探针抽出再由枕骨大孔向后刺入脊椎管捣毁脊髓，蛙四肢松软、呼吸消失（即**双刺毁**，实验图 9A）。实验时也可采用断头法行双刺毁。双刺毁蟾蜍须用纱布遮盖，以免蟾蜍毒液溅入眼睛。

2. **剪除躯干上部及内脏** 在骶髂关节水平以上 1cm 处剪断脊柱，使青蛙或蟾蜍头与内脏自然下垂，右手持剪刀，沿两侧剪除其一切内脏及头胸部（注意勿伤及坐骨神经），仅留下后肢、骶骨、脊柱及由它发出的坐骨神经（实验图 9B）。

3. 剥皮 先剪去泄殖孔周围皮肤，然后左手握脊柱断端（注意不要握住或接触神经），右手捏住其上的皮肤边缘，向下剥掉全部后肢的皮肤，将标本放在盛有林格液的培养皿中。若标本系电生理实验用则禁止撕皮，需用剪刀剪断皮下结缔组织来分离皮肤。

4. 洗净手和器械 把手及用过的剪刀、镊子等全部手术器械洗净擦干，再进行下述步骤。以免血液、皮肤分泌物污染标本。无皮标本不得用自来水清洗。

5. 分离两后肢 用外科镊从背位夹住脊柱将标本提起，剪去向上突出的骶骨和尾骨（注意勿损伤坐骨神经），然后沿正中线用铁剪刀将脊柱分为左右两半并从耻骨联合中央剪开，将两后肢分离，供两人分别制备标本。

6. 制作坐骨神经-腓肠肌标本 取一条蛙后肢放在蛙板上。

（1）游离坐骨神经：将标本背侧向上放置，把梨状肌及其附近的结缔组织剪断，再循坐骨神经沟（股二头肌及半膜肌之间的裂缝处）找出坐骨神经的大腿部分（实验图 9C），用玻璃分针小心剥离。在神经完全暴露后，用铁剪刀剪下与神经相连的脊柱，用镊子提起小块脊柱，用眼科剪剪断坐骨神经的所有分支，并将神经游离至膝关节上部。

（2）制作坐骨神经-小腿标本：将坐骨神经搭于腓肠肌上，剪掉在膝关节周围全部大腿肌肉并用铁剪刀将股骨刮干净，然后在股骨中部剪去上段股骨，保留的部分就是**坐骨神经-小腿标本**。

（3）制作坐骨神经-腓肠肌标本：将坐骨神经-小腿标本在跟腱处分离，穿线结扎牢固，在结扎处下端剪断跟腱。左手提线，游离腓肠肌至膝关节处，然后将膝关节下小腿其余部分全部剪掉，制得坐骨神经-腓肠肌标本（实验图 9D）。

7. 检查标本功能并稳定其兴奋性 用经林格液沾湿的锌铜弓迅速接触坐骨神经，如腓肠肌发生灵敏而明显的收缩，则表示标本的兴奋性良好。可将标本放在盛有林格液的培养皿中浸泡 10～15min，稳定其兴奋性，以备实验用。如无锌铜弓，可用中等强度单个电刺激检查标本的兴奋性。

【注意事项】

1. 双刺毁蟾蜍时，毒液意外溅入眼内应立即用清水冲洗，必要时到校医务室处置。手部有伤口的同学，需要穿戴防护手套。

2. 应尽量将蛙放置在蛙板上，坐着操作；用玻璃分针从中枢端向外周分离神经，并减少金属器械的触碰。操作过程中，勿污染、压榨、损伤、过度牵拉神经和肌肉。

3. 经常在神经和肌肉上滴加林格液，防止其表面干燥，以保持标本正常兴奋性。

4. 剪断股骨时，应留足够长的股骨，以免影响标本的固定。

【组织建议】 本实验为基本操作，应由教师分两大组先做演示，再给学生每两人一只青蛙，制备标本。学生操作中途可请先做好的同学与他人分享体会和经验。本次实验成绩可以用标本检验结果来评定。

实验 3 刺激强度、刺激频率与肌肉收缩的关系

【目的】 保持足够刺激时间不变，观察不同刺激强度对肌肉收缩反应的影响和不同刺激频率对骨骼肌收缩形式的影响。

【原理】 刺激要达到足够的强度和时间才能引起组织发生反应。保持刺激时间不变，刚能引起组织细胞发生反应的刺激强度称阈强度。具有阈强度的刺激称阈刺激。骨骼肌实验时，因不同的肌细胞兴奋性不同，随着刺激强度增大，参与收缩的肌纤维越来越多，收缩反应随之增大。当刺激强度增大到某一数值时，所有肌纤维均兴奋，此时的肌肉收缩称最大收缩。即使再增加刺激强度，肌肉收缩反应也不会再增大。这种能使肌肉发生最大收缩反应的最小刺激强度称最适强度。具有最适强度的刺激称最大刺激或最适刺激。

肌肉接受一个有效刺激发生一次收缩，称单收缩。单收缩的过程分为潜伏期、收缩期和舒张期。蟾蜍腓肠肌的单收缩历时约 120ms，其中潜伏期约 10ms、收缩期 50ms 和舒张期 60ms。给予间隔时间短于单收缩时程的连续有效刺激，肌肉发生连续收缩，称强直收缩，包括不完全强直收缩和完全强直收缩（图 3-5）。强直收缩产生的肌张力比单收缩大 3～4 倍。

【对象】 蟾蜍或青蛙。

【实验用品】 蛙类手术器械、生物机能实验系统（以 BL-420F 为例）、张力换能器、神经屏蔽盒（或肌板）、铁支架、双凹夹、培养皿、滴管、林格液等。

【方法步骤】

1. 实验准备

（1）制备腓肠肌标本：可按实验 2 的方法制备坐骨神经-腓肠肌标本。也可按简法制备腓肠肌标本：破坏脑和脊髓后，在大腿根部环剪皮肤并向下剥皮，于大腿根部剪断腿骨，将膝关节以上大腿肌肉去掉，游离腓肠肌并在跟腱处穿线结扎，在结扎点下端剪断跟腱，提起扎线，剪去小腿骨，即成腓肠肌标本，置于盛有林格液的培养皿中待用。

（2）连接仪器及固定标本：固定肌肉标本的股骨于肌槽（或神经屏蔽盒）的股骨孔，将肌肉置于刺激电极上，跟腱结扎线挂于张力换能器（标签面朝上）的受力片钩上；或固定肌肉标本膝关节于蛙板，标本跟腱结扎线连张力换能器弹簧片，将 2 根刺激电极（接刺激器输出）接触肌肉或坐骨神经。上下调节换能器至连线稍绷紧以给标本一定前负荷（操作应极为柔和）。将张力换能器连接到生物机能实验系统的第 1 通道（实验图 10）。

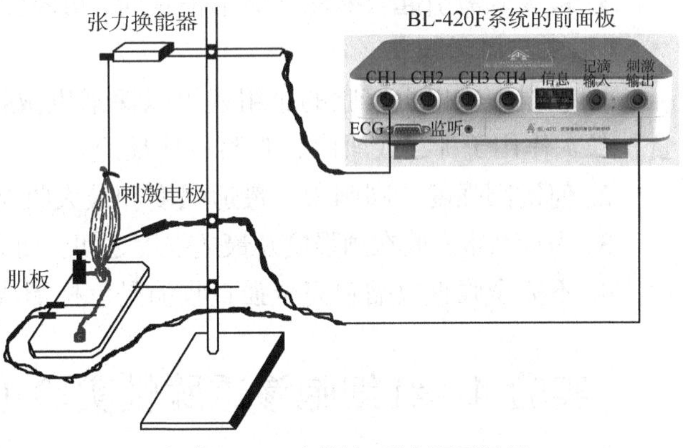

实验图 10 刺激与反应记录装置

2. 实验项目

（1）刺激强度对骨骼肌收缩的影响：打开计算机，启动生物机能实验系统。

1）选实验项目中肌肉神经实验的“刺激强度与反应的关系”。

2）刺激参数设置：选连续单刺激，刺激频率 1Hz，起始刺激 0.4V，刺激强度增量 0.2V（可调），扫描速度以结果为依据进行调整，刺激 30 次以上。

3）实验方式：选择“程控”，按“确定”后，系统将以固定的增幅刺激标本，观察肌肉收缩曲线的变化，并确认阈刺激和最大刺激。可依据曲线幅度调整“增益（G）”。

实验表 1 刺激参数设置

肌肉收缩形式	刺激频率（Hz）	个数	延时（s）
单收缩	1	3	1
不完全强直收缩	6～12	12	1
完全强直收缩	20～30	40	1

注：刺激强度选 1V（依据收缩曲线高度进行调整）。

4）结束实验并输入文件名，按默认路径“保存”。需要时可从系统中打开该文件。

（2）刺激频率对骨骼肌收缩的影响

1）选实验项目中肌肉神经实验的“刺激频率与反应的关系”。

2）按实验表 1 设置刺激参数。

3）按“经典实验”或“现代实验”，系统将自动开始实验。记录实验中观察到的曲线。

4）结束实验并输入文件名，按“保存”，保存实验图形和结果。

【结果处理】

1. 描绘刺激强度与肌肉反应的收缩曲线，补充标注波宽等参数，确认并标注阈刺激和最大刺激。

2. 描绘肌肉单收缩曲线（适当加快走纸速度使收缩曲线横向扩展），测量并标注潜伏期、收缩期和舒张期的时间及收缩波峰点的张力值。

3. 描绘刺激频率与肌肉收缩反应曲线，标注刺激频率，找到临界融合频率。

【注意事项】

1. 经常用林格液湿润标本，以保持其良好的兴奋性。

2. 为避免肌肉出现疲劳现象，每两次刺激之间让标本休息 30s 以上。

3. 最大刺激引起收缩曲线波形消顶时，可降低增益，再次给予刺激，重新描记曲线。

【要求与思考题】

1. 较早完成以上实验的小组还可以探索机械刺激（如牵拉、压迫）、化学刺激（如食盐粒）作用于神经或肌肉，观察有何反应？

2. 何谓阈强度、阈刺激、最适强度和最大收缩？

3. 为什么本实验在阈强度及最适强度之间，肌肉收缩幅度随刺激强度的增加而增加？

4. 不完全强直收缩和完全强直收缩是怎样形成的？

实验 4 红细胞渗透脆性实验（附血细胞比容测定）

【目的】 学会测定红细胞的渗透脆性。加深理解机体内环境中渗透压对维持细胞正常形态和功能的重要性。

【原理】 红细胞对低渗溶液具有一定的抵抗力，其大小可用渗透脆性来表示。脆性大则抵抗力小，脆性小则抵抗力大。脆性大的红细胞在低渗溶液中易发生破裂溶血。

【对象】 家兔。

【实验用品】 试管及试管架、2ml 吸管、洗耳球，1% NaCl 溶液、蒸馏水、肝素钠等。

【方法步骤】

1. 取小试管 10 支，编号后依次排列在试管架上，按照实验表 2 要求准确配制不同浓度的低渗盐溶液。

实验表 2 低渗盐溶液的配制

试管号	1	2	3	4	5	6	7	8	9	10
1%NaCl（ml）	1.4	1.3	1.2	1.1	1.0	0.9	0.8	0.7	0.6	0.5
蒸馏水（ml）	0.6	0.7	0.8	0.9	1.0	1.1	1.2	1.3	1.4	1.5
NaCl 浓度（%）	0.70	0.65	0.60	0.55	0.50	0.45	0.40	0.35	0.30	0.25

2. 教师采家兔心血，加肝素钠抗凝。学生向每支试管中各加 1 滴抗凝血剂，双手搓动或轻轻摇匀后静置 1h。

3. 在光线明亮处，以白色为背景观察混合液的分层情况和颜色，作出判断。

（1）试管内液体分层，下层为浑浊红色，上层透明无色，表明无红细胞破裂。

（2）试管内液体分层，下层为浑浊红色，上层透明且出现不同程度红色，表明部分红细胞已破裂，称为不完全溶血。最先出现部分溶血的最高低渗盐溶液浓度，为该家兔红细胞的最小抵抗（即最大脆性）。

（3）试管内液体完全变成透明红色，表明红细胞全部破裂，称为完全溶血。开始出现完全溶血的最高低渗盐溶液浓度，为该家兔红细胞的最大抵抗（即最小脆性）。

如第 1～5 管不溶血，6、7 管为不完全溶血，8～10 管完全溶血，则最小抵抗为 0.45%NaCl、最大抵抗为 0.35%NaCl，或该对象红细胞脆性范围为 0.35%～0.45%。

【注意事项】

1. 溶液的配制必须有序、准确，以免造成试管混淆和浓度误差。

2. 取血、滴加、混匀试管内血液时不可用力过猛，避免人为溶血。观察结果时，不得摇动试管。

【要求与思考题】

1. 列表详细描述各试管内实验现象，判断溶血情况，得出脆性结果。

2. 红细胞渗透脆性与其对低渗透压的抵抗力间呈何种关系？其大小有何临床意义？

附：血细胞比容测定（示教）

【目的、原理】 血细胞比容测定是将定量的抗凝血置于比容管中，用一定的速度和时间进行离心沉淀，由此得出压实血细胞在全血中所占的容积百分比。血细胞比容的高低与红细胞的数量和大小有关。测定血细胞比容的方法有多种，目前临床上常用的有离心法（温氏法）及血细胞分析仪法。本实验的目的是了解血液的组成和血细胞比容测定的原理和方法。

【实验对象与用品】 人或家兔。温氏比容管、细长毛细滴管或 2ml 注射器（附有腰穿针头或细聚乙烯管）、静脉采血用具、水平离心机、托盘天平，肝素钠注射液等。

【方法步骤】 用细长毛细滴管或附有腰穿针头的 2ml 注射器吸取混匀的肝素钠抗凝血，从温氏管的底部开始缓缓加入管内，直至液平面与刻度线“100”平行为止，避免产生气泡。将 2 支温氏管平衡后，置于水平离心机中以 3000r/min 离心 30min。

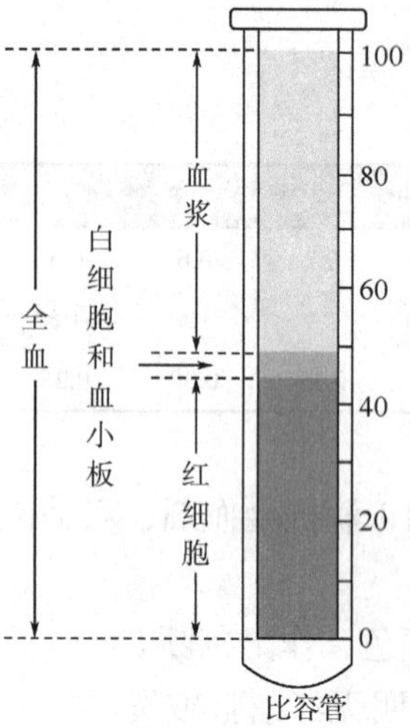

实验图 11　血细胞比容示意图

取出温氏管，观察可见试管内自上而下分为 3 个层次：上部透明的淡黄色液体为血浆层，中部灰白色沉淀为血小板、白细胞和个别有核红细胞，下部紫黑色沉淀为红细胞层（实验图 11）。以紫黑色红细胞表层为准读取红细胞层的柱高，计算血细胞比容（白细胞层常忽略不计）。为准确起见，可以再次离心 5min，若刻度不变，即为血细胞比容值。若无水平离心机，则读取红细胞表层斜面中间对应刻度。

【要求】 分析实验结果，讨论血细胞比容测定的临床意义。

实验 5　出血时间和凝血时间的测定

【目的】 通过测定出血时间和凝血时间的长短，了解实验对象生理性止血功能的好坏，加深对生理性止血机制的理解。

【原理】 出血时间是指从伤口开始出血到出血自行停止所需的时间，也即是测定微小血管伤口封闭所需的时间。出血时间可反映被测者的生理性止血功能是否正常，了解小血管及血小板功能等是否正常。**凝血时间**是指血液流出体外至发生凝固所需的时间，凝血时间只反映血液本身的凝固过程是否正常、有无凝血因子缺乏或减少。

【对象】 人。

【实验用品】 消毒棉球或棉签、采血针、秒表、玻片、滤纸条、毛细玻管，碘酒、75%乙醇溶液。

【方法步骤】

1. 测定出血时间 消毒耳垂或指尖后，用消毒采血针刺入皮肤 2～3mm 深，待血液自然流出，立即计时，每隔 30s 用滤纸条吸干血滴 1 次，使血点在纸条上依次排列，直到无血可吸为止。计算开始出血至停止出血的时间（或用纸条上血点数除以 2）即为出血时间，纸片法测定正常值为 1～3min。

2. 测定凝血时间

（1）玻片法：采血操作同上，滴一滴血在玻片上，立即计时，然后每隔 30s 用采血针挑血 1 次，直到挑起细纤维状血丝为止。从开始流血到挑起血丝的时间即为凝血时间。此法的正常值为 2～8min。

（2）毛细玻管法：采血时用棉球吸去第一滴血，然后用毛细玻管吸血使其充满，立即计时，并每隔 30s 折断一小段毛细玻管，至断端出现血纤维丝为止。从毛细玻管吸满血到其断端出现血纤维丝的时间即为凝血时间。此法正常值为 2～7min。

【注意事项】

1. 采血时一定要严格消毒，以防感染。

2. 测定出血时间时采血针刺入的深度要适宜，应让血液自然流出，不可挤压。用滤纸条吸血滴时不能接触伤口。

3. 针尖挑动血液时，应朝一个方向横穿直挑，不可搅动。

【要求与思考题】

1. 操作中不要自己采血，也不提倡互相采血，最好组内单循环分别作为测定者和被检查对象。

2. 用铅笔在滤纸条上注明时间、被检查对象和测定者，贴在原始记录纸上。

3. 讨论出血时间和凝血时间有何关系？其测定有何临床意义？

实验 6 人 ABO 血型鉴定

【目的】 学会观察红细胞凝集现象。掌握鉴定 ABO 血型的方法，加深理解血型分型的依据及其意义。

【原理】 红细胞膜上的 A 抗原与血清中抗 A 抗体相遇或 B 抗原与抗 B 抗体相遇，会使红细胞发生凝集反应。根据这一原理，用已知的抗 A 诊断血清和抗 B 诊断血清可鉴定受试者红细胞膜上的未知抗原，从而确定 ABO 血型。

【对象】 人。

【实验用品】 抗 A 诊断血清、抗 B 诊断血清、0.9% NaCl 溶液，双凹玻片、采血针、吸管、小试管、消毒棉球或棉签、玻璃棒、显微镜、离心机等。

【方法步骤】 取干净双凹玻片 1 块，在两端分别标明抗 A、抗 B 字样。分别滴入抗 A 诊断血清、抗 B 诊断血清 1 滴。消毒手指或耳垂，待乙醇挥发后，用消毒过的采血针刺破皮肤，滴 1～2 滴血于盛有 1ml 0.9%NaCl 溶液的小试管内混匀，离心制成红细胞混悬液。将红细胞混悬液各滴 1 滴在上述血清中，轻轻振动玻片使液体混匀。也可以用玻璃棒或棉签杆两端一次性蘸取血液，分别与抗 A、抗 B 诊断血清混合。

10～15min 后先用肉眼观察有无红细胞凝集现象。如果红细胞聚集成团，经振荡或轻轻搅动亦不散开，为“凝集”现象（实验图 12 左侧）；红细胞散在均匀分布或虽似成团，一经振荡即散开，则为未凝集（实验图 12 右侧）或“假凝集”。如不能确定，用低倍显微镜观察。根据反应结果判定血型。

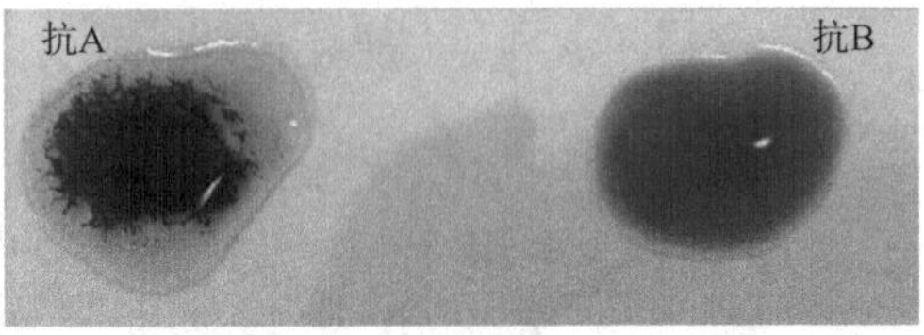

凝集　　未凝集

实验图 12 ABO 血型鉴定结果判断

【注意事项】

1. 玻片、试管、吸管在实验前必须清洗干净，以免造成假凝集。

2. 实验过程中，两种血清不能混淆、接触。

【思考题】

1. 为什么要鉴定血型？它与输血有何关系？

2. 如果只知 1 人为 B 型血，请你设计无标准血清情况下测知全班人血型的方案。

实验 7 在体蛙心搏动的观察与起搏点分析

【目的】 学会观察蛙心搏动的方法。通过实验分析蛙心各部位兴奋收缩的顺序；证实正常起搏点的部位。

【原理】 哺乳动物心脏的特殊传导系统主要由自律细胞组成，具有自动节律性。正常情况下，自律性最高的窦房结能自动产生兴奋并传给心房、心室，使整个心脏兴奋收缩，称为心脏的正常起搏点。其他部位自律性较窦房结低，受窦房结控制而不能表现出来，称为潜在起搏点。当窦房结的兴奋受阻断时，潜在起搏点的自律性就能表现出来，成为异位起搏点。两栖类动物的正常起搏点为静脉窦，易于观察。

【对象】 青蛙或蟾蜍。

【实验用品】 蛙类手术器械、蛙心夹、小试管、滴管、丝线、林格液。

【方法步骤】

（一）实验准备

1. 破坏脑和脊髓 如实验 2 对青蛙或蟾蜍行双刺毁。

2. 固定，暴露心脏 将蛙移至蛙板上，用蛙脚钉固定好四肢。用剪刀从胸骨下端至左右两侧锁骨外侧呈“V”形剪开皮肤，提起剑突，将铁剪刀从剑突下伸入胸腔（注意剪尖上翘，勿伤及心脏）沿皮肤切口方向剪开胸骨、肋骨及锁骨，即可见到被心包包裹着的心脏。用眼科镊提起心包，仔细剪开它，暴露心脏。

3. 识别蛙心 心脏暴露后，参照实验图 13，先从腹面观上识别蛙心的心房、心室、主动脉球及左、右主动脉干，在左、右主动脉干下穿一线备用。然后在心室的舒张期用蛙心夹夹住少许心尖，轻轻提起蛙心夹，将心尖提向头端，从背面观上识别心房、心室、静脉窦、房室沟（心房与心室的界沟）、窦房沟（静脉窦与心房的界沟，呈月牙形白色纹理）。

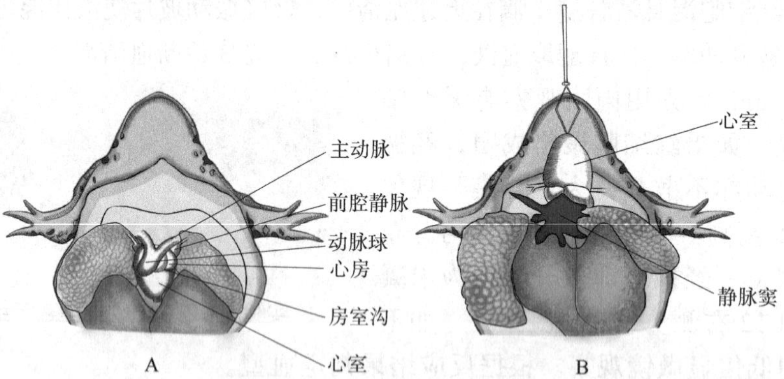

实验图 13 蛙心结构示意图

A. 腹面观；B. 背面观

（二）实验项目

1. 正常心搏观察 仔细观察心房、心室和静脉窦的跳动顺序，再分别计数它们跳动的频率。

2. 改变温度 用盛有 35～40℃热水的小试管依次分别接触心房、心室，观察心率有何变化。再接触静脉窦，观察心率有何变化。再用小冰块依次分别接触心房、心室和静脉窦，记录各部位心跳的次数变化。

3. 第一次结扎 将心尖提向头端，用刚才备用的线在窦房沟处进行斯氏第一结扎，以阻断静脉窦和心房之间的传导，观察心房、心室是否停跳，静脉窦是否仍保持跳动，记录跳动的次数。一段时间后，心房是否恢复跳动，记下跳动次数。若心房跳动不恢复，可用蛙针刺激一下心房以帮助恢复。

4. 第二次结扎　取下结扎线，在心房与心室之间的房室沟处进行斯氏第二结扎，观察和记录心房、心室、静脉窦的跳动次数变化，如一段时间后心室尚未恢复跳动，可用蛙针刺激一下心室以帮助恢复。

5. 心脏离体　解除结扎，待各部心跳恢复，用剪刀将蛙心完整取下（注意保留静脉窦在心脏上），浸泡在林格液中，观察心脏是否仍在跳动。然后在窦房沟处剪下静脉窦，分别观察静脉窦、心房、心室是否仍在跳动。

6. 其他　在实验条件和时间允许情况下，也可先将蛙心夹连接张力换能器的弹簧片，通过二道仪或生物机能实验系统描记在体蛙心收缩曲线，给予刺激，观察期前收缩和代偿间歇现象。

【注意事项】

1. 手术中勿损伤心脏，实验中经常滴加林格液于心脏上。
2. 蛙心夹夹心尖时不宜过多或过少，以防夹破心室壁。
3. 局部加温时部位要准确，时间不宜过长。
4. 结扎部位要准确，力度恰当。

【要求】　试以表格方式记录各项观察的结果，并给予理论上的解释。

实验 8　家兔胆汁分泌与胃肠运动观察

【目的】　观察胃肠的正常运动及神经和体液因素对胃肠运动、胆汁分泌的影响，加深对胃肠平滑肌生理特性的理解。本实验还作为家兔手术基本操作的练习。

【原理】　影响胆汁分泌的因素主要有迷走神经和促胰酶素的兴奋作用。胃肠道肌肉属平滑肌，故具有平滑肌活动的特点。胃运动呈蠕动及紧张性收缩；肠的运动方式主要为紧张性收缩、蠕动和分节运动。在体内其运动主要受神经系统支配及理化因素影响。

【对象】　家兔。

【实验用品】　哺乳动物手术器械一套、电刺激器、保护电极、注射器，20%乌拉坦（化学名氨基甲酸乙酯）、0.01%肾上腺素、0.01%乙酰胆碱、阿托品注射液、新斯的明注射液、蒂罗德溶液（台氏液）、滴管等。

【方法步骤】

（一）手术准备

1. 麻醉与固定　沿耳缘静脉缓慢注射 20%乌拉坦（参考用量 5ml/kg）或 3%戊巴比妥钠（参考用量 1ml/kg），仔细观察眨眼反射、四肢痛觉反应是否消失或迟钝，待家兔麻醉后仰卧位固定于兔手术台。注射部位除毛，用 75%乙醇溶液消毒，室温较低时可采用揉、弹、灯烤等办法使血管充盈。助手固定好家兔，尤其防止其头部摆动。吸好注射液（麻醉时吸药量应比参考用量多一些）的注射器安好针头，可用止血钳将针头旋紧，且针口斜面向注射器刻度一面。左手示指和中指夹住静脉的近心端，拇指绷紧静脉的远心端，环指及小指垫在下面，右手持注射器，示指护在针头处。从耳尖向耳根沿血管方

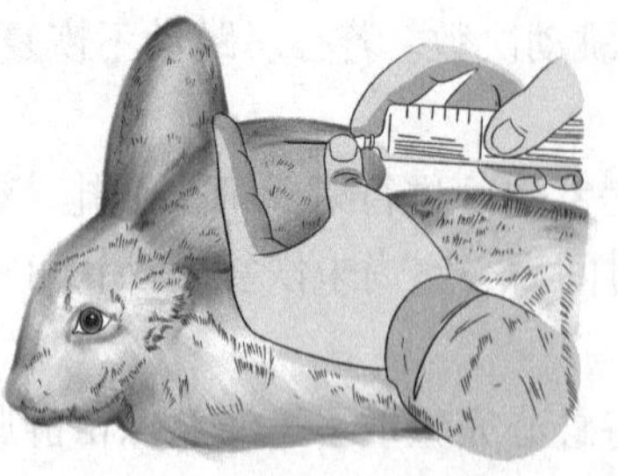

实验图 14 兔耳缘静脉注射方法

向水平刺入皮肤，进入血管（肉眼可见且进针阻力小），移动拇指于针头上以固定，放开示指、中指，注射器交由左手掌把握，右手轻推注射器活塞，感觉通畅且见血管内由红变白，则为正确（实验图 14）。若推进吃力，则针头可能在血管外，须重新调整深浅后再试。切不可硬推，否则会导致组织水肿，压迫血管，将使注射更加困难。注射时勿打进气泡，推进速度视药品种类而定，麻醉剂一般应缓慢注入。注射完毕，抽出针头，用干棉花压迫针眼几分钟以止血。

2. 颈部手术 用剪毛剪剪去颈部中线附近被毛，于甲状软骨下方正中纵行剪开皮肤约 5cm。用止血钳等钝性分离皮下组织和肌肉，直至直接见到气管，行气管插管（具体见实验 10），游离一侧迷走神经，并穿线备用。

3. 腹部手术 将腹部中线附近兔毛剪去，在剑突下沿正中线切开腹壁皮肤 4～5cm，沿腹白线剪开腹壁肌肉，打开腹腔，暴露胃和肠。找出胃前迷走神经丛，穿线备用。用温热 0.9% NaCl 溶液纱布将肠管轻轻推向右侧，在左侧腹后壁肾上腺上方游离内脏大神经，穿线备用（实验图 15）。

4. 胆总管插管 在十二指肠起始部背侧找到胆总管，略加分离，在靠近十二指肠处将胆总管穿线结扎，然后在胆总管上剪一斜口，插入细塑料管，另埋线、做两处结扎固定。也可以在胆总管进入十二指肠的对侧剪破十二指肠，从胆总管开口处插入插管引流（实验图 16）。

为避免相互干扰，也可以在胆汁分泌实验项目完成后，再继续进行胃肠运动观察。

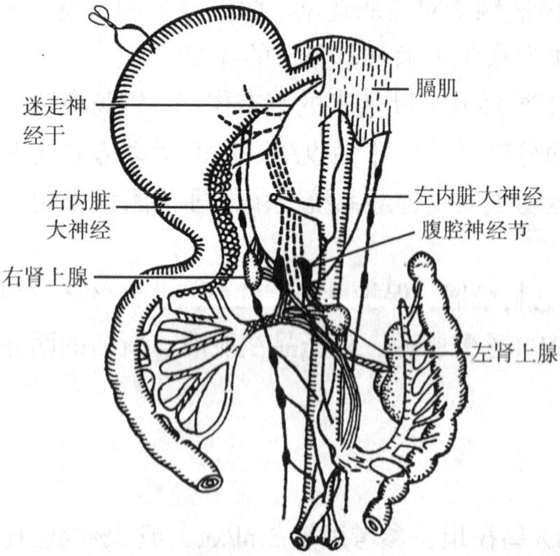

实验图 15 家兔迷走神经腹腔分支、内脏大神经解剖位置图

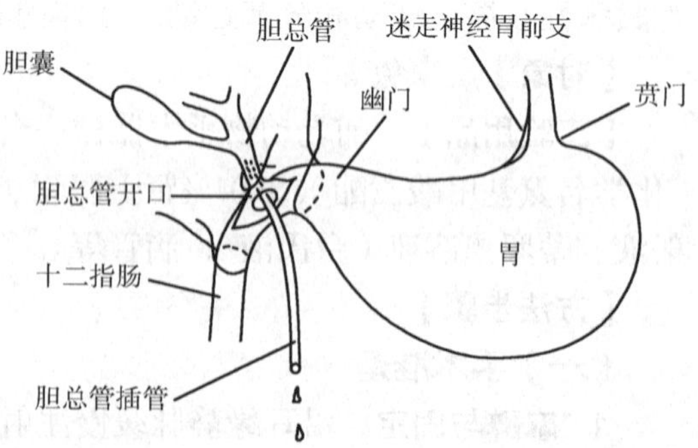

实验图 16 胃、十二指肠和胆总管解剖示意图

（二）实验项目

在保障胆总管插管顺畅的前提下，应该用止血钳尽量封闭腹腔。

1. 观察正常情况下的胃肠运动，注意胃的蠕动、紧张度和小肠的蠕动、分节运动。

描述胃肠运动的形式和频率。观察正常状态下胆汁分泌情况，记录 5～10min（按滴数/分全过程连续计数）。

2. 用中等强度和频率的连续电流刺激迷走神经胃前支或刺激颈部迷走神经 2min，观察胆汁分泌的变化。

3. 用中等强度和频率的连续电流刺激内脏大神经，观察胆汁分泌的变化。

4. 皮下注射新斯的明 1～2ml，发挥作用后再由耳缘静脉注射阿托品 0.5ml，观察胆汁分泌的变化。

5. 向十二指肠内注入 20ml 的 0.4%盐酸（37℃），观察胆汁分泌反应全过程（潜伏期、增加、恢复）。

6. 将分泌出的胆汁用 0.9% NaCl 溶液稀释 10 倍后，静脉注射 5ml，观察胆汁分泌情况和胃肠运动的变化。

胆汁实验完成后，观察肠道运动。拉出一小段肠道，注意保持湿润和温度，观察电刺激神经前后运动情况，送回腹腔；拉出另一段肠道，用于其他实验项目观察。

7. 用镊子轻夹肠的任何一处，用冰块接触肠壁，观察各有何现象发生。

8. 在胃肠表面运动弛缓处滴加 0.01%乙酰胆碱 1～2 滴，观察胃肠运动的变化。

9. 在胃肠表面运动强烈处滴加 0.01%肾上腺素 1～2 滴，观察胃肠运动的变化。注意与肠管上血管搏动的区别。

【注意事项】

1. 家兔禁食 24h，实验前 0.5h 喂以青草可提高胆汁分泌量和胃肠运动强度。打开腹腔后，保持好胃肠的温度，同时避免干燥。

2. 肝脏易出血，操作中要避免损伤肝脏。胆总管附近血管丰富，分离时要小心，不必游离彻底，以能插管为度，以免出血。在插管和实验过程中应保持插管与胆总管方向一致，避免插管尖端戳破胆管。

3. 刺激电流应根据动物器官功能状态和反应进行调整，可以先在腹壁肌肉上试验。

4. 每更换一次药物前，都应在肠管上滴加适量蒂罗德溶液，以去掉上一种药物的影响。

【要求与思考题】

1. 记录各项实验结果，说明胆汁的分泌受哪些因素的影响。能否调整项目顺序？说明理由。

2. 说明胃肠运动的主要形式，简述胃肠神经支配及其作用。

【组织建议】 本实验中注意分工，多人动手，训练手术基本操作；实验项目中如胃蠕动等现象不易观察到，可以组间交流看。如有关实验项目均观察完，可练习后续实验相关操作。

实验 9　家兔动脉血压的直接测定及其影响因素

【目的】 直接观察并分析心血管活动的神经体液性调节，学习哺乳动物动脉血压的直接测量方法。

【原理】 动脉血压变化是心血管活动的重要指标，心血管活动受神经、体液等因素的影响。神经调节主要通过心血管反射实现，其中较重要的是颈动脉窦和主动脉弓压力感受器反射。本实验通过改变流经颈总动脉血量，观察对血压的调节作用；通过电刺激方法来观察该反射传入神经和传出神经的作用；通过静脉注射肾上腺素、乙酰胆碱观察体液因素对心血管活动的调节作用。

【对象】 大兔。

【实验用品】 生物机能实验系统或二道仪和电子刺激器、压力传感器、动脉插管、动脉夹、哺乳动物手术器械、注射器、0.01%肾上腺素、0.01%乙酰胆碱、20%氨基甲酸乙酯、3.8%柠檬酸钠（枸橼酸钠）溶液等。

【方法步骤】

（一）装置仪器

连接好生物机能实验系统或二道仪、压力传感器与动脉插管（实验图 17），用注射器通过三通阀向压力传感器内注入 3.8%柠檬酸钠溶液，传感器侧支向上排除内部所有气体，夹闭侧支上连接的管子。然后继续注入 3.8%柠檬酸钠溶液将系统压强升至 110mmHg 左右，检查系统气密性，可同时用改装的水银柱式检压计为换能器定标（如 0，100mmHg）。夹闭连接传感器与三通阀间的管子。旋动三通阀向连接动脉插管的橡皮管内灌以 3.8%柠檬酸钠溶液，动脉插管中可补加少许肝素钠溶液。或不用动脉插管，而直接连以聚乙烯管，灌以 200U/ml 的肝素钠溶液。

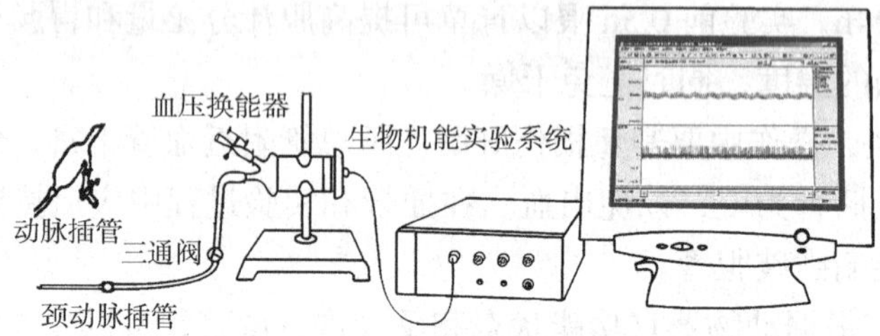

实验图 17 动脉血压直接测定实验装置图

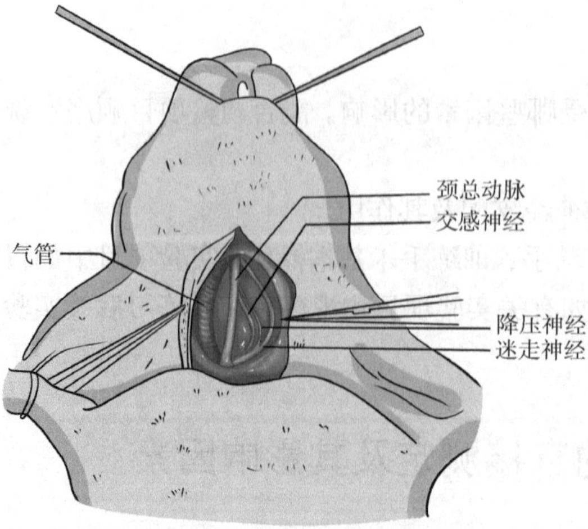

实验图 18 兔颈部神经、血管解剖位置示意图

（二）手术准备

耳缘静脉缓慢注入适量氨基甲酸乙酯麻醉家兔，将家兔仰卧固定于兔手术台上。颈部手术暴露气管。在气管一侧找到颈部血管神经束，与颈总动脉伴行的神经中最细的为降压神经（迷走的传入神经分支，常与交感神经紧贴在一起），最粗的为迷走神经，交感神经居中（实验图 18）。辨认清楚后，宜先用玻璃分针将降压神经分离出来，再分离其他神经和血管；随即在其下各穿粗细颜色不同的丝线备用。另一侧同此，并把右颈总动脉分离 4cm 左右，

下穿两条棉线供动脉插管时使用。

在右颈总动脉的近心端夹以动脉夹，其上部 3cm 结扎其远心端。在结扎的内侧用利剪做一斜向心脏的切口，向心插入准备好的动脉插管，用棉线缚紧，再固定在侧管上以免滑脱。先旋开三通阀，使动脉套管与血压换能器相通。再缓慢移去动脉夹，可在生物机能实验系统或二道仪上记录下血压变化曲线。

（三）实验项目

1. 观察正常血压曲线，识别其方向与大小所表示的血压变化含义，分析血压三级波（实验图 19）及其意义。

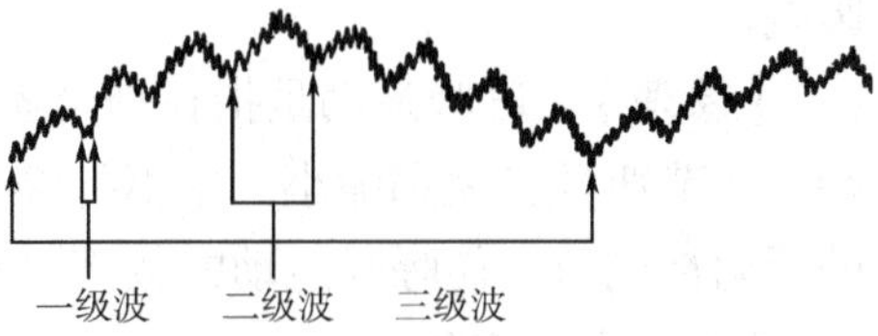

实验图 19　兔颈总动脉血压三级波

2. 松开两后肢的固定绳，并迅速将家兔身体后躯举起，观察地心引力对血压的影响。

3. 以动脉夹夹住未插管一侧颈总动脉 15s，观察血压的变化。除去动脉夹，待血压恢复后，将右颈总动脉上的结扎线向下断续牵拉 5s，观察血压有何变化。

4. 将左侧降压神经结扎、剪断，以中等强度电流连续刺激其中枢端，观察降压神经对血压的影响。刺激其外周端又有何效果？

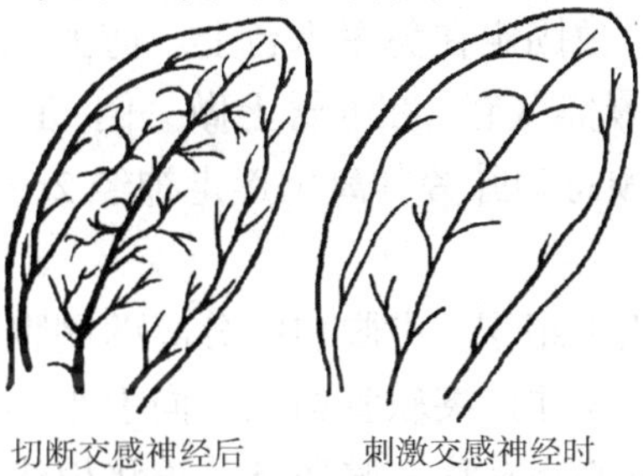

实验图 20　兔耳血管反应

5. 剪断和刺激左侧颈交感神经对血压有何影响？可以同时观察对兔耳血管网的影响（实验图 20），了解交感神经对血管运动的调节。

6. 结扎、剪断右迷走神经，电刺激其外周端，观察血压、心率的变化。

7. 将左侧迷走神经也剪断，血压变化如何？然后再刺激降压神经中枢端，有何反应？

8. 自耳缘静脉注射 0.01%肾上腺素 0.5ml，再补充数毫升 0.9% NaCl 溶液，使药物全部进入血液循环。观察血压、心率的变化。仔细观察，血压出现变化立即停止注射。

9. 心脏采血 10～20ml，观察血压、心率变化；然后从静脉输入 20ml 38℃的 0.9% NaCl 溶液，血压能否恢复？

10. 自耳缘静脉注射 0.2ml 0.01%乙酰胆碱。注入时需仔细观察，血压出现变化应立即停止注射。

【注意事项】

1. 本实验对麻醉效果要求较高，过浅则动物挣扎，过深则反射活动不灵敏。

2. 进行每一项目后，须待血压恢复正常或平稳后方可进行下一项观察。

3. 实验中应保持导管畅通并注意为动物保温。

4. 实验过程中要经常观察动物呼吸是否平稳、手术区有无渗血等，如出现问题应及时处理。

【要求与思考题】

1. 小组讨论总结家兔捕捉固定、耳缘静脉注射、麻醉、颈部手术、腹部手术和仪器操作方面的经验及需改进之处。

2. 整理出一套完整的血压变化曲线，补充适当的注释，并给予理论上的解释。

实验10 家兔呼吸运动的调节

【目的】 观察吸入气 CO_2 增多、缺 O_2 和切断迷走神经等因素对家兔呼吸运动的影响。

【原理】 呼吸运动是指在神经系统支配下，由呼吸肌的收缩与舒张引起的胸廓（带动肺）节律性扩大和缩小。中枢神经系统接受各种感受器的传入冲动，实现对呼吸运动的反射性调节，使呼吸运动的频率、深度和形式等发生相应的改变。

【对象】 家兔。

【实验用品】 兔手术台、哺乳动物手术器械一套、气管插管、20ml 和 2ml 注射器、50cm 长橡皮管、CO_2 气袋、钠石灰、气囊，生物机能实验系统、压力换能器、机械-电换能器，20%氨基甲酸乙酯溶液、3%乳酸溶液、0.9% NaCl 溶液、纱布、棉线等。

【方法步骤】

（一）手术准备

于耳缘静脉注射20%氨基甲酸乙酯溶液麻醉家兔，背位固定在兔手术台上。剪去兔颈部的毛，在颈部正中切开皮肤4cm，分离皮下组织直至暴露气管。在气管上做一倒“T”形切口，插入气管插管（实验图3），用棉线固定。在两侧颈总动脉旁分离出迷走神经2～3cm，于其下方穿线备用。

在剑突下方沿腹部正中做一长约4cm的切口，分离皮下组织，沿腹白线分离两侧腹壁肌，暴露剑突，将剑突表面组织及腹膜剥离，用有齿镊夹住剑突软骨边缘并向上小心翻起，可见其两侧分别附着一小膈肌条。用系有棉线的蛙心夹夹住一膈肌条，再将棉线另一端固定于机械-电换能器的金属弹片小孔内，使弹片的活动方向与膈肌的运动方向一致且使细棉线张力适度，换能器的输入插口接生物机能实验系统输入通道，进入实验项目“呼吸调节”模块，调整参数，描记呼吸曲线。也可以做动脉插管，同时描记血压曲线，并比较讨论血压与呼吸运动的关系。

手术完毕后，用温热盐水纱布覆盖手术野。

（二）实验项目

1. 描记一段正常呼吸曲线，注意其频率和幅度，辨认曲线的吸气相和呼气相，并以此为对照进行下列各项的观察。

2. 将装有 CO_2 的气袋开口对准气管插管的开口，打开 CO_2 气袋上的螺旋，使气流量和流速达到中等程度，观察增加吸入气 CO_2 含量时家兔呼吸运动的变化。

3. 将气管插管的开口通过一个盛有钠石灰的瓶与盛有一定量空气的气囊相连，使动物呼吸气囊中的空气。家兔呼出的 CO_2 可被钠石灰吸收，随着呼吸的进行，气囊内的 O_2 越来越少。观察缺 O_2 对家兔呼吸运动的影响。

4. 夹闭气管插管的一侧管，将一根长50cm左右的橡皮管连于气管插管的另一侧开口端，观察增大无效腔对家兔呼吸运动的影响。

5. 夹闭气管插管的一侧管，用止血钳夹住另一侧管的一部分，观察气道阻力增大时家兔呼吸运动的变化。

6. 由耳缘静脉注入3%乳酸溶液1～3ml，观察血液pH降低时家兔呼吸运动的变化。

7. 剪断一侧迷走神经，观察家兔呼吸运动有何变化；再剪断另一侧迷走神经，观察并记录家兔呼吸运动的变化。比较切断单侧和双侧迷走神经前后家兔呼吸运动频率与深度的变化。

8. 待以上实验项目完成后，可用带乳胶管的粗针头从右侧面刺入胸壁，造成部分气胸，观察家兔呼吸运动的变化；再用注射器接在乳胶管上尽量抽出胸膜腔内的气体，观察家兔呼吸能否恢复?

【注意事项】

1. 注射麻醉药时，速度应缓慢，密切观察家兔的呼吸情况。
2. 每项实验前都要有正常的呼吸曲线对照。
3. 增加吸入气CO_2，不应过多过猛。

实验11 影响家兔尿生成的因素与利尿药的作用

【目的】 初步学会膀胱插管或输尿管引流尿液的方法。观察不同因素对尿量的影响，加深对尿生成过程及其调节的理解。

【原理】 尿液是血液流过肾脏时经过肾小球的滤过作用、肾小管和集合管的重吸收和分泌作用而形成的，凡对这些过程有影响的因素，都可影响尿的生成，使尿量或尿的成分发生变化。

【对象】 家兔。

【实验用品】 哺乳动物手术器械、膀胱插管、20%氨基甲酸乙酯溶液、20%葡萄糖溶液、0.9% NaCl溶液、0.01%去甲肾上腺素溶液、垂体后叶素、呋塞米，班氏试剂、酒精灯、试管、试管夹。

【方法步骤】

（一）手术准备

耳缘静脉注射20%氨基甲酸乙酯麻醉（不能偏浅，以免发生**损伤性闭尿**），仰卧位固定于兔用手术台上，剪除颈部和腹部中线附近的毛。颈部手术，做气管插管。分离迷走神经，埋线备用。

由耻骨联合向前沿正中线做约4cm皮肤切口，沿腹白线剪开腹壁肌肉，打开腹腔。找出膀胱并将其翻至腹腔外面，仔细辨认膀胱三角以确认输尿管，结扎膀胱颈部。钝性分离双侧输尿管，并将近膀胱端用线结扎。于结扎线上方不远处将输尿管剪一“V”形切口，把充满0.9% NaCl溶液的细管向肾脏方向插入，用线结扎固定。

输尿管插管略有难度，可先做膀胱插管。在膀胱顶部选择血管较少处，行荷包缝合，荷包中央剪口，插入膀胱漏斗，收紧并结扎荷包缝合线（实验图21）。也可以用大号针头代替膀胱插管，须将针头底座埋入膀胱内，用荷包缝合固定在膀胱壁上。

手术完毕后封闭腹腔，覆以浸有温热盐水的纱布并以手术灯照烤，以保持家兔体温。

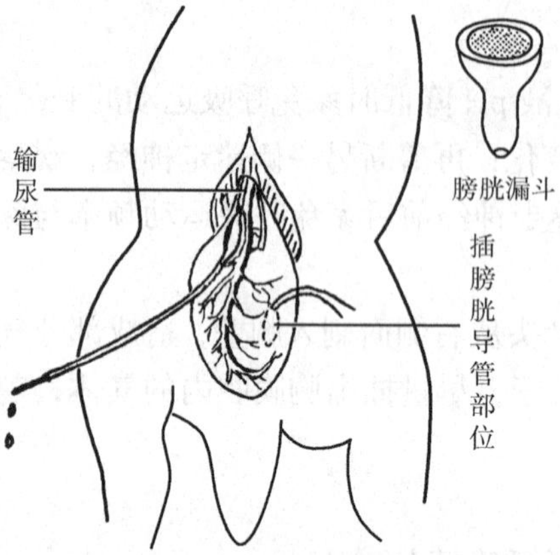

实验图 21 兔输尿管及膀胱导尿法

（二）实验项目

1. 计数麻醉状态下的尿量，即每分钟流出体外的尿液滴数。须待尿量基本恢复或者相对稳定后才开始下一项目。实验观察全过程专人连续计数、记录尿液滴数，并标明每个实验项目的时刻和内容。

2. 由耳缘静脉迅速注射 38℃ 0.9%NaCl 溶液约 20ml，观察并记录尿量有何变化。

3. 耳缘静脉注射 0.01%去甲肾上腺素 0.3～0.5ml，观察并记录尿量变化。

4. 按 1.5ml/kg 耳缘静脉注射 20%葡萄糖溶液，观察并记录尿量有何变化；取尿量明显增多时尿液 2 滴，做尿糖定性实验①。

5. 耳缘静脉注射垂体后叶素 2U，观察 10min，记录尿量变化。

6. 耳缘静脉注射呋塞米 5ml/kg，观察并记录尿量变化。

7. 以中等强度电刺激右侧颈迷走神经外周端，持续 2min，观察尿量变化。

8. 待实验项目中各种药液灌注完后，找出内脏大神经，以中等强度电刺激其外周端，持续 2min，观察尿量变化。

【注意事项】

1. 实验前应给家兔多喂青菜和饮水，以增加其基础泌尿量。

2. 因实验中要多次进行耳缘静脉注射，因此要注意保护好耳缘静脉。应从耳缘静脉的远端开始注射，逐渐向耳根部推进；必要时可安置静脉输液装置或做颈外静脉、股静脉插管。

3. 注意套管位置，尽量避免插管手术中出血，保证尿排出的通畅。

4. 手术动作要轻柔，腹部切口不宜过大，以免造成损伤性闭尿。剪开腹壁时避免伤及内脏。

【要求与思考题】

1. 记录各项实验结果，说明尿液生成受哪些因素的影响。讨论项目安排的规律性，说明理由。

2. 比较讨论输尿管插管与膀胱插管的优缺点。

3. 注射生理盐水使尿量增多的机制是什么？是渗透性利尿或是水利尿吗？

（孙玉锦）

①尿糖定性实验：试管内加班氏试剂 1 ml，再加尿液 2 滴，在酒精灯上振荡，均匀加热煮沸。观察溶液和沉淀的颜色。如溶液由蓝色透明转为浑浊的黄色或砖红色，表示尿糖实验阳性；不变色表示尿糖实验阴性。

参考文献

白波，王福青，2019. 生理学. 8 版. 北京：人民卫生出版社.

陈孟勤，2001. 中国生理学史. 2 版. 北京：北京医科大学出版社.

陈守良，2005. 动物生理学. 3 版. 北京：北京大学出版社.

董美蓉，2008. 护理应用生理学. 2 版. 北京：人民卫生出版社.

冯志强，2007. 生理学. 北京：科学出版社.

韩济生，1999. 生理学多选题和题解. 2 版. 上海：上海医科大学出版社.

何菊人，陈子彬，1998. 生理学（附实验指导）. 上海：上海医科大学出版社.

贺伟，吴金英，2018. 人体解剖生理学. 3 版. 北京：人民卫生出版社.

刘洪喜，王艳辉，聂萍，2019. 生理学. 上海：同济大学出版社.

马恒东，2004. 生理学实验教程. 成都：四川科学技术出版社.

马恒东，要瑞莉，2014. 生理学. 2 版. 北京：科学出版社.

欧阳五庆，2012. 动物生理学. 2 版. 北京：科学出版社.

唐四元，2012. 生理学. 3 版. 北京：人民卫生出版社.

王玢，左明雪，2009. 人体及动物生理学. 3 版. 北京：高等教育出版社.

王庭槐，2015. 生理学. 3 版. 北京：人民卫生出版社.

王庭槐，2018. 生理学. 9 版. 北京：人民卫生出版社.

姚泰，2006. 生理学. 6 版. 北京：人民卫生出版社.

姚泰，赵志奇，朱大年，等，2015. 人体生理学. 4 版. 北京：人民卫生出版社.

朱大年，王庭槐，2013. 生理学. 8 版. 北京：人民卫生出版社.

朱文玉，曲瑞瑶，2005. 人体生理学. 2 版. 北京：北京大学医学出版社.

Berne RM，Levy MN，1998. Physiology，4th ed. St louis：Mosby.

McGraw-Hill John E. Hall，2019. Textbook of Medical Physiology. 13 版. 北京：北京大学医学出版社.

Sylvia S. Mader，2002. Understanding Human Anatomy and Physiology（影印版）. 4 版. 北京：高等教育出版社.

William F. Ganong，2001. Review of Medical Physiology（影印版）. 20 版. 北京：人民卫生出版社.

自测题（选择题）参考答案

绪论

1. D　2. C　3. D

第1章

1. D　2. B　3. A　4. E　5. B　6. C　7. D

第2章

1. B　2. E　3. B　4. E　5. BCE

第3章

1. B　2. C　3. B　4. ABCDE

第4章

1. B　2. C　3. B　4. C　5. D　6. E
7. CDE　8. CD

第5章

1. D　2. C　3. B　4. A　5. D　6. ADE
7. ABD

第6章

1. D　2. E　3. B　4. B　5. A　6. C　7. C
8. E　9. ABCDE　10. CDE　11. ABE
12. BE

第7章

1. C　2. B　3. D　4. D　5. C　6. C　7. D
8. A　9. ABD　10. BCD

第8章

1. A　2. D

第9章

1. E　2. C　3. B　4. B　5. C　6. E　7. D

第10章

1. B　2. D　3. E　4. A　5. B　6. E　7. E
8. B　9 .A　10. B　11. C　12. B　13. C
14. C　15. ACD

第11章

1. A　2. B　3. E　4. C　5. A　6. B

第12章

1. D　2. D　3. A　4. A　5. ACD
6. ABCDE　7. ABCD　8. BD
9. ACE　10. ADE

第13章

1. E　2. C　3. B　4. A　5. C

第14章

1. C　2. B　3. E　4. B　5. B　6. D

第15章

1. A　2. B　3. C　4. BCDE　5. ABCDE

第16章

1. C　2. D　3. A